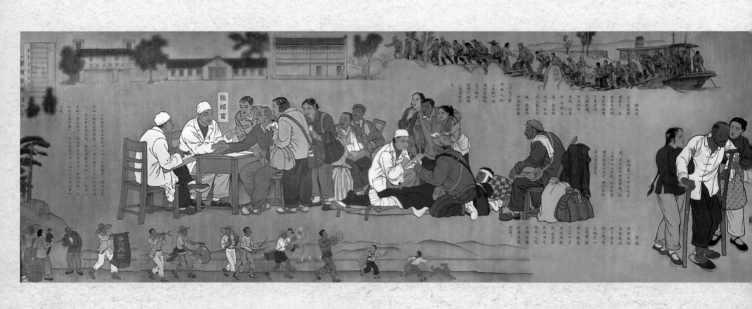

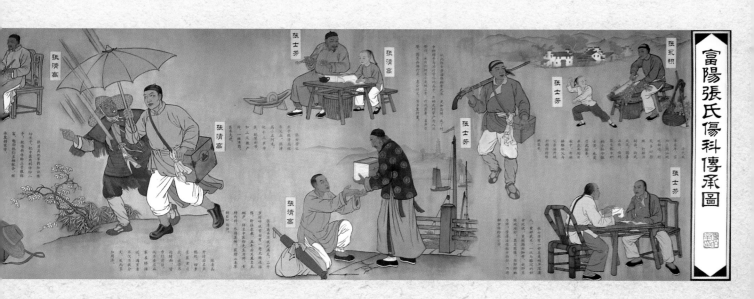

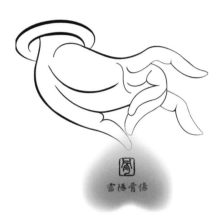

妙术・守护・精心

富阳张氏骨伤实用中医护理

Fuyang Zhangshi
Gushang
Shiyong
Zhongyi Huli

张 莉 张玉良 主编

江西科学技术出版社

江西·南昌

图书在版编目（CIP）数据

富阳张氏骨伤实用中医护理／张莉，张玉良主编
. — 南昌：江西科学技术出版社，2023.12
ISBN 978-7-5390-8831-0

I.①富… II.①张… ②张… III.①中医伤科学－
护理学 IV.①R248.2

中国版本图书馆CIP数据核字（2023）第239873号

国际互联网（Internet）地址：
http://www.jxkjcbs.com
选题序号：ZK2023301

富阳张氏骨伤实用中医护理
FUYANG ZHANGSHI GUSHANG SHIYONG ZHONGYI HULI　张　莉　张玉良 主编

出版发行	江西科学技术出版社有限责任公司
社址	南昌市蓼洲街 2 号附 1 号
	邮编：330009　电话：(0791)86615241　86623461（传真）
印刷	浙江全能工艺美术印刷有限公司
经销	各地新华书店
开本	880mm×1194mm　1/16
字数	420千字
印张	17.25
版次	2023 年 12 月第 1 版
印次	2023 年 12 月第 1 次印刷
书号	ISBN 978-7-5390-8831-0
定价	298.00元

赣版权登字-03-2023-342

《富阳张氏骨伤实用中医护理》编委会

序

杭州市富阳中医骨伤医院创建于1954年。

医院以传承国家非物质文化遗产"张氏骨伤疗法"为建院基石，秉承"传承不泥古，创新不离宗"的办院思想。以中医骨伤为专科特色，发挥手法整复、杉树皮外固定、中药内服外敷等专长，"整体辨证、手法整复、杉皮固定、内外兼治、骨筋并重，动静结合、功能锻炼"综合治疗骨伤疾患。目前已发展成为一家集医疗、保健、教学、科研于一体的国家三级甲等现代化中医骨伤专科医院。

中医骨伤护理是以中医理论为指导，运用整体观，对骨伤疾病进行辨证施护，并运用传统的中医中药技术方法，对患者施以照顾和服务。其具有简、便、验、廉，行之有效的特点，在现代护理技术发展过程中占有越来越重要的地位，是一门保护人类健康的应用学科。

为了更好地传承、发扬富阳张氏骨伤的中医骨伤诊疗特色，在已出版的专著《张氏骨伤正骨复位与外固定技术》的基础上，根据张氏骨伤的护理特色，结合多年的

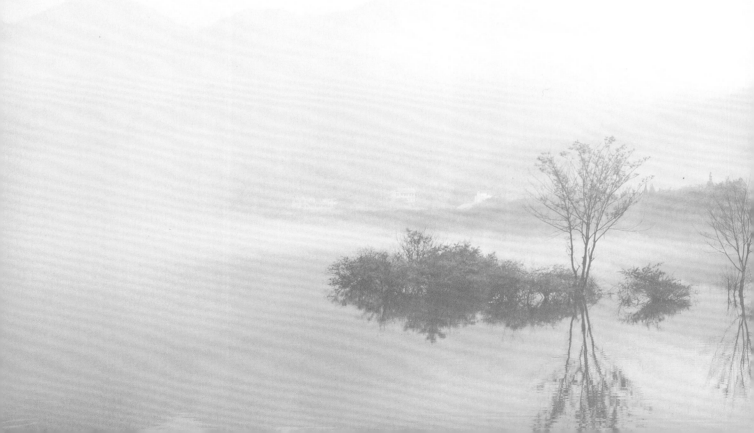

临床实践经验，同时吸收现代医学、护理学的内容，编写了《富阳张氏骨伤实用中医护理》一书。

本书不仅介绍了骨伤科主要疾病的病因与辨证要点、常规护理技术，而且针对常见骨科疾病，分别从诊断、治疗、护理、康复等方面做了科学而详尽的论述与分析，并配有插图。

《富阳张氏骨伤实用中医护理》一书凝结了医院护理专家积累多年的技术精华，在临床理论与实践上颇有独到之处，是对中医骨伤护理技能的系统总结，更是对中医骨伤护理理论的升华，具有较高的教学意义和临床实用价值。

感谢各位专家的辛勤劳动！特作序。

浙江省名中医
浙江省国医名师
杭州市富阳中医骨伤医院终身名誉院长

2023.12

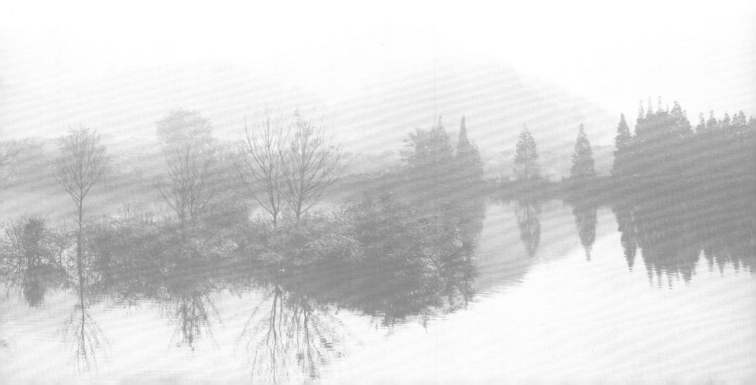

目 录

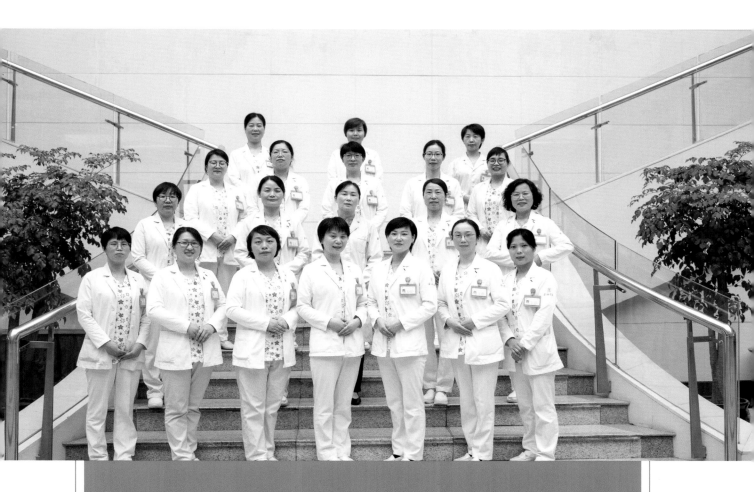

第一章 绪 论

　　富阳张氏骨伤始于清·道光年间，已有180余年历史，起源于浙江省杭州市富阳区上图山村，成名于东梓关，发展壮大于富阳城，是中国骨伤科主要的流派之一。2011年，张氏骨伤疗法列入第三批国家级非物质文化遗产中医正骨疗法扩展项目名录；2012年，杭州市富阳中医骨伤医院成为浙江省第一家三级甲等中医骨伤专科医院。

第一节　富阳张氏骨伤的历史传承与发展

一、张氏骨伤历史与发展

追溯张氏骨伤其渊源，当属异远真人、赵廷海一派的武伤科。其以杉树皮夹板固定为特色，以手法复位、夹板固定、药物治疗和功能锻炼为学术特点，上溯其源，又似属唐·蔺道人《仙授理伤续断秘方》一脉。

据《富春张氏族谱》记载："宋靖康年间，张氏祖季烈公扈驾南渡到杭州，任杭州提刑副使，与同族烈文侯宪相友善，因疏救宪忤秦桧，隐居于浦江。越三世至始祖千十一公由浦江而徙富春。张氏自千十一公迁富春之东山下，张氏拓址产业繁衍，其散处若横溪、若面山、若屠山（上图山），实为千十一公之支裔。"推算时间，上图山张氏家族自张氏始祖从杭州避祸经浦江辗转到富春，再到上图山定居，富阳一脉张氏始祖千十一公，距今亦有800余年历史。

张氏骨伤疗法起源于杭州市富阳区上图山村，中华人民共和国成立之初，张氏骨伤第四代传人张绍富先生毅然把祖传三代的张氏骨伤疗法秘籍，包括所有的方剂与医技，完整地献给国家。而正是这不同凡响的举动，成为张氏骨伤实现巨大跨越关键的一步。当时富阳县政府对张氏骨伤这一民间医术极为珍视并给予扶持，张氏骨伤逐渐从"图山乡巡回医疗站"发展为"东图医院"，于1986年建立"富阳县中医骨伤科医院"，并于2015年发展成为"杭州市富阳中医骨伤医院"（图1-1-1）。

经过几代人的努力，历经三次迁建，杭州市富阳中医骨伤医院规模不断壮大，医疗技术、综合实力不断提升，中医骨伤诊疗特色日益彰显，目前已发展成为一家集医疗、保健、教学、科研于一体的国家三级甲等现代化中医骨伤专科医院，并于2011年，张氏骨伤疗法录入第三批国家级非物质文化遗产名录。目前杭州市富阳中医骨伤医院是国家临床重点专科（中医）、国家中医重点专科单位，全国中医药文化重点建设单位，中华医学会首批"中医骨伤名科"，全国医药卫生系统先进集体，全国中医药应急工作先进集体，浙江省中医正骨医疗中心，浙江省中医名院建设单位，浙江中医药大学附属医院，浙江省非物质文化生产性保护基地，卫健委国际紧急救援中心网络医院，省级文明单位。

二、张氏骨伤传承和发扬

与中医骨伤科大多数流派一样，张氏骨伤疗法源自习武之家，其有文字记载的第一代传人张永积（1788—1862）出生于清道光年间，第二代传人张士芳（1855—1924，又称张郎生、张兰生），第三代传人张清高（1889—1952），第四代代表性传人张绍富（1922—1992），第五代代表性传人张玉柱（1947—　　　，系张绍富先生长子）、张玉明及张玉良等（图1-1-2）。

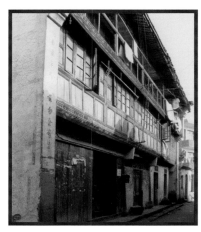

图山乡巡回医疗站旧址

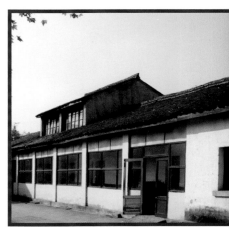

东图医院旧址

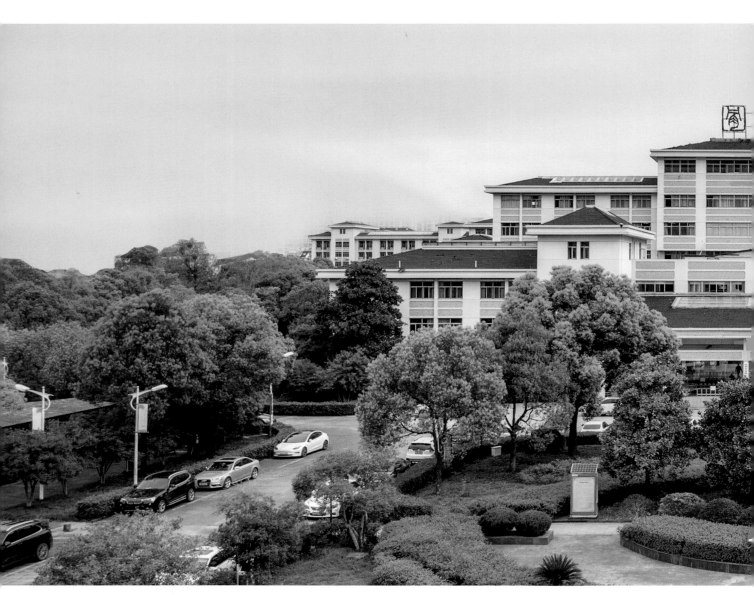

图1-1-1　医院发展历程

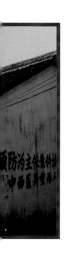
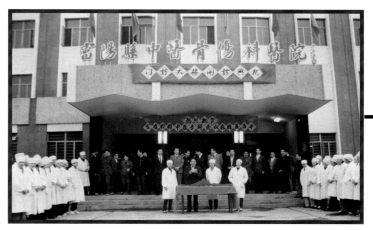

富阳县中医骨伤科医院旧址

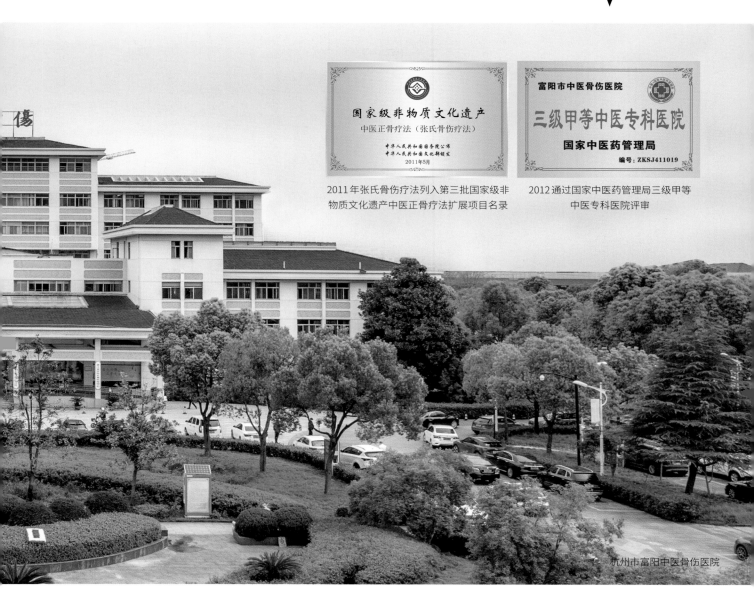

2011年张氏骨伤疗法列入第三批国家级非物质文化遗产中医正骨疗法扩展项目名录

2012通过国家中医药管理局三级甲等中医专科医院评审

杭州市富阳中医骨伤医院

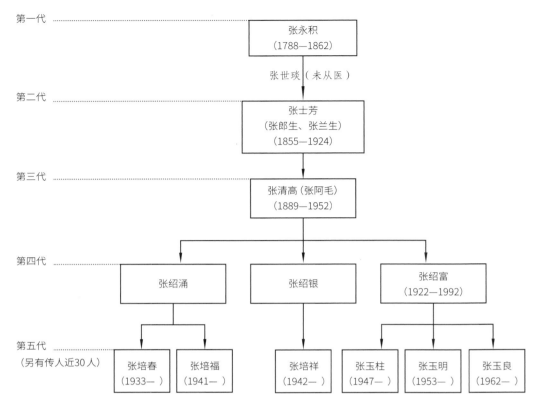

第一代 —— 张永积 (1788—1862)

张世琰（未从医）

第二代 —— 张士芳 （张郎生、张兰生）(1855—1924)

第三代 —— 张清高（张阿毛）(1889—1952)

第四代 —— 张绍涌 | 张绍银 | 张绍富 (1922—1992)

第五代 （另有传人近30人）—— 张培春 (1933—) | 张培福 (1941—) | 张培祥 (1942—) | 张玉柱 (1947—) | 张玉明 (1953—) | 张玉良 (1962—)

图1-1-2 张氏骨伤传承图谱

（一）张氏骨伤第四代传人代表张绍富

张绍富（1922—1992）（图1-1-3），主任中医师。自13岁起即从父学医，专研骨伤科，17岁便能独立应诊。1954年9月起先后创办了富阳县图山乡巡回医疗站，1960年参与创办东图医院，1986年创办富阳县中医骨伤科医院，担任名誉院长，为浙江省名中医，并被聘为中国中医研究院骨伤科研究所客座研究员。1984年获浙江省卫生先进工作者称号，1984年、1985年连续两年获浙江省优秀共产党员称号，1986年获杭州市劳动模范称号。

张绍富从事骨伤专业50余年（图1-1-4），他在前人经验的基础上，刻苦钻研，敢于探索，精益求精，使祖传张氏正骨术发展成为中国中医骨伤科专业中理论体系完善、学术内涵丰富、独树一帜的重要学术流派之一。他提倡内治与外治兼顾，动静相辅，长于手法正骨，自成一体；在正骨手法、杉树皮夹板固定方面取得了突破性的飞跃；在内外伤的辨证施治、临床用药上取得了较大的成就，对外伤性截瘫的诊治有独到的经验，为世人所称道。张绍富总结出整套杉树皮夹板固定治疗骨折法及以"豨莶狗脊仙灵脾汤"治疗外伤性截瘫，功效显著，使中医发扬光大，所撰写的《中药分期治疗脊髓损伤》《旋前屈肘法整复治疗肱骨踝上伸直尺偏型骨折的体会》等论文，先后在专业刊物上发表，颇具影响。张绍富医术精湛，医德高尚，全心全意为患者医治伤痛，并把丰富的临床经验毫无保留地传授给后代，带出高徒30余名。慕名求医者来自世界各地，在国内外享有很高声誉，被人们誉为"富春江畔活华佗"。

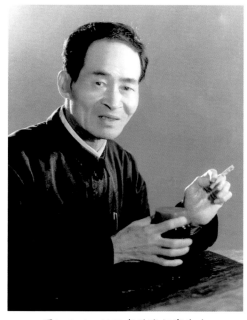

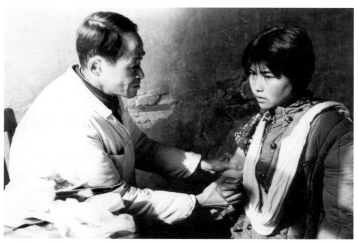

图1-1-3　1987年的张绍富先生　　　　　　　图1-1-4　张绍富先生为患者诊疗

（二）张氏骨伤第五代传人代表张玉柱

张玉柱（1947—　　）（图1-1-5、图1-1-6），主任中医师、硕士生导师、浙江省名中医，浙江省国医名师，杭州市富阳中医骨伤医院终身名誉院长。他自幼热爱医道，凭借深厚的家学渊源，全面继承其父张绍富先生治伤接骨技术，成为富阳张氏骨伤的第五代代表性传承人。在传承先辈经验的基础上，他刻苦钻研，熟读中医典籍，兼学现代医学，把生物力学等现代科学融入传统医学之中，使张氏骨伤具有了明显的现代特色，并逐步实现理论化、系统化与科学化。他坚持走"继承与发展，传承与创新"相结合的道路，在"手法整复""百草膏外敷""杉树皮夹板固定"治疗骨伤技术的基础上，青出于蓝而胜于蓝，将现代正骨理论与张氏传统医术有机地结合起来，总结提出了"张氏正骨十二法"，真正形成了以"整体辨证，手法整复，杉皮固定，内外兼治，筋骨并重，动静结合，功能锻炼"为核心的富阳张氏骨伤学术思想体系。作为全国第四、五、六批名老中医药专家学术经验继承工作指导教师，中华中医药学会中医骨伤名师，国家中医药管理局"十五""十一五""十二五"中医骨伤重点专科及浙江省中医正骨医疗中心的学科带头人，张玉柱带领他的团队，通过第五、第六代传人的努力，正在促使杭州市富阳中医骨伤医院大步走入辉煌。

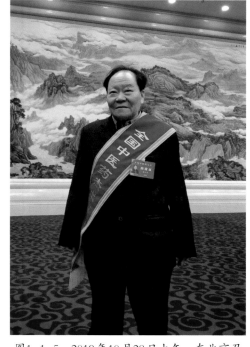

图1-1-5　2019年10月28日上午，在北京召开的全国中医药大会上，我院终身名誉院长张玉柱获得全国中医药杰出贡献奖并上台领受荣誉证书和奖章表彰

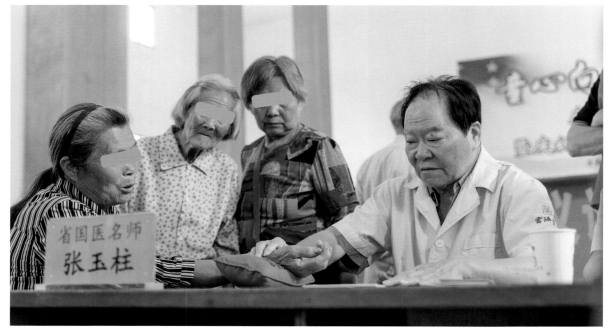

图1-1-6　张玉柱参加湖源义诊

第二节　富阳张氏骨伤技术特色与学术成果

一、张氏骨伤三大技术特色

（一）张氏正骨十二法

富阳张氏骨伤在代代传承中逐渐形成了一套完善而行之有效的正骨复位与外固定技术，并在临床实践中不断得到验证与完善。张氏骨伤在继承《医宗金鉴·正骨心法要旨》正骨八法的基础上，针对目前临床上创伤骨折复杂多变的特征，融会诸家手法精粹，提出了独特的张氏正骨手法。在前辈正骨手法的基础上，张玉柱通过临床总结，将张氏正骨手法归纳为"张氏正骨十二法"，包括手摸心会、牵拉扶正、拔伸牵引、推压捏挤、端提捺正、屈伸展收、夹挤分骨、环抱扣挤、成角反折、回旋反绕、摇摆触碰、叩击推顶，对富阳张氏骨伤正骨手法进行了进一步的规范、完善与补充，其手法细致、丰富，用力轻重结合、巧劲相夹，注重循伤定法、辨证施治。

张氏骨伤整复时强调稳、准、巧、快，善用巧力，巧用劲力而忌用蛮力、暴力，遵循近端原则，整复时稳定骨折近端，施力于远端，并根据逆创伤机制，顺骨折移位通道整复，尽量避免整复对患者造成的二次损伤。实施手法时一般均不施行麻醉，找准作用力点，多种手法熟练地连贯运用，迅速而精确复位，达到"法使骤然人不觉，患未知也骨已拢"的境界，在"一句话的工夫"内迅速完成整复，极大地减轻了患者的痛苦，做到"法之所施，使患者不知其苦，方称为手法也"。

(二)杉树皮夹板外固定

手法整复、伤膏外敷、杉树皮外固定是富阳张氏骨伤的正骨特色，而杉树皮夹板固定结合橡皮胶布螺旋绕缚法则是富阳张氏骨伤的外固定特色，其方法独特，是一种非常符合人体生理和生物力学的固定方法，是对夹板夹缚方法的创新。

固定是骨折治疗的重要环节，为了保持整复效果，需要有效的固定来创造骨折愈合所需的相对静止环境。富阳张氏骨伤采用自制的杉树皮夹板用于外固定，根据四肢不同骨折部位修剪制作相应的杉树皮夹板，并根据固定肢体的不同外形进行量身塑形，使夹板既能贴服于肢体，不对骨突部位造成过度压力，又能达到稳定有效的固定。

1.外固定常用材料

（1）杉树皮夹板。用于四肢骨干、关节等部位的骨折。根据患者骨折部位肢体外形，量身定制，依肢修剪（图1-2-1）。

（2）金黄散伤膏或百草伤膏（图1-2-2至图1-2-4）。整复成功后，首先在患处外敷伤膏。金黄散伤膏用消肿止痛膏加如意金黄散制成，用于骨折、脱位及损伤初期血肿较甚者。百草伤

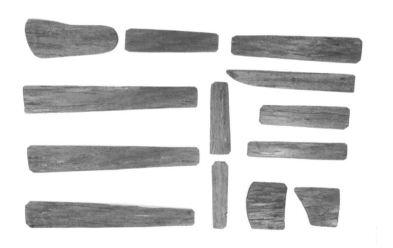

图1-2-1　修剪后的杉树皮夹板

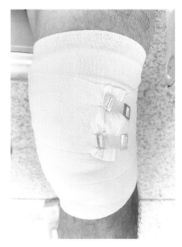

图1-2-2　金黄散伤膏外敷包扎固定的患者膝盖

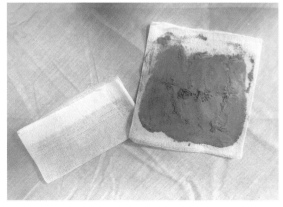

图1-2-3　金黄散伤膏

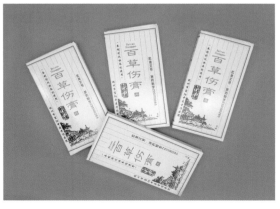

图1-2-4　百草伤膏

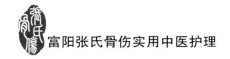

膏为张氏特色制剂，主要由中药冰片、樟脑、麝香（人工）、生川乌、没药、乳香、丁香、八角茴香、紫荆皮等制成。其主要功效为温经通络、化瘀止痛、续筋接骨，用于骨折损伤早中期肿胀不甚者，及骨折后期、陈伤、筋伤等。对伤膏过敏者忌用。

（3）桃花纸。桃花纸为本地产，质轻棉柔，具有较强吸水性。每张大小为80厘米×60厘米，外固定时根据肢体粗细不等，用1~2张，包缠于肢体上作为衬纸，避免夹板、胶布与皮肤直接接触，能有效避免皮肤过敏，缓冲夹板压力，尚有夏季吸汗冬季保暖等作用（图1-2-5）。

（4）绷带。采用大、中、小号医用绷带卷。根据肢体的部位及固定的方式选用不同型号的绷带卷（图1-2-6）。

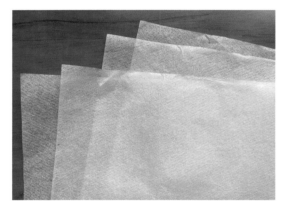

图1-2-5　桃花纸

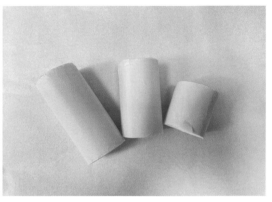

图1-2-6　大、中、小号医用绷带卷

（5）橡皮胶布条。主要用于固定夹板，一般用1厘米宽的医用橡皮胶布条4~6条，进行螺旋形绕扎固定夹板。另外也采用4~5厘米宽的胶布条，用于锁骨骨折双肩8字外固定、皮肤牵引等（图1-2-7）。

（6）棉垫。采用医用衬垫，在外固定时用于骨突部位等的保护，如小腿固定时衬于腓骨小头、内外踝处，肩部骨折垫于腋下等。也可制成大小、形状适合的棉压垫，当某些骨折整复后，需要局部压垫以维持骨折复位时使用。另外可用棉花与绷带制成抱膝圈，用于髌骨粉碎性骨折的外固定。

（7）三角巾。采用等腰三角形形状的棉质布料制成，用于上肢骨折脱位后悬挂固定上肢，维持骨折断端及复位关节稳定。三角巾也能有效对抗上肢重力，预防肱骨干骨折分离移位等（图1-2-8）。

（8）其他。如用于皮肤牵引的杉树皮扩张板、牵引绳、牵引锤等（图1-2-9）；用于肱骨近端骨折的外展架等（图1-2-10）。

2.杉树皮夹板固定包扎一般步骤

准备外固定材料，修剪杉树皮夹板。整复成功后，如复位需要可置棉花压垫，用胶布固定于皮肤上；如需行皮肤牵引，可将2条宽胶布条贴于骨折远端肢体皮肤相对侧。在患处贴敷金黄散伤膏或百草伤膏，用桃花纸包绕肢体外固定部位2层，按顺序放置杉树皮夹板，然后用胶布条从上而下（从近端到远端）螺旋形环绕粘贴固定，再用绷带从上而下螺旋形环绕绑扎，最后用胶布条再作螺旋形环绕粘贴固定。肘、踝等近关节处用2条胶布沿肢体纵轴U形拉紧粘贴固

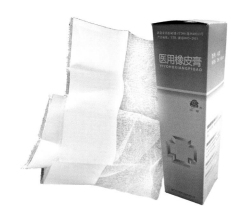

图1-2-7 橡皮胶布条

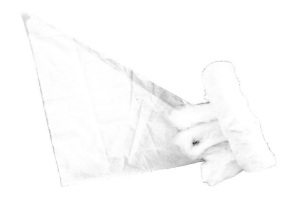

图1-2-8 棉花与三角巾

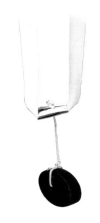

图1-2-9 皮牵引扩张板、牵引绳与牵引锤

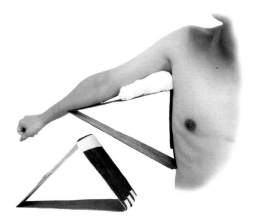

图1-2-10 外展架

定。置肢体于相应固定体位或行皮牵引。处理上肢损伤时，可将患肢屈肘后用三角巾兜住前臂及掌腕部，悬吊于胸前。

一般根据肿胀情况，3~7天复查调整，成人一般骨折外固定时间为4~8周，一般脱位、筋伤外固定时间为2~4周。

3.其他外固定法

杉树皮夹板外固定法主要应用于四肢骨干、关节等部位的骨折，对躯干部位骨折并不适用。对于躯干及一些特殊的肢体骨折和脱位，张氏骨伤采用相应特殊的外固定方法。如锁骨骨折、肩胛骨骨折、肩锁关节脱位等，用绷带、胶布、棉花垫等行双肩8字或单肩8字外固定，再配合伤侧上肢三角巾胸前位悬吊固定。1~2根肋骨骨折时，单用百草伤膏外敷即可固定；多根肋骨骨折，采用肋骨带或肋骨固定板固定。如骨盆分离骨折，采用骨盆兜悬吊固定。当髌骨粉碎性骨折时，可在复位后用胶布绷带制成大小合适的抱膝圈进行固定，能使整复后的髌骨维持一种向心的聚合力。内收型肱骨外科颈骨折整复后除了使用杉树皮夹板外固定外，还须将患肢置于外展架上，保持肩关节外展维持骨折复位后的力线。

对临床多见的肩关节、肘关节等脱位，复位后采用上肢屈肘位胸前三角巾悬挂固定。腕、手、踝、足部脱位可用杉树皮夹板固定，髋关节脱位多需牵引治疗，膝关节脱位多为严重损

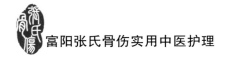

伤，复位后杉树皮外固定多为手术前的临时保护性应用。

4.杉树皮夹板外固定的优点

早在唐代蔺道人所著《仙授理伤续断秘方》中就有用杉树皮夹板固定骨折复位后患肢的记载，并认为杉树皮有辛温和血性能，可以活血化瘀，利于上、下关节活动，促进骨折愈合。通过近两个世纪的传承应用与改善，杉树皮夹板螺旋形绑缚外固定已成为富阳张氏骨伤的固定特色。其与目前临床常用的石膏固定比较，主要有以下优点。

（1）具有良好的可塑性、韧性与弹性。杉树皮夹板具有良好的可塑性，可根据损伤的部位，灵活裁剪塑形，以适用于不同损伤部位；良好的弹性和韧性可适应肌肉收缩和舒张时所产生的肢体内部压力变化且具有足够的支持力，不易变形及折断。传统石膏固定后坚硬无弹性，封闭或近封闭，对患肢限制性大，肿胀后缺乏缓冲空间，使患肢肿胀后血液回流受到影响，骨筋膜室压力升高。而肌肉在持续的较高压力下血液循环受到影响，会进一步加重肿胀与疼痛，这也限制了肌肉的舒缩锻炼。而杉树皮夹板为弹性固定，夹板外固定具有一定弹性与顺应性，肿胀后骨筋膜室压力相对较低，对血液循环的影响相对较小，有利于患肢肿胀与疼痛的快速消退，减少骨筋膜室综合征、压迫性溃疡、张力性水疱等并发症的发生。

（2）对复位维持更稳定。杉树皮夹板为弹性固定，在功能锻炼时，肌肉运动对骨折周围韧带、筋膜、肌腱的牵张作用，以及肌肉收缩挤压夹板而产生的反作用力，能使残余的侧方或成角移位得以进一步矫正。同时夹板外固定时应用棉压垫，较石膏外固定时更为简便、安全，通过压垫作用和其持续加压作用，来维持骨折复位，防止再移位。杉树皮夹板固定装置轻便，松动时患者较易判别。而石膏固定因外壳坚硬缺乏弹性，肿胀消退后患者无法进行早期判断，不能及时就诊更换，易造成骨折处失去固定应力而发生移位。

（3）功能恢复相对更好。杉树皮夹板固定仅需早期固定断端近侧的关节，固定后对患肢的相对低限制性和其固有塑弹性，及肿胀、疼痛较快的消退，均有利于早期进行功能锻炼。尽早的功能锻炼有利于断端产生轴向压应力，促进骨折愈合；同时能促进血肿吸收，减少肌腱粘连，从而促进关节功能尽快尽好地恢复。

（4）轻便舒适价廉。杉树皮价廉，夹板质轻，可减轻患肢的负担，减少对断端的剪力与重力影响，便于肢体练功活动。杉树皮夹板具有较好的吸附性和通透性，利于肢体表面散热，不致发生皮肤炎症与瘙痒等。与石膏比较，杉树皮夹板对X线的通透性更好，利于在X线片上呈现骨折复位细节。

5.杉树皮夹板固定的适应证和禁忌证

（1）适应证。四肢闭合性骨折（包括关节内及近关节骨折），股骨干骨折因肌肉发达收缩力大，须配合持续牵引；四肢开放性骨折，创面小或经处理伤口闭合者；陈旧性四肢骨折运用手法整复者；部分关节脱位复位后的固定。

（2）禁忌证。较严重的开放性骨折脱位；难以整复的关节内骨折；难以固定的骨折，如单纯应用夹板固定髌骨、股骨颈、骨盆骨折等；肿胀严重伴有水疱者；伤肢远端脉搏微弱，末梢血循环较差，或伴有动脉、静脉损伤者。

（三）张氏骨伤内服外敷自制制剂

1.百草伤膏

百草伤膏为杭州市富阳中医骨伤医院国家级非物质文化遗产"张氏骨伤疗法"治伤三鼎（手法整复、杉树皮夹板、百草伤膏）之一，是张绍富主任中医师根据家传秘方历数十年临床经验精心研制而成，处方中含有没药、樟脑、肉桂、甘松、细辛、白芷、乳香、三棱、丁香、自然铜、川乌、莪术、山柰、草乌、紫金皮、荜茇以及血竭、冰片、麝香等名贵药材，是治疗各种闭合性损伤，骨折的理想良药，使用50年来疗效好，深受广大患者欢迎。

（1）药物组成。药物主要有生川乌、生草乌、冰片、没药（制）、肉桂、樟脑、甘松、细辛、人工麝香、白芷、乳香（制）、三棱等组成。

（2）性状。本品为摊于人造麂皮上的黑膏药和袋装的褐色至棕褐色的粉末；气香特异。

（3）功能与主治。功能为温经通络，化瘀止痛。主要用于筋骨损伤。

（4）用法用量。外用。临用前将黑膏药烘烊，加入药粉和匀，稍冷后贴患处，每次1张。

（5）注意事项。本品含毒性药材，不可内服，只可外用。运动员及皮肤过敏者慎用，孕妇及血瘀化热者禁用。

（6）规格。膏药每张净重25克，药粉每袋装8克（图1-2-11）。

（7）批准文号。批准文号为浙药制字Z20100285。

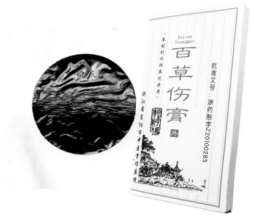

图1-2-11　百草伤膏

2.消瘀通络薰条

（1）药物组成。药物有生川乌、生草乌、樟脑、细辛、艾绒、白芷、猪牙皂、丁香、八角茴香、甘松等组成。

（2）性状。本品呈圆柱形。气香，点燃后发出气味特异、持久的烟。

（3）功能与主治。功能为逐寒湿、通经络。主要用于四肢关节冷痛，腰膝陈伤。

（4）用法用量。外用。将本品一端点燃后熏患处，一次15分钟。一日1~2次，或遵医嘱。

（5）注意事项。本品含毒性药材，不可内服，只可外用。红肿发热，急性外伤禁用。运动员慎用。

（6）规格。每支装100克（图1-2-12）。

（7）批准文号。浙药制字Z20100242。

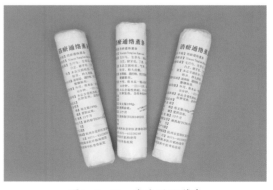

图1-2-12　消瘀通络薰条

3.活血舒筋酒

（1）药物组成。药物有鸡血藤、当归、黄精、小茴香、豨莶草、党参、乌梢蛇等组成。

（2）性状。本品为淡棕色的澄清液体；气香，味微苦。

（3）功能与主治。功能为养血、舒筋、通络。主要用于经络不和、风寒湿痹引起的手足麻木、关节酸痛、步行无力。

（4）用法用量。口服。一次25～50毫升，每日2次。

（5）注意事项。酒精过敏者及肝功能不全者慎用。

（6）规格。每瓶500毫升（图1-2-13）。

（7）批准文号。浙药制字 Z20100244。

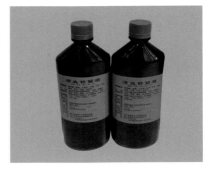
图1-2-13 活血舒筋酒

二、张氏骨伤学术成果

近年来，富阳张氏骨伤手法整复、杉树皮夹板外固定治疗小儿股骨干骨折、肱骨髁上骨折及桡骨远端骨折的技术，分别被列为国家中医药管理局中医临床适宜技术推广项目，同时被列为浙江省中医药适宜技术推广项目，浙江省"三进（进农村、进社区、进家庭）"工作中医药科技成果转化与应用试点项目，面向全国推广应用。富阳张氏骨伤所在的杭州市富阳中医骨伤医院为国家中医重点专科协作组"桡骨远端骨折病种协作组"的牵头单位，张氏骨伤的手法整复、杉树皮夹板外固定治疗为其中重要诊治手段，并以此为基础，集合国内中医骨伤科对桡骨远端骨折的主流正骨技术与诊疗方案，主持编写并制订的《国家中医药管理局桡骨远端骨折中医诊疗方案》和《国家中医药管理局桡骨远端骨折中医临床路径》，已由国家中医药管理局颁布实施。2013年在国家中医药管理局中医医疗技术协作组建设项目中，杭州市富阳中医骨伤医院牵头组建中医医疗技术骨伤类复位技术协作组，负责牵头整理、制定骨伤各类脱位的复位技术操作规范，参与编写国家中医药管理局《中医医疗技术手册（2013普及版）》，并负责开展复位技术临床疗效验证与推广应用工作。

经过几代人的不懈努力，富阳张氏骨伤已发展成理论体系逐步完善、学术内涵不断丰富、治疗效果独树一帜的中国中医骨伤科重要学术流派之一。"富阳张氏骨伤正骨技术"已分别被列为国家、浙江省、杭州市、富阳市四级非物质文化遗产项目。特别是近年来应用张氏正骨技术成功救治"最美妈妈"吴菊萍、"最美爸爸"黄小荣等，极大地提升了富阳张氏骨伤以及浙江省中医骨伤科的知名度，进一步扩大了张氏骨伤的应用与推广范围，造福更多的骨伤患者，带来巨大的社会效益。富阳张氏骨伤本着"博学、精诚、传承、创新"的精神，以"仁心仁术、业精于勤"与"广施仁术、福泽民众"为宗旨，保护、弘扬张氏骨伤精华，让这朵富春江江畔的奇葩造福广大人民群众。

第三节　富阳张氏骨伤中医护理特色与展望

一、张氏骨伤中医护理特色

富阳张氏骨伤中医护理主要是根据骨折、手足损伤、脱位、筋伤和骨病不同的病因、病机、病位和病性，采取不同的护理方法。富阳张氏骨伤中医护理是在中医护理基础上，结合国家级非物质文化遗产——张氏骨伤疗法，充分应用张氏经典方，将中药外治融合中医护理技术，辨证施护，创新开展了特色灸疗、罐疗、蜡疗、刮痧、穴位敷贴、中药涂药、耳穴贴压、中医定向透药、放血疗法和药棒按摩等十七项中医护理技术。同时，遵循"天人合一"的整体观，指导患者养生保健、情志调养、饮食调理、起居调适、药物调护及康复锻炼，密切配合临床治疗，促进患者全面康复。

二、张氏骨伤中医护理展望

中医护理历史源远流长，是中医药学的重要组成部分，是我国人民长期同疾病斗争的智慧结晶，是根植于中国古代文化土壤中的灿烂瑰宝。随着医学模式的转变、老龄化社会的到来以及健康观念的改变，社会对中医药的需求也发生了变化，中医护理的地位和作用日益得到认可。《全国护理事业发展规划（2021-2025 年）》明确指出："积极开展辨证施护和中医特色专科护理，持续提升中医护理服务质量，创新中医护理服务模式，发挥中医护理在疾病预防、治疗、康复等方面的重要作用，促进中医护理进一步向基层和家庭拓展，向老年护理、慢病护理领域延伸。强化中医护理人才培养，切实提高中医护理服务能力。"

中医护理与现代护理在护理理念、护理方法、护理内容上有许多共同和相似之处。中医辨证施护充分体现中医个体化护理的智慧，天人合一的整体观和现代护理的系统护理概念不谋而合，治未病的理念更展现了防护结合的超前意识。中医护理强调以人为中心的整体护理理念，不但注重患者生理上的护理，也注重从心理、社会等方面进行护理，包括养生保健、情志调养、饮食调理、起居调适及药物调护等，这与现代护理的生物－心理－社会模式具有相同性和一致性。中西医护理在理论体系、护理实践等方面相互联系、相互补充、相互渗透、相互完善，是中西医结合护理的发展方向。

随着中医药事业的大力发展，中医护理临床、教育、科研也得到了快速的发展。中医护理教育以多层次、多渠道、多形式在全国范围内形成。中医护理临床实践也得到进一步发展，各级中医及中西医结合医院在临床护理实践中积极发挥中医护理的特色和优势，开展专科专病中医护理，确定优势病种中医护理方案，对常见病证实施辨证施护和健康教育，并运用中医护理技术和方法减轻患者痛苦，促进患者康复。中医护理学术交流也日趋活跃，对中医护理学科发展起到了较大的促进作用。中医护理的科学研究也得到了较快发展，护理人员运用中医的思维优势和西医严谨的研究方法，对中医护理理论和临床护理实践进行深入研究，使其标准化、客观化，切实解决临床护理中存在的问题，发挥中医药护理优势，促进中医骨伤护理专科高质量发展。

在信息化、科技化的新时代，互联网技术的飞速发展正在深度地改变着人们的生活方式。在此背景下，"互联网＋护理服务"应运而生，它以高效、便捷、个性化的特点，为护理行业注入了新的活力，成为行业发展的新方向。与此同时，骨科护理水平也将凭借着多学科专业护理人才的提升、新的技术和新的护理理念，不断提升，为社会带来更完善的骨科服务。

中医骨伤科学是研究防治人体皮肉、筋骨、气血、脏腑经络损伤与疾患的一门科学，历史悠久，理论体系丰富，已成为一门独立的学科，是中国医学的重要组成部分。张氏骨伤中医护理，充分发挥国家级非物质文化遗产——张氏骨伤疗法的特色优势，守正创新，传承精华，深

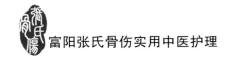

富阳张氏骨伤实用中医护理

入研究中医骨伤专科护理，不断探索新领域。医院护理团队在2015年开设区域内首个中医护理门诊，于2021年建立杭州市首个"护理（宁丽）博士工作站"、2023年"中医骨伤护理学"顺利通过杭州市首批基层医疗机构中医特色专科（专病）建设项目验收，同年5月成立富阳区首个"中医护理技术名师（包英华）工作室"。护理团队将不断务实创新，创造具有本土文化的护理模式，擦亮骨伤金名片，全力助推健康中国建设。

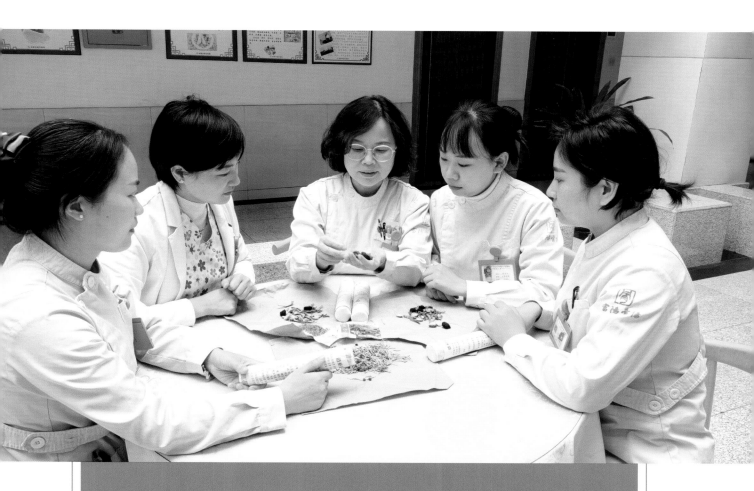

第二章　中医护理基础知识

中医护理学是中医药学的重要组成部分，是在中医理论体系指导下，应用整体观念的理念，辨证施护的方法，针对病证的变化发展，采用中医护理适宜技术，指导临床护理、预防、保健、康复的一门综合性应用学科。

第一节　基本特点

中医护理学理论体系主要特点是整体观念、恒动观念、辨证施护和防护结合。

一、整体观念

整体观念就是内外环境的统一性和机体自身整体性的思想，是中国古代唯物论和辨证思想在中医学中的体现，是中医学的基本特点之一，它贯穿于中医学的生理、病理、诊法、辨证、养生、治疗、护理等整个中医学理论体系之中。中医学非常重视人体自身的统一性、完整性及其与自然界的相互关系，认为人体是一个有机的整体，构成人体的各个组成部分之间在结构上不可分割，在功能上相互协调平衡，在病理上则相互影响。

（一）人体是一个有机的整体

整体观念认为，人是一个有机整体，是以五脏为中心，通过经络系统，将各脏腑、组织、器官及皮毛、筋骨等联系成一个有机的整体，并通过精、气、血、津液的作用，共同完成人体的机能活动，形成人体内环境的统一性。如脾与胃相表里，主运化、升清和统血，在体合肉，主四肢，在窍为口，其华在唇。脾之运化功能正常，则为化生精、气、血等提供充足的养料，脏腑、经络、四肢百骸，以及筋肉皮毛等组织就能得到充足的营养而发挥正常的生理活动。五脏又分别与喜、怒、忧、思、悲、恐、惊七种情志活动有关，主要影响脏腑气机，气血运行紊乱，导致疾病的发生。所以在护理上，可通过各脏腑与器官、肌肉、筋脉、皮毛、四肢百骸等之间的关系，观察病情变化，找出所属脏腑间的关系，有的放矢地进行护理。通过情志护理，各脏气舒达调畅，有助于发挥各自的生理功能。

人体又是一个内外紧密联系的整体，内脏的病理变化，可反映于相应的形体官窍。即所谓"有诸因，必形诸外"，如"心开窍于舌"，心火上炎，可出现口舌生疮或糜烂。脏腑之间在病理上也会相互影响，如肝的疏泄功能失常，不仅会出现本脏的病变，而且还会影响到脾胃功能，出现脘腹胀满、不思饮食等症。因此，五脏之中，一脏有病，可影响他病。

治疗护理患者时，不能孤立地只看局部的病症，单纯地进行对症处理，而应根据脏腑与各组织器官之间的关系全面整体地护理患者。如心与小肠相表里，可用清心泻小肠火的方法，给予莲子心泡茶饮，缓解口舌糜烂。通过情志护理，使肝气调畅，有助于脾胃功能的发挥。如给患者播放以角调为主的五行音乐，能疏肝行气解郁。

（二）人和自然环境的统一性

中医认为，人受天气而生，本地气而长，天地人其气皆相通达。故《灵枢·邪客》说："人

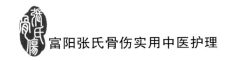

与天地相应也。"自然界的任何变化，如昼夜交替，气象变迁，地理环境和生活环境的改变等，均可使人体产生一定的生理和病理变化。但当外在环境的变化超出了人的适应能力，就会导致人体功能失常，发生疾病。如昼夜变化中，由于阳气在白昼偏盛且趋于表，夜间偏衰而趋于里，故疾病在一日内呈现"旦慧、昼安、夕加、夜甚"的规律。因此，在护理疾病时，还必须考虑自然环境的因素，做到因时、因地制宜。

（三）人和社会关系的统一性

人生活在社会环境中，其生命活动必然受到社会环境的影响。故人与社会环境既相互统一又相互联系。人在适应社会环境的过程中，维持着生命的稳定、协调、平衡、有序，这体现了人与社会环境的统一性。当社会环境发生剧变而人体不能做出相应的改变和调整，就势必造成人体心理功能紊乱。因此，中医提倡"精神内守"，主张"护身"更要"护心"。不但要做好患者本身的护理，而且要在家庭、社区、社会等层面给予相应的护理指导，以创造一个和谐的社会环境。

二、恒动观念

恒动，就是不停顿地运动、变化和发展。中医学理论认为，一切物质，包括整个自然界，都处于永恒而无休止的运动之中。"动而不息"是自然界的根本规律，运动是物质的存在形式及固有属性，包括生命活动、健康、疾病等自然界的各种现象，都是物质运动的表现形式，因此运动是绝对的、永恒的。摒弃一成不变、静止、僵化的观点，称为恒动观念。

中医学理论更强调疾病防治的恒动观。主张未病先防，既病防变的思想就是运用运动的观点去处理健康和疾病的矛盾，以调节人体的阴阳偏盛偏衰而使之处于生理活动的动态平衡。治病必求其本，以平为期，是指治疗应以调整机体的阴阳动态平衡为基本原则。因此，中医学在临床治疗、护理时，更是要针对患者不断出现的新情况、新变化，随时调整处方用药，以期药证相合，取得良好疗效。

三、辨证施护

辨证施护是中医护理的基本特点之一。"证"又称证候，既不是症状，又不是病名，而是中医学特有的诊断学概念，是对疾病过程中某一阶段的病理概括。证候是病机的外在反映，病机是证候的内在本质。证候的内涵包括了病变的部位、原因、性质和邪正盛衰的变化。如肝阳上亢、风寒感冒等；"症"即症状和体征的总称，包括患者主观的异常感觉或某些病理改变称为症状，如发热、咳嗽等，能被觉察到的客观表现则称为体征，如舌苔、脉象等，是疾病所反映的个别、孤立的现象。而"病"反映了贯穿某一疾病全过程的总体属性、特征和规律，如感冒、胃痛、水肿等，是由证体现出来的。因此，"病"所反映的重点是贯穿疾病全过程的基本矛盾，而"证"反映的重点是当前阶段的主要矛盾，"症"则是认识病和证的着眼点，是病和证的基本构成要素。

辨证施护由辨证和施护两部分组成，是中医护理的精髓，所谓辨证就是在中医基本理论指导下，将四诊所收集的有关病史、症状、体征，加以分析、综合，辨清疾病的原因、性质、部位和邪正之间的关系，从而概括、诊断为某种性质的证候。施护即是根据辨证的结果，遵循辨证的理论，确定相应的护理调护措施。辨证是施护的前提和依据，施护则是护理疾病的方法，通过施护的效果可以检验辨证的正确与否。辨证和施护在护理疾病的过程中既相互联系又相互依赖，是理论联系实际的具体体现，是中医护理的精髓，是指导中医临床护理的基本法则。

辨证施护内容丰富，方法多样，主要包括了辨证施术、辨证施药、辨证施膳、辨证施教、辨证施养等内容。只有力求辨证准确，才能细致有效地做好护理工作。

四、防护结合

防护即预防与护理。预防，是指采取一定的措施，防止疾病的发生和发展。中医学的预防思想，主要阐述人体应顺应自然环境，增强体质，预防疾病及病后调理，防病复发，从而促进延年益寿，这种"防护结合，以防为主"的思想，具有现实指导意义。在护理患者中，应运用中医学理论，并在整体观和辨证观的指导下，注重防护结合，提高疾病预防和促进康复的能力。防护结合包括未病先防和既病防变两个方面。

（一）未病先防

未病先防是指在人体未发生疾病之前先行采取各种措施，做好预防工作，以避免疾病的发生，这是中医学预防疾病思想最突出的体现。疾病的发生，主要关系到邪正盛衰。正气不足是疾病发生的主导因素，邪气是发病的重要条件，邪正的盛衰决定疾病的发生、发展和变化的全过程。因此未病先防就必须从增强人体正气，提高抗病能力和防止病邪侵害两方面入手。

1.提高抗病能力

（1）顺应自然："人与天地相应"，人必须根据四时气候的变化调整阴阳，"春夏养阳，秋冬养阴"，对于外界不正常的气候和有害的致病因素，要及时避开，顺从四时寒暑的变化，保持与外界环境的协调统一。

（2）养性调神：《素问·上古天真论》说："恬淡虚无，真气从之，精神内守，病安从来？"它强调了养性调神对人体健康的重要性，一是要主动避免来自内外环境的不良刺激，二是要积极提高人体自身心理的调摄能力。

（3）起居有常：即起居作息、日常生活要有规律。这是强身健体、延年益寿的重要原则。若起居作息恣意妄行，毫无规律，会导致机体适应能力减退，抵抗力下降，发病率增加等。因此，生活起居要有规律，注重保养正气，调整机体内外阴阳平衡，增强机体抗御外邪的能力，促进疾病的预防、治疗与康复。

（4）饮食有节：饮食有节主要包括饮食宜忌及药膳保健两个方面。饮食要有节制，既要养成良好的饮食习惯，又要注重饮食质与量的合理安排及饮食卫生。对未病之人进行饮食调护，可以补益身体，预防疾病；对患者进行饮食调护，则能调治疾病，促进康复。

（5）运动保健：运动保健可以促进气血流畅，使人体肌肉筋骨强健，脏腑功能旺盛，并可藉形动以济神静，从而使身体康健，益寿延年，是增强体质、预防疾病发生的一项重要措施。如五禽戏、太极拳、八段锦、易筋经等多种健身方法，不仅对增强体质、预防疾病的发生有良

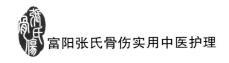

好效果，而且对某些慢性疾病也有一定的治疗作用。

2.防止病邪侵害

（1）慎避外邪：《素问·上古天真论》："虚邪贼风，避之有时"，就是说要适时躲避外邪的侵害，如春日防风，夏日防暑，秋天防燥，冬天防寒等，这是预防疾病的重要措施。

（2）避疫防疠：巢元方在《诸病源候论》一书中指出，"人感乖戾之气而生病，则病气转相染易，乃至灭门。"在气候反常或遇传染病流行时，应注意卫生，防止环境、水源和食物的污染等；对六淫、疫疠等应避其毒气。至于外伤和虫、兽伤，则要在日常生活和劳动中，留心防范。

（3）药物预施：可以事先使用某些药物，提高机体的抗邪能力，有效地防止病邪的侵袭，从而起到预防疾病的作用。我国在16世纪就发明了人痘接种法预防天花，是人工免疫的先驱，为后世预防接种免疫学的发展开辟了道路。民间以雄黄、艾叶、苍术等烟熏以消毒防病，用板蓝根、大青叶预防流感、腮腺炎，用茵陈、贯众预防肝炎等，这些方法行之有效，简便易行。

（二）既病防变

既病防变是指疾病既然发生，应力求早诊断，早治疗，以防止疾病的发展与传变。

1.早期诊治

疾病初期，病情轻浅，正气未衰，所以比较易治。倘若不及时治疗，病邪就会由表入里，病情加重，正气受到严重耗损，以至病情危重。因此既病之后，就要争取时间及早诊治，防止疾病由小到大，由轻到重，由局部到整体，防微杜渐，这是防治疾病的重要原则。护理人员要密切观察病情变化，给予恰当的护理。

2.控制传变

疾病的发生发展都有一定规律，在诊治疾病过程中应掌握疾病的传变规律，实施预见性治疗和护理，才能有效控制疾病的进展、推测疾病的预后，控制病情发展，早日恢复健康。

第二节　护理原则

中医护理原则是中医治病的原则在护理实践中的延伸，它是指导临床辨证施护的法则。其内容包括护病求本，调整阴阳，扶正祛邪，三因制宜等。

一、护病求本

"本"是根本、本质的意思，护病求本是指治疗与护理都必须抓住疾病的本质，并针对疾病的本质进行施护，这是辨证施护的根本原则。疾病在发展过程中会表现出许多症状，但症状只是疾病的现象而非本质。只有将收集到的有关疾病的资料，加以总结、归纳和分析，才能透过现象看本质，找出疾病的根本原因，从而确立相应的治疗和护理措施。

（一）正护与反护

1.正治与正护

正治与正护法又称逆治与逆护法，是逆其证候性质而治疗护理的一种常用法则，适用于疾病的临床表现与本质相一致的病证。正治与正护是通过分析临床证候，辨明疾病本质的寒、热、虚、实，采用"寒者热之""热者寒之""虚则补之""实则泻之"的方法进行治疗和护理。

（1）寒者热之。是指寒性疾病在出现寒象时，采用温热性质的药物或技术进行治疗与调护，即以热治寒。如表寒证运用辛温解表的方法，里寒证运用辛热温里散寒的方法等。护理寒证患者应采取保暖的方法，饮食可多进食性温的食物如牛、羊肉等。

（2）热者寒之。热者寒之是指热性疾病在出现热象时，采用寒凉性质的药物或技术进行治疗与调护，即以寒治热。如表热证运用辛凉解表的方药，里热证运用苦寒攻里的方药等。护理热证患者，室温宜低，适当通风。

（3）虚则补之。虚则补之是指虚弱性疾病在出现虚象时，采用补益药物或技术进行治疗与调护，即气虚补气、血虚补血、阴虚补阴、阳虚补阳。如阳气虚用温补阳气的方药，阴液亏少用滋阴养血的方药等。

（4）实则泻之。实则泻之是指邪气实的疾病在出现实象时，采用泻法，用攻邪泻实的药物和方法来治护。如火热毒邪内炽用清毒泻火的方药，阳明腑实、积滞内结证用通腑泄热的方药，瘀血证用活血化瘀的方药等。

2.反治与反护

反治与反护法又称从治与从护法，即顺从疾病的现象而治护的方法，适用于疾病的征象与本质不一致甚至相反的病证。大多在特殊情况下用。常用的有"热因热用""寒因寒用""塞因塞用""通因通用"。

（1）热因热用。热因热用即以热治热，是指用温热性药物或护理方法治疗护理具有假热症状的病证。适用于真寒假热证，因阴寒盛于内，格阳气于外，在出现四肢厥冷、脉微欲绝等真寒症状的同时，又见烦躁、面赤、身热等假热症状，此时应用温热药物以治其本，护理上给温热性食物、室温偏高而湿度宜低，注意保暖等。

（2）寒因寒用。寒因寒用即以寒治寒，是指用寒性药物或寒凉护理法治疗护理具有假寒症状的病证。适用于真热假寒证，因内热炽盛，格阴于外，反见四肢厥冷等假寒现象，似属寒证；但其身寒而不喜加衣被，脉沉而有力，并可见口渴喜冷饮、咽干口臭、小便短赤、大便燥结等热象。故在治疗时应用寒凉药治其真热，护理上应以清热降温为主。

（3）塞因塞用。塞因塞用是指采用补益的药物和护理方法治疗护理因虚而闭塞不通的真虚假实证，即"以补开塞"。如脾胃虚弱、中气不足、脾阳不运引起腹胀便秘时，用补中益气、温运脾阳、以补开塞的治护措施，使脾气健运，即为塞因塞用。"塞因塞用"是针对虚证虚损不足的本质进行治疗与调护。

（4）通应通用。通应通用是指采用通利作用的药物和护理方法治疗护理具有实热通泻症状的真实假虚证。对一般的通利症状，当以固塞的方法治疗与调护，但对于实热停滞或食积引起的腹泻，下焦湿热所致的尿频、尿急、尿痛、带下，瘀血所致的崩漏等症状，治疗护理应采用

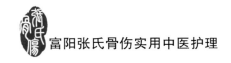

攻下、消导、清利湿热、活血化瘀等方法治疗与调护。"通因通用"是针对实证邪实有余的本质进行治疗与调护。

(二)标本缓急

标本缓急是指分清疾病的标与本，有计划、有主次地进行治疗和护理。"本"与"标"是相对而言的，具有多种意义。如从正邪双方来说，正气是本，邪气是标；从病因和症状而言，病因是本，症状是标；从病变部位来说，内脏是本，体表为标；从疾病先后而言，旧病、原发病是本，新病、继发病是标。总之，"本"含有主要方面和主要矛盾的意义，"标"含有次要方面和次要矛盾的意义。在治疗和护理复杂多变的疾病过程中，一般按照"急则治其标，缓则治其本，标本俱急者，标本同治"的原则进行。

1.急则护其标

急则护其标是指在疾病的发展过程中，如果出现了紧急危重的证候，影响到患者的安危，或影响本病的治疗时，就必须先行解决危重证候。如腹胀满、大出血、剧痛、高热等病，皆宜先除胀、止血、止痛、退热。哮喘患者一旦发作，护理上应给予端坐位，给氧和其他解痉平喘措施，待哮喘缓解后，再给予健脾护肾，益气固表以扶正固本，提高机体抵抗力，预防复发。急则护其标是在应急情况下的权宜之计，为护治其本创造有利条件。

2.缓则护其本

缓则护其本适用于病情变化比较平稳，或慢性疾病的治疗原则。在暂无急危病状的情况下，采取治本的原则，即针对主要病因、病机进行治疗，以解除病的根本。对于慢性病或疾病恢复期患者，如肺痨咳嗽、热病伤阴等证，虽见其标证明显，亦应针对其肺肾阴虚等根本原因予以治疗与护理。

3.标本兼护

标本兼护是指标本俱急的情况下，必须标本同治。如素体气虚又患外感，护治宜益气解表。益气是为护治本，解表乃为护治标。疾病的标本关系不是绝对的，在一定条件下，可以互相转化。因此，在临床中要认真观察，注意掌握标本转化的规律，以便正确而不失时机地进行有效治疗。

二、调整阴阳

疾病的发生、发展和变化，其本质是机体阴阳相对平衡遭到破坏，造成体内阴阳偏盛偏衰的结果。因此，在治疗和护理中，调整阴阳，损其偏盛，补其偏衰，恢复阴阳的相对平衡，促进阴平阳秘，是治疗和护理疾病的根本法则之一。

(一)损其有余

又称损其偏盛，主要是对阴阳偏盛，即阴或阳的一方过盛有余的病证，采用"损其有余""实则泻之"的治疗与护理方法。如阳热亢盛的实热证，遵"治热以寒"即"热者寒之"之法，以清泄其阳热；阴寒内盛的实寒证，采用温散阴寒的方法治疗，遵"治寒以热"即"寒者热之"之法，以温散其阴寒。

（二）补其不足

又称补其偏衰，主要针对阴或阳的一方甚至双方虚损不足的病证，采用"补其不足"的治疗和护理方法。如对阴虚、阳虚、阴阳两虚的病证，分别采用滋阴、补阳、阴阳双补的方法来补齐不足。在阴阳偏盛偏衰的疾病过程中，一方的偏盛偏衰会导致另一方的相对不足或有余，因此在损其偏盛、补其偏衰的同时，还要兼顾另一方面，以免造成新的失衡。

三、扶正祛邪

扶正祛邪是中医治疗疾病的指导原则，中医认为疾病的演变过程是正气与邪气互相斗争的过程，邪正斗争的胜负决定疾病的转归和预后，正胜于邪则病退，邪胜于正则病进。《黄帝内经》将正邪斗争的结果归纳为"正气内存，邪不可干""邪之所凑，其气必虚"，所以，中医认为治疗疾病就是要扶正祛邪，帮助改变体内正邪的力量对比，使疾病向痊愈的方向转化。

扶正与祛邪两者相互为用，相辅相成，临床上要仔细分析正邪双方消长盛衰情况，分清主次，灵活运用。

（一）扶正

扶正，即培补正气以愈病的治疗原则，就是使用扶助正气的药物及其他疗法以增强体质，并配合适当的营养和功能锻炼等辅助方法，以提高机体抗邪能力，从而驱逐邪气，以达到战胜疾病，恢复健康的目的，扶正适用于以正虚为主的病证。临床上可根据患者的具体情况，运用具有益气、养血、滋阴、助阳等作用的治疗和护理方法。如通过食补或药补进行调理；通过调摄精神情志，使患者情志舒畅愉快，气机调畅，气血平和，利于康复；根据患者情况，动静相宜，劳逸结合，调节气机，增强体质和抗病能力。

（二）祛邪

祛邪，即消除病邪以愈病的治疗原则，就是使用攻邪、祛邪的药物或其他方法，以祛除病邪，达到邪去正复的目的。祛邪适用于以邪实为主，而正未虚衰的病证。临床上可根据患者邪实的具体情况，运用具有发汗、攻下、清热、温散、消导等作用的治疗与护理方法。如外感表证宜用发汗解表；宿食停滞或食物中毒，宜用消食导滞或吐法。

四、同病异护和异病同护

"同病异护""异病同护"，是从中医学的"同病异治""异病同治"的原则中衍生出来的，是辨证施护、护病求本的重要原则，在指导护理实践的过程中发挥着重要的作用。

（一）同病异护

同病异护是指同一种疾病在不同的发展阶段，其病理变化、临床表现不同，因而有着不同的证型，可采取不同的护理方法。即"同病异证异护"，例如，风温早期，发热、微恶风，为

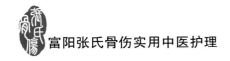

风热在表，宜采取辛凉解表之法；中期，高热、咳嗽、气急、烦渴，为肺热炽盛，此期护理则应密切观察病情变化，采取降温、清热等护理措施；后期，身热消退、干咳少痰、疲乏、脉细无力，为邪热已去，而气阴两伤，其护理措施应以调养为主，选用补气养阴之品以促进机体康复。

（二）异病同护

异病同护是指不同的疾病，在其病情发生、发展过程中，出现相同或相似的病理变化，即表现为相同或相似的证型，可采取相同的护理方法，即"异病同证同护"。例如，子宫下垂、久痢脱肛、胃下垂等不同的疾病，如果辨证均属中气下陷的证候，则可采用提升中气的护理方法。

五、三因制宜

疾病的发生、发展变化和转归受多方面影响，如气候变化、地理环境、个体差异、情志、饮食等。因此，在治疗与护理工作中，必须把各方面的因素进行综合分析，制订出三因制宜的护理方案。

（一）因时制宜

因时制宜，是指根据不同季节气候特点确定不同的护理原则。四季气候变化中，春温、夏热、秋燥、冬寒是为一年中气候变化的规律，人体适应气候变化，也会有生、长、收、藏的变化。故在《素问·四气调神大论》中指出："所以圣人春夏养阳，秋冬养阴，以从其根，故与万物沉浮于生长之门。"所谓"春夏养阳"，即指在春夏两季要顺应升发之特点，重视阳气保养，多晒太阳，多做室外运动；饮食上宜选辛、甘、微温之品；情志上也应符合春夏升发、向上向外的特点，保持乐观开朗的情绪。"秋冬养阴"则是要求人们在秋冬时节顺应自然界秋收冬藏的特点，重视阴精的蓄养。注重防寒保暖，室内锻炼以"静"功为宜，食物上多食滋阴养血之品；情绪上学会自我协调，从容淡定，以平静伏藏为顺。因此，四季气候的变化，对人体的生理功能、病理变化均能产生相应的影响，治疗与护理应根据不同季节和气候特点来指导治疗用药。

因时制宜护理，还应注意昼夜的阴盛阳衰的变化。一般情况疾病都是昼轻夜重，这与夜间阴盛阳衰，机体功能由兴奋转向抑制，病邪乘虚入侵有关，因此护理时，尤应注意夜间病情变化。

（二）因地制宜

因地制宜是指根据不同地域的地理环境特点，制订适宜的治疗与护理原则。不同地区的地理环境气候、生活习惯等各不相同，因而人的生理活动和病理变化特点也不尽一致，所以治疗用药与护理也应有所差别。如东南地低气温多雨，病多温热或湿热，治宜清化，而温热及助湿之剂必须慎用。同一风寒表证治宜辛温发汗以解表，西北地区多用麻黄、桂枝、细辛，东南地区多用荆芥、苏叶、淡豆豉、生姜，湿重地区多用羌活、防风、佩兰等。

此外，某些地区的地方病，护治时应根据不同的地方特点，采用适宜的护理治疗方法。

（三）因人制宜

因人制宜，是指根据患者的年龄、性别、体质、生活习惯等不同特点，制订适宜的治疗与护理原则。

1.年龄

年龄不同，则生理状况及气血盈亏亦不同，治疗用药与护理应有差别。如老年人生机渐减，气血亏虚，故病多虚或虚实夹杂，治宜补虚扶正，实证时攻之宜慎；小儿生机旺盛，气血未充，脏腑娇嫩，寒暖失调，易虚易实，病情变化较快，故治疗时忌峻攻、峻补，用药量宜轻。

2.性别

性别不同，其生理功能、病理特点有着明显差异，治疗与护理亦当有别。如妇人用药要根据其经、带、胎、产等情况。妊娠期禁用或慎用峻下、破血、滑利、走窜、有毒之品；产后用药应兼顾气血亏损、恶露等。男性以精气为主，以肾为先天，精气易损，治疗与护理应辨虚实而护之。

3.体质

个体先天禀赋与后天调养各异，有形体强弱不同、胖瘦不同，有阴阳盛衰之别，机体抗病能力及对药物和治疗手段的耐受能力不尽相同。阳热体质或平素偏食辛辣者，用药宜偏凉，慎用温热。阳虚体质或嗜食生冷者，用药宜偏温，慎用苦寒。

三因制宜的三个环节是密切相关不可分割的，体现了中医护理的整体观念和辨证施护在临床实际运用的灵活性和原则性，只有全面地看问题，才能更具针对性地实施适宜的护理措施。

第三节　护理内容

中医护理基本内容包括病情观察、起居护理、饮食护理、情志护理、用药护理等内容，这些基本内容是辨证施护的重要内容，也是开展临床护理工作的基础，其实施是否恰当，直接影响疾病的转归和预后。

一、病情观察

病情观察是指护理人员运用中医望诊、闻诊、问诊、切诊的方法，全面收集患者的病情资料，通过辨证的方法分析归纳，了解疾病的病因、病机、病性和病位，判断疾病的转归及预后，做到及时发现，及早治疗，防止疾病恶化，减少并发症的发生，为治疗和护理提供全面而准确的依据。

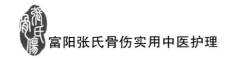

(一)病情观察的基本要求

1.既有重点，又要全面

病情观察要有重点、有目的。如外感温热病应重点观察体温变化，郁证患者应重点观察情绪变化。另外，病情观察要全面了解疾病的症状出现过程，如腹泻患者要观察腹泻出现的时间，大便次数、性状、颜色、量及伴随症状等。

2.观察方法科学有效

对观察项目应掌握正确、有效的观察方法，及时、准确地了解病情变化。如脉搏短绌患者应由两名护士同时听心率和脉率。

3.结果记录客观真实

对观察结果要及时进行细致、准确的记录。能量化的要描述清楚具体数量，如尿量、体温等；不能量化的，表述要客观、真实。

(二)病情观察的项目

病情观察的项目包括一般状况、舌象与脉象、各种排泄物等。

1.一般状况

一般状况包括患者的神色、面色、形态、声音、气味、头面、颈项、五官、四肢、齿、咽喉、皮肤、体温、脉搏、呼吸、血压、睡眠、饮食、体重等。这些项目被列为常规内容，是判断病情的重要依据，可反映疾病的发生和变化，对疾病的治疗和预后有较大的指导意义。

（1）神。神是指精神、神气、神志等。《素问·移精变气论》曰："得神者昌，失神者亡。"望神对估计病情的轻重和疾病的预后有较大的意义。临床有"得神""失神""假神"三种。

在疾病过程中，如表现神色正常，目有光彩，体态正常，言语清晰，对答清楚者，称为"得神"，表示正气未伤，病情一般较浅，即使在某些方面所表现得病情较重，也容易好转。

在疾病过程中，如表现精神衰颓，面色晦暗，表情呆滞，体态失常，目无光彩，言语低微，时断时续，答非所问者，称为"失神"，表示正气已伤，病情比较深重，即使危象未充分显露，也应特别注意。

重病久病患者，精气极衰，言语低微，精神衰颓，若忽然言语不休而清亮，精神似佳，这是危重患者临终前常出现的一种"回光返照"的假象，称为"假神"。

（2）色。色指色泽，主要观察面部色泽，《灵枢·邪气脏腑病形》曰："十二经脉，三百六十五络其血气皆上于面"。色泽是脏腑气血的外荣，气血旺盛则色泽荣润，气血衰弱则色泽枯槁。根据不同的色泽可以看出脏腑气血的盛衰和疾病的发展变化。

我国正常人的面色为微黄，红润而有光泽，此为常色。随着四季时令的变化，人的肤色特别是面色会微有变化。

患病时色泽异常，称为病色，有青、黄、赤、白、黑等五色之分。根据不同的色泽，可以判断脏腑气血的盛衰和疾病轻重，顺逆病位。一般认为，肝病色青，心病色赤，肺病色白，肾病色黑，脾病色黄，此为五脏病辨色。色泽的变化，与发病原因和疾病的性质有密切的关系

（见表2-3-1）。

表2-3-1　面色与病证的关系

面　色	主　证	症　状
赤色	主热	面色红赤多因热迫血行，面部脉络扩张充盈所致，满面通红，目赤者为实热证。观察面部的颜色，可以分辨虚实。实热证面色通红，虚热证午后颧红
黄色	主湿、主虚	黄色是由脾失健运，水湿不化，或气血不足、脾胃虚弱、阳虚等证所致。黄而鲜明，多为湿热黄疸；黄而暗晦，多为寒湿黄疸；萎黄多为脾胃虚弱、营血不足；黄而胖，多为气虚或湿邪所致
青色	主寒、主痛、主瘀、主惊风	血寒则凝，气滞血瘀，不通则痛，脉络瘀滞，瘀血凝滞故色青。面色清白，多见于阴寒内盛，气血凝滞，常见风寒，头疼或里寒腹痛；脸色发青，以鼻柱、眉间、口唇为甚，在小儿高热时，为惊风先兆；面色青紫多见于周围循环衰竭，心力衰竭，呼吸系统疾病引起的缺氧及某些内脏剧痛疾病
白色	主虚、主寒、主失血	正气虚衰，气血不荣，经脉寒凝，失血过多，面色多㿠白。面色㿠白而虚胖，多属气虚；面色淡白而形容憔悴，多为血虚，此外面色苍白，亦属里寒表现
黑色	主寒、主痛、主水、主肾虚	由于阴盛阳衰，寒水不化，气血凝滞，故病而色黑。黑色属肾，眼与肾的关系密切，故眼眶暗黑，亦主肾虚；若面色黑而干焦，多为火热内伤，肾精久耗之候

2.舌象与脉象

（1）舌象。舌象是中医诊断中的重要观察内容，主要是望舌质和舌苔两方面，在外感热病的辨证施护中尤为重要。舌为心之苗，正常舌象为淡红舌质，也称"淡红舌、薄白苔"。舌分舌尖、舌中、舌根和舌边（两侧）四个部位，舌尖反映心肺的病变，舌中反映脾胃的病变，两侧反映肝胆的病变，舌根反映肾、膀胱的病变。因此舌象的变化，能迅速客观地反映正气的盛衰、病邪的深浅、邪气的性质、病情的进展，是判断疾病转归和预后的重要依据。

（2）脉象。脉象是指动脉应指的形象，脉诊是中医独特的诊断方法。正常脉象称"常脉"，或"平脉"，常脉一息四至（约68～80次／分钟），不浮不沉，来去从容，和缓有力，节律均匀。然而也常因年龄、性别、体质、气候差异而不同。脉象能反映全身脏腑功能、气血、阴阳的生理病理信息，是窥视体内功能变化的窗口，可以判断疾病的病位与发展趋势，从而为诊断提供重要依据。

3.各种排泄物

通过观察排泄物如大小便、呕吐物、痰液、汗液、妇女经带等的形、色、量、质的变化，可以了解脏腑的病变和邪气的性质。

（1）粪便。正常人的大便应呈黄色条状，并按时排出体外。如果消化道有病变，则大便的频率、量、质、色等方面就会发生改变。大便稀，色黄，有恶臭，属湿热，大便量少，次数多，夹有血液及黏液冻多为湿热；大便水样并夹有不消化食物，多为寒湿。大便血色鲜红，出血量较多，为肠风下血，多属肛门或直肠疾患；大便血黑，有光泽，多是上消化道出血；大便干结难下，状如羊屎，为热结肠枯。

（2）尿液。尿液是人体水液代谢的废物，必须经肾阳的气化作用而下注膀胱，排出体外。了解尿液的变化，可以察知津液的盈亏和有关脏腑的功能是否正常。正常人尿色微黄清亮。尿色清白者为虚寒，黄赤者为热，红赤者尿中有血，小便混浊为米泔样，多属脾胃湿热下注或肾阴亏损。小便颜色混浊，尿面浮有油状或白浊，兼有血块的为赤白浊。小便短赤伴尿频、尿急、尿痛是湿热下注的表现。尿色黄赤混浊，夹有砂石，是石淋。小便清长，滴沥不尽，兼有

· 29 ·

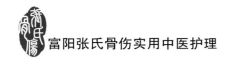

畏寒肢冷，腰背酸痛，常为肾气不固，肾阳虚衰。小便量多频数，味甜，易饥消瘦，口渴多饮等属消渴证特有表现。

（3）汗液。汗是由于人体阳气蒸化津液，通过皮毛，汗窍透达于外所致。炎热夏季，劳动或运动后出汗，是维持机体阴阳平衡的正常现象。在某些疾病过程中，可以表现汗出异常（见表2-3-2）。

表2-3-2　汗出异常种类与病证的关系

汗出异常种类	病证
无汗	因腠理致密、汗孔闭塞所致，多见于外感风寒、硬皮病等
自汗	多由于卫阳不固所致，经常汗出，稍活动后更甚称自汗。可伴有气短、心慌、形寒疲乏。多见于内伤等证
盗汗	多为阴虚所致。入睡汗出，醒后汗止，伴有五心烦热、颧红、消瘦乏力，见于结核病等
战汗	先见战栗而后汗出称战汗，为邪正相争，病情变化的转折点。若汗出热退，则病情好转。汗出身热不解，为病情较重的征兆
大汗	由于阴虚不能摄阳，阳气外越所致。全身汗出量多，身凉肢冷，见于剧痛、发烧退热之期以及阳热内盛的实热证。如汗出如油，淋漓不止，为阴阳离决之象称绝汗，见于垂危患者
头汗	多为上焦热邪循经上越所致。出汗限于头面部为头汗，见于阳明热证和湿热证；小儿睡熟后头部出汗，无其他症状不属于病象，俗称"蒸笼头"
手足心汗	多属正常现象。若出汗过多，伴有口干、便秘、尿黄，则为气血虚
半身汗	多因风痰或风湿之邪阻滞经脉，气血运行不周所致。出汗见于身体左侧或右侧，上半身或下半身，常为中风先兆、偏瘫或截瘫

（4）痰液。痰是脏腑功能失调，津液积聚的病理产物，也是导致疾病发生的原因之一。临床上仔细观察患者咳唾痰液的性质、量、气味、色以及咳吐的难易程度，是观察很多疾病变化的重要根据之一（见表2-3-3）。

表2-3-3　痰液与病证的关系

痰液	病证
寒痰	痰清稀，色白，量较多，有泡沫，无气味，咳而易出，畏寒肢冷，鼻塞头痛，喜热饮，小便清长，苔薄白，脉沉迟
湿痰	痰清稀，色白，痰滑而易出，伴有倦怠软弱，肢体沉重，胸闷，腹胀食滞，苔白腻，脉滑
热痰	痰黄稠而黏，量不多，较难咳出，有热腥味，口干喜冷饮，胸满气粗，畏寒发热，或咳吐脓血如米粥状，腥臭异常，胸痛，便秘，小便赤，苔薄黄，舌质红或绛，脉弦滑或滑数
燥痰	痰黄稠成块或成丝，色白黏亮，量不多，难咳出，口燥咽干作痒，咳嗽喘促，苔薄白少津，脉浮细而数
虚寒痰	痰清稀，色白，有小泡沫，味咸，神倦怕冷，舌质淡，脉细弱

二、生活起居护理

生活起居护理是指患者在患病期间，护理人员根据病情予以相应的指导和细心合理的生活照料。其目的是保养和恢复患者机体的正气，促进体内阴阳达到平衡，增强机体抗御外邪的能力，有利于疾病的治疗和康复。

（一）顺应四时，形神共养

中医认为人与自然界是一个有机的整体。人类生活在自然环境中，人的生命活动受到自然规律的影响。《素问·宝命全形论》所说："人以天地之气生，四时之法成"。四时指春、夏、秋、冬四季，春夏属阳，秋冬属阴，其气候规律一般为春温、夏热、长夏湿、秋燥、冬寒。因此，在护理工作中，应根据四时阴阳的变化和自然界的规律，指导患者生活起居。

1. 春季

"春三月，此谓发陈，天地俱生，万物以荣"，春季自然界阳气开始生发，此时人体阳气也随着春天阳气的生发而向上、向外升发，应"夜卧早起，广步于庭"，适度运动，使春气之升发有序，阳气之增长有路，符合"春夏养阳"的要求。同时，保持心情舒畅，心胸开阔，情绪乐观，顺应肝气的疏泄条达，使体内阳气得以疏发，保持与外界环境的协调和谐。但春季阳气刚升而未盛，乍寒乍暖，气候变化较大，衣着方面，应遵循"春捂秋冻"的原则，随时注意增减衣被，注意保暖，做到"虚邪贼风，避之有时"。春季饮食上可选辛甘发散为阳之品，以顺应肝之疏泄，如葱、大枣、花生等。不宜多吃酸味食物，以免影响阳气的升发和肝气的疏泄。

2. 夏季

"夏三月，此为蕃秀，天地之交，万物华实"，夏季是一年中阳气最盛的季节，气候炎热而生机旺盛，人体阳气易于向外发泄，应"夜卧早起，无厌于日"，保持心情愉快，勿发怒，使气机宣畅。在衣着方面，应选用麻纱、丝绸等易散热、透汗、舒适、凉爽的面料，勤换勤洗。汗出后及时沐浴更衣，以免受凉。居室宜阴凉、通风，但避免直接吹风，空调温度不宜过低，保持空气新鲜。饮食应多食清心泻火，清热解暑，健脾益气之品，如苦瓜、菊花茶、绿豆汤、赤豆汤、酸梅汤等，切忌因贪凉而暴食冷饮、冰水、生冷瓜果等，以免寒凉太过伤及脾胃。忌食肥腻、辛辣、燥热等品，以免助阳化火，酿生湿热，影响脾胃的消化功能。

3. 秋季

"秋三月，此谓容平，天气以急，地气以明"，秋季为"阳消阴长"的过渡阶段，热与凉交替，自然界阳气渐收，阴气渐长，气候冷热多变，稍不留意便易感受外邪，旧病也易复发。此时应注意保养内守人体阳气，不仅有利于减缓秋季肃杀之气对人体的影响，而且有助于保持肺的清肃功能，使身体更加强健。秋天应"早卧早起，与鸡俱兴"。在衣着方面，应遵循"春捂秋冻"的原则，有意识地让人体逐渐适应向寒冷季节转换的环境变化。饮食应"少辛增酸"，可多吃新鲜蔬菜瓜果，如梨、苹果、甘蔗、荸荠等，以润肺生津。秋季易生忧悲之情，故在情志方面，应培养乐观情绪，保持内心平静，收气敛神，为阳气储藏做准备。同时，人们应有意识地进行防寒锻炼，逐渐增强体质，以顺应秋天阴精内蓄、阳气内守的需要。

4. 冬季

"冬三月，此谓闭藏，水冰地坼，无扰乎阳"，冬季气候寒冷，阴气盛极，阳气潜伏，人体新陈代谢水平相应较低，为养精蓄锐，安度隆冬，宜"早卧晚起，必待日光"。在衣着方面，要随气候变化及时增减衣服。饮食上，可在医生指导下适当进补，如鳖、龟、羊肉、狗肉、木耳等，以固肾气。日常生活中应心平气和，情绪安静、愉快，避免情志过激，影响阳气潜藏。

（二）劳逸适度

劳逸适度是指在病情允许情况下，保持适度的休息和活动，做到动静结合，形劳而不倦。过度疲倦会损害人体，过度安逸亦可致病。只有动静结合，劳逸适度，才能活动筋骨，通畅气

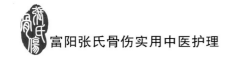

血，增健体魄，增强毅力，保持生命活力和旺盛。

1. 避免久视

久视伤血，"目受血而能视"，若用目过度，会耗伤气血。若需长时间用目，则必须每隔30～60分钟适当休息10～15分钟，可以做做眼保健操，或者去户外走动，呼吸新鲜空气，眺望远景或闭目养神。

2. 避免久立

《养生论》说："久立伤骨，损于肾"。久站不动，身体的重量全部压在脊椎和下肢骨上，下肢骨骼、肌肉的负担增加，对腿部血液循环不利，血液回流不畅，从而出现气滞血瘀，引起疾病。如下肢静脉曲张、痔疮、两足浮肿等。尤其是有"三高"的老年人，久站可能会导致脑供血不足，诱发中风，建议老年人一次站立时间不要超过20分钟。若长期从事久站工作，可在站立时行甩腿动作、扭膝运动或在睡前按摩双腿及温水泡脚等。

3. 避免久行

《养生论》指出："久行伤筋，劳于肝"。人的行动是以气血为基础，还须调动肌肉、筋骨等功能作用才能完成。长时间行走奔跑，不仅耗伤气血，还会使肌肉、筋脉处于疲劳状态。对于体弱者和老年人来说，每天步行三四千步比较合适，速度不宜过快。如果累了，要及时停下休息，避免积劳成疾。

4. 避免神劳

神劳即用脑过度，精神过度疲劳。中医学认为，心主血而藏神，脾在志为思，故思虑劳神过度，最易耗伤心血，损伤脾运。应注意与体力劳动相结合，建议用脑时间不宜过长，每天都应有进行一定时间的体力活动，如早操、体育锻炼、庭院劳动等，以解除精神疲劳。

5. 避免久卧

久卧可使人的气血运行迟缓，阳气不伸而伤气，导致气血阻滞，并影响脏腑功能。过长的卧床时间还有导致肌肉萎缩、便秘的风险。年纪大的人血液循环不佳，久卧易导致皮肤发红和溃烂。如果是因为疾病长期卧床，还需注意预防褥疮。

6. 避免久坐

久坐伤肉，脾主肉，久坐可引起脾胃积滞而使脏腑气机不畅，消化不良，气短乏力。久坐还会让骨骼活动的力度和频率大大减退，使骨质疏松的进程加快。此外，久坐者还易得颈椎病、肩周炎和冠心病等。因此，脑力劳动者和老年人要避免久坐，可每天做数次转胯运动、旋腰转脊及腰部按摩等。并适当控制体重，增加户外活动和日光照射，防止骨质疏松。若有任何部位的感染应及时就医。

（三）睡眠有节

睡眠是人体的一种生理需求，也是调整阴阳平衡的重要手段，对人体的健康至关重要。在睡眠状态下，身体各组织器官大多在修整状态，气血主要灌注于五脏，使其得到修复和补充。有言道："服药千朝，不如独眠一宿。"一般成人每日睡眠时间不能少于8小时，最好选择每晚

10点至10点30分之前准备入睡。夜间12点至凌晨3点是人类沉睡的时间，这一阶段睡眠质量最高。而中午11点至13点是人体交感神经最疲劳的时间，是经脉运行到心的时间，因此适当午睡能使心血管系统舒缓，使身体得以平衡过渡。睡眠不足，易耗伤正气；睡眠过长，会导致精神倦怠，气血郁滞。中医认为"神静则寐""神动则寤"，而心主神明，把睡眠经验总结为"睡眠十忌"：一忌仰卧俯眠；二忌恼怒激动；三忌忧虑多思；四忌睡前进食；五忌睡卧言语；六忌亮灯眠；七忌当风卧；八忌张口眠；九忌蒙头睡；十忌近火眠。

（四）调摄环境，慎起居

患病之人正气虚弱，易感六淫和疫疠之气等外邪。在生活起居护理中应遵循"虚邪贼风，避之有时"的原则，指导患者根据四时气候的变化，做到春防风、夏防暑、秋防燥、冬防寒。护理上，应为患者创造良好的治疗和护理环境，促进患者康复。

1.病室安排适宜

舒适的病室环境有助于患者的治疗和康复，在护理中应根据患者的病证性质安置合适的病室环境。如寒证、阳虚证者，多畏寒怕风，条件允许下可将患者安置在向阳温暖的房间，使其感到温暖舒适；热证、阴虚证者，多恶热喜凉，可集中在背阳凉爽的房间，使患者感到心静凉爽。病室要保持安静，避免噪声，特别是心气虚的患者更应注意，以免过大的声响使其心悸不已。

2.病室温湿度适宜

病室应保持适宜的温度，一般以18～22℃为宜，适宜的室温，患者可以感到轻松、舒适、安宁。室温过高，患者会感到燥热难耐，易感暑邪；室温过低，则会感到寒冷，易感寒邪。根据年龄、患者平素生活习惯及不同的病证调节病室温度，如老年患者、新生儿、阳虚证患者、寒证患者室温应偏高些，以20～26℃为宜；阴虚证、热证患者室温可略低些，以16～20℃为宜。

病室湿度一般以50%～60%为宜，湿度过高，使汗液蒸发受阻，患者易感胸中满闷、困倦、乏力；湿度过低，则患者易感口干唇燥，咽喉干痛。阳虚、湿盛患者，湿度宜偏低；阴虚证、燥证患者，湿度可略高些。

3.病室通风整洁

病室要保持环境安静，空气清新，床位干净、舒适、整洁，并定期清洁消毒和通风换气。保持地面、床、椅等用品的整洁，室内空气新鲜，使患者神清气爽、气血通畅，从而加快疾病的康复，但忌强风、对流风，以防感冒。

4.病室光线适度

病室光线应充足、柔和，避免日光直射面部。热证、阳亢患者或患者休息时，光线宜暗；痉病、癫狂病者，避免强光刺激；寒证、风寒湿痹患者，光线要充足。

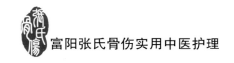

三、饮食护理

饮食是维持人体生命活动的重要因素，也是人体五脏六腑、四肢百骸得以濡养的源泉。饮食护理是指日常生活和治疗护理疾病过程中，根据辨证施护的原则，对患者进行膳食和营养方面的护理和指导。对于患病之人，饮食的调护更是治疗疾病必不可少的措施。

（一）饮食调护的作用

"民以食为天"，饮食是维持人体生命活动的物质基础，能增强体质，抵御外邪，防止疾病的发生，为人体气血生化之源。中医学认为，食物与药物性味相同，也具有治疗疾病的作用，所以古代有"药食同源"之说。因此，对未病之人进行饮食调护可以补益身体、预防疾病；对患者进行饮食调护能调治疾病，缩短病程。尤其是慢性疾病和重病恢复期患者，只要饮食护理适宜，不必服药，其病便能自愈。

（二）饮食调护的原则

1.饮食有节，适时适量

饮食要有节制，不可过饥过饱，更不能暴饮暴食。过饥则气血来源不足，营养精微得不到及时补充，久之则气血虚衰，影响健康；过饱则易伤脾胃之气，影响消化和吸收。进食要有规律，三餐应定时、定量，遵循"早吃好，午吃饱，晚吃少"的原则，切忌饥饱不调，暴饮暴食，以免扰乱胃肠消化的正常规律，使脾胃功能失调，消化能力减弱，影响营养的吸收和输送。

2.合理膳食，不可偏嗜

食物有四气五味，各有归经，若饮食偏嗜则可导致人体脏腑阴阳失调而发生多种疾病。如过食肥甘厚腻可助湿生痰湿、化热，或生疮疡等病症；过食生冷会损伤脾胃之阳气，致寒湿内生，发生腹痛、泄泻等脾胃寒证；偏食辛辣致脾胃积热，上则口腔破溃、牙龈出血，下则致大便干燥，或酿成痔疮下血之症等；经常食用过热的食物，易烫伤消化道，发生糜烂溃疡，日积月累易致癌变。因此，患者的饮食应清淡，多样化，粗细相宜，寒热相适，素荤搭配，比例适当，营养全面，忌肥甘厚味，嗜食偏好。

3.重视脾胃，干净卫生

脾胃为后天之本，气血生化之源，是人体消化饮食及生化气血的重要器官，脾胃功能的健全与否直接影响饮食的消化、吸收、输布。在饮食护理中，要重视脾胃功能的调理，避免加重脾胃负担，导致病邪滞留，加重病势。

饮食护理过程中还要注意食物应新鲜、干净卫生，防止病从口入。饮食不洁或进食有毒食物，可引起胃肠疾病和食物中毒，导致腹痛、吐泻，甚至严重中毒，危及生命。

4.辨证施膳，相因相宜

疾病有寒、热、虚、实之分，食物有四性五味之别。在饮食调护中应根据病证、病因、病位、病性及患者的年龄、体质、气候及地域等诸因素，结合食物的性味归经选择食物，遵循"寒者热之，热者寒之，虚则补之，实则泻之"的调护原则，注意不同疾病的饮食宜忌，做到因证、因时、因地和因人施食。春季宜选用辛凉疏散的食物，以防疫毒入侵；夏令宜用清凉饮料或清暑食品，以清热解暑；秋冬宜用平补或温补的食品等，以散寒扶正；体胖者多痰湿，饮食宜清淡，多食蔬菜、瓜果，忌食肥甘厚腻、助湿生痰之品；老年人脾胃功能虚弱，运化无力，宜食清淡、温热熟软之品，忌食生冷、黏硬、不易消化之品。

（三）食物性能和作用

食物具有四性五味、性味归经和升降浮沉的作用趋向，只是其性能不如中药强烈。在饮食调护方面，应根据患者的体质、病证的性质，选择不同性味的食物进行配膳，做到寒热相宜，五味调和，以促进疾病的康复。

1.食物的四性

食物的四性是指食物具有的寒、热、温、凉四种属性，也称"四气"。食物的属性一般可以通过其功效来反映，如具有清热作用的食物其性寒凉，具有散寒作用的食物其性温热；反之，具有寒凉特性的食物多有清热、润燥、生津等作用，具有温热特性的食物多有温里、散寒、助阳等作用。平性的食物一般作用缓和，无明显偏性作用。

（1）平性食物。性味平和，既无寒凉之偏性，又无温热之偏性，为日常生活的基本饮食，可以根据患者的具体情况灵活选用。常见平性食物有山药、香菇、牛奶、猪肉、粳米、玉米、红薯、胡萝卜、鸽肉、鲫鱼、鲤鱼、蚕豆、赤小豆和黑木耳等。

（2）寒性食物。性味苦寒、甘寒，具有清热、泻火、解毒的功效，适用于热性体质和热性病证，脾胃虚弱者应慎用。常见寒性食物有鸭、鸡蛋、小米、蛤蜊、蟹、藕、香蕉、绿豆、茄子、葫芦、莴笋、荸荠、芦荟等。寒性食物易损伤阳气，故阳气不足、脾胃虚弱者应慎用。

（3）热性食物。性味甘温、辛热，具有温中祛寒、益火通阳的功效，适用于寒性体质或寒性病证，热病、阴虚火旺者应忌用。常见热性食物有辣椒、桂皮、胡椒、高良姜、白酒等。

（4）温性食物。性味甘温，具有温中散寒、通阳补气的功效，适用于阳气虚弱的虚寒证或实寒证较轻者。常见温性食物有大蒜、大葱、花椒、鸡肉、鹿肉、荔枝、羊肉、牛肉、生姜、桂圆肉、橘子、桃、杏、樱桃、鲢鱼、蚕蛹、扁豆、南瓜、糯米、咖啡等。这类食物比热性食物平和，但仍有一定的助火、伤津、耗液的功效，热证、阴虚火旺者应慎用或忌用。

（5）凉性食物。性味甘凉，具有清热、养阴的功效，适用于热性体质及热性病证的初期，如疮疡、痢疾等，但阳虚、脾气虚损者应慎用。常见凉性食物有芹菜、丝瓜、黄瓜、萝卜、鸭蛋、枇杷、草莓、苹果、小麦、西瓜、苦瓜、豆腐、菠菜、梨和绿茶等。

2.食物的五味

食物具有辛、甘（淡）、酸、苦、咸五种味道。主要来自味觉器官对饮食的感受。不同味的食物作用亦不同，相同味的药物或食物，其作用相近或有共同之处。

（1）辛味。辛味具有能散、能行的特点，即行气、行血、散风寒、散风热的作用，如萝卜行气，黑木耳行血，生姜散风寒，淡豆豉散风热等。

（2）甘味。甘味具有能补、能缓的特点，即补虚和中、缓急止痛的作用，如山药补气，红枣补血，羊肉补阳，甘蔗补阴。

（3）酸味。酸味具有能收、能涩的特点，即开胃、生津、收敛固涩的作用，如乌梅涩肠止泻。

（4）苦味。苦味具有能泄、能燥的特点，即泻下、清热、通泄和燥湿的作用，如苦瓜清热。

（5）咸味。咸味具有能下、能软的特点，即软坚散结，亦能泻下的作用，如海带软坚。

（6）淡味。淡味具有渗利水湿的作用，如薏苡仁利水渗湿。

3.食物的作用

（1）滋养人体。食物进入人体后，经过脾胃的消化、运化，输布全身，成为水谷精微而滋养人体。这种后天的水谷精微和先天的真气结合，形成人体的正气，维护正常的生命活动和抗御外邪。此外，食物还形成维持机体生命的基本物质"精"，是脏腑功能活动和思维意识活动的基础。

（2）预防疾病。广义地说，所有关于饮食的保健措施都以预防疾病、延年益寿为目的。合理安排饮食可使脏腑气血充实，通过食物的全面配合，或有针对性地增加某些食物可防治某些疾病。如通过食用动物肝脏预防夜盲症，食用海带预防甲状腺肿大等。

（3）延缓衰老。饮食调理达到延缓衰老多从补益肺、脾、肾入手。肺、脾、肾三脏的实质性亏损以及其功能的衰退，是导致若干老年性疾患的重要原因。在日常生活中，通过饮食调护，及时消除病因，使机体功能协调，从而达到延年益寿、延缓衰老的功效。

（4）治疗疾病。古有"药食同源"一说，食物和药物一样，也有治疗疾病的作用。如米面、果蔬等有改善人体功能，补益脏腑气血的作用；牛羊肉、百合、甲鱼等有调整阴阳的作用；大蒜、山楂、薏苡仁等有泻实祛邪的作用。

（四）饮食宜忌

饮食宜忌习称忌口、食忌，指在某些情况下，食用某些食物会导致人体产生不适，甚至引起病变。临床上不少疾病难愈或愈而复发，往往与不注意饮食宜忌有关。因此，饮食调护中强调饮食宜忌是十分必要的。

1.疾病饮食宜忌

疾病饮食宜忌是在患有某些疾病期间，患者不能食用某些食物，否则会影响疾病的康复。

（1）疾病与饮食宜忌的关系。疾病的饮食宜忌是根据疾病的寒热虚实、阴阳偏盛，结合食物的四气五味、升降浮沉及归经等特性来确定的。《金匮要略》说："所食之味，有与病相宜，有与身为害，若得宜则益体，害则成疾。"因此，食物的性味、功效等应与疾病的属性相适应，否则会影响治疗结果。

（2）常见疾病的饮食宜忌。

①阳虚病证。阳虚证多元阳不足，宜食用性味甘温的温补之品，忌食性寒生冷饮食，以免进一步损伤阳气。阳虚证往往消化功能欠佳，进食应循序渐进，忌暴饮暴食。常用补阳食物有羊肉、狗肉、黄鳝、虾仁、核桃、韭菜、鹿肉等。常用温补食物有洋葱、大蒜、生姜、鸡肉、猪肚、海参、粳米、糯米、高粱、酒、饴糖、刀豆、扁豆、香菜、大枣、栗子和龙眼等。

②阴虚病证。阴虚证多真阴不足，宜滋阴与清热兼顾，选用填精、养血、滋阴的食物，兼顾理气健脾。忌食温热、辛辣刺激性的食品，以防燥热损伤阴液。常用补阴食物有猪肉、鸭肉、鸭蛋、龟甲胶、鳖甲胶、泥鳅、小麦、番茄、桑椹、苹果、葡萄、梨、荸荠、甘蔗、桃、银耳、木耳、芝麻、百合、玉竹、枸杞子、酸枣仁和豆浆等。

③气虚病证。气虚证多与肺、脾、心、肾虚损有关，食疗应以分别补其脏虚为原则，因"气之根在肾"，补气时可酌情加枸杞子、桑椹和蜂蜜等益肾填精之品。补气类食品容易导致气机壅滞，影响食欲，可配伍少许陈皮、砂仁等行气之品。常用补气食物有猪肚、鹅肉、鸡肉、鹌鹑、牛肉、兔肉、鲈鱼、青鱼、泥鳅、扁豆、山药、无花果、大枣、粳米、马铃薯、栗子和冰糖等。

④血虚病证。脾胃是血液生化之源，补血必须先健脾胃，脾胃强健则生化之源不绝。避免吃有辛辣油煎，耗气伤血的食物。依据"气能行血"，常在补血药中配以益气的食物。常用的健脾补气食物有山药、大枣等。常用补血食物有乌骨鸡、鸭血、动物肝脏、猪心、猪蹄、鲍鱼、驴肉、阿胶、菠菜、淡菜、荔枝、龙眼肉、花生和红糖等。

⑤脾胃系病证。日常饮食应以清淡、细软、易消化、富有营养的食物为主，忌生冷、煎炸、硬固类、刺激性及易胀气食物。脾胃寒凉宜食温性食品；胃热者忌辛辣；胃酸缺乏，可于饭后食少许山楂片；胃酸过多，应避免食用刺激胃液分泌的食物，如浓茶、咖啡、巧克力和辣椒等，并少食多餐；合并消化道出血者应进食无渣流质，如牛奶、米汤；呕吐剧者应暂禁食，好转后再进流质或半流质饮食，逐渐恢复软食、普食，切忌饱食。

⑥肝胆系病证。饮食上要优先摄入优质蛋白，供给足量、易消化的糖类，同时应多食一些新鲜蔬菜和水果，补充充足水分，促进代谢产物的排出。平时要避免饮酒。肝硬化腹水者应给予低盐或无盐饮食，肝性脑病患者应控制动物蛋白的摄入量。

⑦肺系病证。饮食宜清淡，多食水果，同时搭配新鲜的蔬菜，补充维生素和微量元素，以白色食物为宜，如雪梨、藕、白菜等。忌食辛辣、刺激性食物，戒烟、戒酒。咳嗽黄痰可选梨、枇杷等清热化痰之品；痰白清稀者避免食用生冷瓜果；痰中带血宜进食藕汁、藕片等清热止血；久病肺阴虚者可选食银耳、百合、甲鱼等滋阴补肺之品；哮喘患者常与过敏有关，应禁食发物类。

⑧心系病证。饮食宜清淡、低盐、多食富含维生素 B、维生素 C 蔬菜、水果、全谷类、低脂肪乳制品、瘦肉、鱼类及豆制品类食物。饮食忌高盐、高脂、高糖、高胆固醇、高咖啡因和酒精等，如动物内脏、猪油等。食盐应控制在每日6克之内。烹饪用油应以植物油为主，如玉米油、菜籽油。

⑨肾系病证。饮食宜清淡，富于营养，可多食动物性补养类食物。水肿者应低盐或无盐饮食，可食用冬瓜、赤小豆以利尿消肿；肾虚者可选用牛、羊、狗肉及蛋类。

⑩外感病证。宜清淡饮食，如面条、米粥、新鲜蔬菜、水果等。不能吃太过油腻、酸涩的食物，如肥肉、鱼虾、食醋等，以防外邪内陷入里，变生他证。

⑪疮疡皮肤病证。宜清淡饮食，多食蔬菜水果，忌鱼、虾、蟹、猪头肉等荤腥发物。

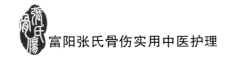

2.服药饮食宜忌

服药饮食宜忌，简称服食禁忌，是指服药期间对某些食物的禁忌，以免降低疗效或加剧病情或变生他证。一般来说，服药期间，应忌食生冷、黏腻、烟酒、腥臭及刺激性食物。某些药物有特殊忌口，如甘草、黄连、桔梗、乌梅忌猪肉，薄荷忌鳖肉，茯苓忌醋，鳖鱼忌苋菜，天冬忌鲤鱼，白术忌大蒜、桃、李，发汗药忌食醋和生冷食物，人参忌萝卜、大蒜、茶叶，土茯苓忌茶，半夏忌羊肉、羊血、饴糖，厚朴忌豆类，丹皮忌蒜、芫荽等。

服用某些西药时，饮食上也应注意禁忌。如口服铁剂时忌饮茶；服用维生素C时，忌食牛奶、咖啡等；服用红霉素时忌食酸性食物；使用氨基比林时忌食富含亚硝酸的食物。

3.四时饮食宜忌

针对四时的变化，饮食宜忌也各不相同，应依据四时气候的特点，选择适宜的饮食。

（1）春季。春季阳气初升，天气由寒转暖，万物萌发生机，人体阳气得以生发，肝脏得以疏泄，气血趋向于体表。饮食宜增甘少酸，以辛温、升散为主，不宜过食生冷、辛辣、酸性黏滞及过于热性食品，以免助热动火，触发肝阳上亢。

（2）夏季。夏季酷暑炎热，腠理开泄，暑湿夹杂，脾胃易于受困，饮食宜清热解暑，益气生津，如绿豆、冬瓜、西瓜、金银花、菊花、赤小豆、苦瓜、紫菜、番茄、葡萄、苹果、菠萝和鸭肉等。不宜过食生冷、冰镇的饮料及食物，以免损伤脾阳。

（3）秋季。秋季万物收敛，燥邪当令，最易伤肺，初秋饮食宜清淡平和、滋润清鲜，不宜过于辛辣香燥。而深秋寒意渐加，饮食宜逐渐转向味浓肥鲜，增加滋补的分量，宜选猪肺、甲鱼、鲤鱼、银耳、莲子、扁豆、杏仁、花生、蜂蜜和乳品等柔润之品；不宜过食煎、炸、熏、烤等食物。

（4）冬季。冬季气候寒冷，阴寒偏盛，人体阳气收敛潜藏，阴精内藏，饮食宜温补助阳，补肾益精。饮食宜选狗肉、羊肉、牛肉、鸡肉、海参、鹿茸、龟肉、虾仁、枸杞子、核桃和板栗等。

4.因地、因人饮食宜忌

（1）因地饮食宜忌。不同地区由于地理环境、气候条件及生活和饮食习惯的不同，在一定程度上也影响着人体的生理活动和脏腑功能。因此在饮食调护时，应根据不同的地域分别配制膳食。

（2）因人饮食宜忌。饮食调护应根据不同的体质、年龄、性别和生理等方面的差异，给予不同的调护。体胖者多痰湿，饮食宜清淡，忌食助湿生痰之品；体瘦者多阴虚内热，津亏血少，饮食宜多食滋阴、养血、生津之品，忌燥热、辛辣之品；儿童稚阴稚阳，脏腑娇嫩，应以调养脾胃为主，食物宜多样化，粗细荤素搭配合理，不可偏嗜，忌食过于温燥、峻补、滋腻之品；老年人生机减退，气血渐虚，阴阳渐衰，多患虚证，饮食宜选易消化、富有营养的食物，宜平补久服，顾护胃气；妇女有经、孕、产、乳之生理现象，屡伤于血，血常不足而气常有余。平日应多食补血行气膳食，月经期少吃寒凉性食物，妊娠期宜进食甘平、甘凉补益之品，哺乳期宜多用鸡、鸭、鱼、猪肉、牛肉等炖汤，既补充营养，又促进乳汁分泌。

四、情志护理

情志是指人的心理活动，是人接触和认识客观事物时，人体本能的综合反应。中医学很早就重视人的心理活动，其在《素问·阴阳应象大论》中被归纳为五志，后又衍化为七情，即喜、怒、忧、思、悲、恐、惊。七情在正常情况下不会致病，但如果情志过极超出常度，就会引起脏腑气血功能紊乱，导致疾病的发生。情志护理是指在护理工作中，以中医基础理论为指导。因此，在护理工作中，要注意观察了解患者的情志变化，掌握其心理状态，做好情志护理。

（一）情志与健康的关系

在正常情况下，喜、怒、忧、思、悲、恐、惊七情是人体精神活动的外在表现。若外界各种精神刺激程度过重或持续时间过长，造成情志的过度兴奋或抑制，则会导致机体阴阳失衡，气血失调，经络阻塞，脏腑功能紊乱而致病或加重病情。因此，在护理工作中，要指导患者保持积极乐观的心态，不要忧思，以防身体生病。

1.七情平稳，气血调和

七情乃人之常情，七情正常，则脏腑气机条达，气血调畅，脏腑功能活动加强，有利于维护人体健康，增强抗病能力。

2.情志异常，伤及脏腑

七情太过可直接影响内脏的生理功能，不同的情志刺激可伤及不同的脏腑。疾病的全过程，即是人体脏腑阴阳气血失调的过程，由于情志过激能够损伤脏腑的神和气。神伤，则脏腑阴阳气血无主；气伤，则脏腑阴阳气血随之失调。

（1）怒则气上。过度愤怒使肝气上冲，血随气逆，并走于上。临床可见头痛头晕，面红目赤，或呕血，甚则昏厥猝倒。

（2）喜则气缓：过度喜乐，使心气涣散，神气不能收持，出现精神不能集中，甚则喜笑不休，出现失神狂乱等症状。

（3）悲（忧）则气消：过度悲忧，可耗伤肺气。临床常见精神萎靡，意志消沉，胸闷乏力，少气懒言等症。

（4）恐则气下：过度恐惧，可使肾气不固，气泄于下。临床可见下肢酸软无力，大小便失禁、滑精等症。

（5）惊则气乱：突然受惊，导致心气紊乱，气血失和，心神失常。临床可见心悸、失眠多梦，小儿夜啼，甚则精神失常等症。

（6）思则气结：思虑过度，导致脾气郁结，运化失常。临床可出现纳呆，脘腹胀满，便溏泄泻等症。

（二）情志护理的原则

情志护理是基于中医基础理论的指导，以良好的护患关系为桥梁，观察了解患者情志动态，并应用科学的护理方法，改善和消除患者的不良情绪状态，从而达到预防和治疗疾病的目的。情志护理应根据患者个体情况，采取积极的护理措施，旨在促进患者身心康复，才能预防

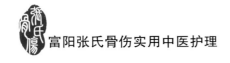

和治疗疾病。

1.诚挚体贴，全面照护

患者的情志状态和行为不同于正常人，常常会产生寂寞、苦闷、忧愁、悲哀等不良情绪，甚至环境、生活的各个方面，都会对情志有影响。故护理人员应具有同理心，设身处地地为患者着想，给予温暖与关怀，了解患者的日常生活情况、对自己疾病的看法、存在的思想问题、家庭角色关系、人际交往等情况，调动其主观能动性，帮助树立战胜疾病的信心，协助患者适应新的社会角色。同时，还应注意病室内环境的美化、睡眠的调节、饮食的调理、社会支持系统的保障等，以解除患者不必要的思想负担，保持良好的精神状态，使脏腑、气血功能旺盛，促使疾病痊愈。

2.因人施护，有的放矢

《灵枢·寿夭刚柔》中指出："人之生也，有刚有柔，有强有弱，有短有长，有阴有阳。"患者的心理状态因遗传环境、教育背景的不同而异。此外，年龄、性格、家庭、职业、经济条件、知识阅历、生活阅历、所患疾病及病程长短的不同，也会导致心理状态的差异。因此，在情志护理过程中，应因人施护，解决患者最需处理的情绪问题，有的放矢。

3.积极乐观，怡情养性

孙思邈在《备急千金要方·养性》中指出："夫养性者，欲所习以成性，性自为善……性既自善，内外百病皆悉不生，祸乱灾害，亦无由作，此养性之大经也。"修身养性，保持良好的情绪、积极乐观的意志、豁达大度的处世方法，能使机体神安气顺、心清形静、脏腑功能平衡协调、气血调和，从而有益于健康。

4.避免刺激，稳定情绪

人患病后，机体适应能力减弱，对刺激反应增大。因此，保持安静、稳定的环境能使患者心情愉快，身体舒适，睡眠充足，促进食欲增加，有利于恢复健康。护理人员在说话、行动与工作时应特别注意四轻，对于前来探视的亲朋好友，应根据患者的具体病情，提醒探视者保持稳定情绪，言语平和，避免给患者带来各种不良刺激。

（三）情志护理的方法

1.说理开导法

说理开导法就是指运用正确、恰当的语言，对患者进行劝说开导，动之以情，晓之以理，喻之以例，明之以法，及时地解除患者对病情的各种疑惑，树立战胜疾病的信心，以积极的态度和行为配合治疗和护理。

2.释疑解惑法

释疑解惑法是指根据患者存在的心理疑虑，通过一定的方法，解除患者对事物的误解、疑惑，去掉思想包袱，从而增强其战胜疾病的信心，促进疾病康复。俗话说"病者多疑"，特别是性格抑郁、沉默寡言的患者更加突出。护理人员应仔细观察患者的情绪变化，及时了解患者对病情的各种疑惑，耐心向他们介绍病情相关医学知识，使患者从迷惑中解脱出来。

3.移情易性法

移情易性法，又称转移法，指通过一定的方法、措施转移或改变患者的情绪和注意力，以摆脱不良情绪。常用移情的方法有运动、音乐欣赏、书法绘画、读书赋诗、种花养鸟、弈棋垂钓及外出旅游等，护士可根据患者具体情况选择运用。

4.发泄解郁法

发泄解郁法是指对于确有悲郁之情的患者，应引导其向家属或医护人员，通过发泄、哭诉等方式，让患者把忧郁于胸中的不良情绪宣泄出来，从而尽快恢复正常情志活动的方法。但哭泣不宜过久、过重，以免伤身。常用的发泄解郁法有挥泪痛哭法、倾诉苦衷法、"模拟"发泄法等。

5.以情胜情法

以情胜情法，又称情志制约法，是指有意识地采用一种情志抑制另一种情志，达到淡化，甚至消除不良情志，以保持良好的精神状态的一种情志护理方法。中医名家张从正指出："悲可以治怒，以怆恻苦楚之言感之；喜可以治悲，以谑浪亵狎之言娱之；恐可以治喜，以迫遽死亡之言怖之；怒可以治思，以污辱欺罔之言触之；思可以治恐，以虑彼志此之言夺之。"常用以情胜情的方法有激怒疗法、喜乐疗法、悲哀疗法、思虑疗法、惊恐疗法等。在运用"以情胜情"方法时，要具体情况具体分析，掌握患者对情感刺激的敏感程度，选择适当的方法，达到情志护理目的。

6.顺情从欲法

顺情从欲法是指顺从患者的意志、情绪，满足患者身心需要的一种心理疗法，适用于当某种个人欲望未能得到满足，遂致内怀深忧而生的情志病变。对于患者心理上的欲望，在护理中应注意分析对待，对患者合理的欲望，若客观条件允许，应尽力满足。但是对那些不切实际的想法、欲望，不能一味地迁就和纵容，而应当善意地、诚恳地采用说服教育等方法处理。

7.暗示法

暗示法是指医护人员运用语言、情绪、手势、表情或其他方式给患者以暗示，从而使患者解除心理上的压力和负担，消除疾病症状或增强某种治疗和护理方法效果的一种情志护理办法。暗示作用不仅影响人的心理与行为，且能影响人体的生理功能。如《三国演义》里"望梅止渴"的故事，即是暗示疗法的典型例证。暗示治疗时要特别注意以下几点：一是患者的受暗示性是各不相同的，应区别对待；二是施治前要取得患者充分的信任与合作；三是每一次施治过程应尽量取得成功，如不成功，则会动摇患者的信心，影响患者对施治者的信任。

8.药食法

选择适当的方药或食物，可调整五脏虚实，养心安神，疏肝理气，聪明益智，以达到调节情志活动的目的。如泻青丸有清泻肝火之功效，可缓解郁怒而致的肝火郁结；逍遥散有疏肝解郁、调畅情志之功效等。

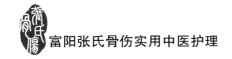

五、用药护理

中药治疗是中医治疗疾病最常用的一种方法。中医用药护理是护理工作的一项重要内容。护理工作人员应正确地掌握各种药物的给药途径、方法，使其更好地发挥药物疗效，提高治疗效果。

（一）中医用药"八法"与护理

中医用药"八法"是清代程钟龄根据历代医家经验将治法归类总结而来，是在中医辨证论治指导下的八种基本治疗大法的总称，包括汗法、吐法、下法、和法、温法、清法、消法、补法。这八种方法临床上既可以单独使用，又可配合使用。在运用"八法"治疗时，需护理得当，才能使患者病情得以恢复。

1. 汗法及护理

汗法也称解表法，是运用具有解表发汗作用的药物，通过开泄腠理、调畅营卫、宣发肺气等，使在表的外感六淫之邪随汗出而解的一种治法。汗法适用于一切外感疾病初期，病邪在表等证，以及疮疡初起、麻疹疹出未透、外感风寒兼有湿邪或风湿痹证、实证水肿兼表证等。年高体弱、久病体虚、失血伤津等患者禁用或慎用汗法。护理要点：

（1）病情观察：观察有无出汗、汗出部位、汗出多少等。要求达到汗出热退、脉静身凉，以周身微汗为度，不可过汗或久用。以防汗出过多，而耗伤津液。

（2）生活起居：应注意避风保暖，尤忌汗出当风，以防重感风寒而加重病情。

（3）饮食护理：宜清淡易消化食物，忌黏滑、酸性和生冷食物。

（4）用药护理：药物宜武火快煎，热服。服药后可服热粥、热饮以助药力，促进发汗。汗出过多时，应及时用干毛巾或热毛巾擦干，注意避风寒。服用解表发汗药时，应禁用或慎用解热镇痛的西药，如阿司匹林等，以防汗出过多而伤阴。服用含麻黄的药方后，注意患者血压与心率。

（5）注意事项：汗法用于表证时，忌用冷敷、乙醇擦浴等物理降温法。以免因冷而致汗孔闭塞，汗不易出，"闭门留寇"，使邪无出路而入里化热成变证。

2. 吐法及护理

吐法，亦称催吐法或涌吐法，是运用具有涌吐作用的药物，通过涌吐，排除停留在咽喉、胸膈、胃脘等部位的痰涎、宿食或毒物等有形实邪，从口中吐出，以达治疗之目的的一种方法。吐法适用于病位居上、病势急暴、内蓄实邪等证，如中风痰壅，宿食壅阻胃脘，毒物尚在胃中等。此外，痰涎壅盛的癫狂等，也可用吐法。吐法包括峻吐法、缓吐法和外探法三种。幼儿、年老体弱、心脏病、高血压、孕妇应慎用或忌用。护理要点：

（1）病情观察：涌吐时，要观察呕吐物的内容、性质、颜色、量，并做好记录。严重呕吐者，应观察患者脉象、血压的变化，必要时与医生联系，遵医嘱给予静脉输液，调节水、电解质、酸碱平衡。

（2）生活起居：保持床单干净整洁，保持病室空气流通、无异味，嘱患者不可坐卧当风，防止吐后体虚，复感外邪。

（3）饮食护理：呕吐后不要立即进食，稍后可予清淡、易消化食物调理胃气。

（4）用药护理：服药应小量增加，中病即止。可采取二次分服法，以防涌吐太过或中毒。呕吐时，卧床患者应将其头偏向一侧，或协助患者坐起，轻拍背部促胃内容物吐出，避免呕吐物误入呼吸道。吐后给予温开水漱口，及时清理呕吐物。服药后不吐者，可用压舌板、小勺、手指等刺激咽喉部，劝其呕吐。呕吐不止者，根据催吐药的种类可分别用下列方法处理：服巴豆吐泻不止者，可用冷稀粥解之；服黎芦呕吐不止者，可用葱白汤解之；若是误服其他有毒物而呕吐不止者，可用甘草、贯众、绿豆煎汤解之。

3. 下法及护理

下法，亦称泻下法，是运用具有泻下作用的药物，通过荡涤肠胃，通利大便，使停留在肠胃的宿食、燥尿、冷积、瘀血、结痰、停水等从下窍而出的一种治法。下法有寒下、温下、润下、逐下、攻补兼施的区别。运用时必须辨证准确，用药精当。妇女经期、孕期及脾胃虚弱者等禁用或慎用此法。护理要点：

（1）病情观察：观察排泄物性质、量、次数，腹痛减轻情况及生命体征变化等。若因泻下太过出现虚脱，应及时报告医生，配合抢救。温下药物服药后腹痛减轻肢体转温，为病情好转之势。

（2）生活起居：根据寒热辨证对患者病室温湿度进行调整。对习惯性便秘患者，应养成定时排便习惯，也可腹部按摩。

（3）饮食护理：服寒下药物期间可暂禁食，待燥屎泻下再予养胃气之品，如米汤、糜粥等。饮食宜清淡、易消化，多吃水果和蔬菜。忌食硬固、油腻、辛辣食物及饮酒等。服用温下药物期间应注意给予温热性食物。

（4）用药护理：使用下法，饭前温服，过则易伤正气，中病即止，不可久服。根据不同方药，采用不同的煎煮方法。寒下药适用于里实热证，忌同时服用辛燥、滋补药；服药后有轻微腹痛是正常现象，待通便后腹痛会自然消失。温下药适用于因寒成结之里实证，连续轻泻，宜饭前温服。润下药适用于肠燥津亏、大便秘结之证，药宜早、晚空腹服，在服药期间应配合食疗以润肠通便，应养成定时排便习惯。逐水药适用于水饮壅盛于里之实证；此类药有毒而峻猛，易伤正气，体虚、孕妇忌用，恶寒表证者禁用。

4. 和法及护理

和法，亦称和解法，是指通过运用具有疏泄与和解作用的药物，使在半表半里的邪气得以解除，使失和的脏腑、阴阳、表里得以恢复协调的一种治法。和法主要适用于邪犯少阳、肝脾不和、寒热错杂、表里同病等证。病邪在表、未入少阳，或邪已入里的实证及虚寒证等，应忌用或慎用和法。护理要点：

（1）病情观察：服用和解少阳的药物后，应仔细观察患者体温、脉象及出汗情况；服用调和胃肠药物，应注意观察腹胀、呕吐及大便的性质和量。

（2）饮食护理：服药期间宜给清淡易消化的食物，忌食生冷瓜果、肥腻厚味、辛辣刺激之品。服用和解少阳的药物期间，应忌食萝卜，避免破坏药效。

（3）用药护理：和法的方药中常以柴胡为主药，服药期间忌同时服用碳酸钙、硫酸镁、硫酸亚铁等药物，以免发生毒副反应。服用调和肝脾药物期间，应配合情志护理，使患者心情舒畅，以利于提高治疗效果。

5.温法及护理

温法，亦称温阳法、祛寒法，是运用具有温热散寒作用的药物，通过温里祛寒以治疗里寒证的一种方法。温法适用于寒邪直中脏腑、寒饮内停、阳气衰微等证。真热假寒、素体阴虚等患者禁用或慎用。护理要点：

（1）病情观察：密切观察患者神志、面色、体温、血压、脉象及四肢回温的病情变化。服用回阳救逆药物同时，要观察患者神志、面色、体温、血压、脉象及四肢回温情况。如服药后，患者汗出，四肢转温，脉渐有力，为阳气来复，病趋好转。反之，汗出不止，厥冷加重，烦躁不安，脉细散无根等，为病情恶化，应及时与医生联系，并积极配合医生抢救。

（2）生活起居、饮食护理：均以"温"法护之，注意保暖，服药后宜进温热饮食，有微汗时避免揭衣被。忌食生冷瓜果和凉性之食品。

（3）用药护理：使用温里剂须辨证准确，中病即止，以免助火。服药中出现咽喉疼痛、舌红、咽干等，为虚火上炎，应及时停药。服用温中祛寒药治疗久病体虚者，由于药力缓，见效时间长，应嘱咐患者坚持服药。服用回阳救逆药治疗阳气衰微、阴寒内盛或昏迷的患者时，可通过鼻饲给药。对于阴寒太盛，或真寒假热证，服药入口即吐者，可少佐苦寒或咸寒之品，或热药冷服，以免病势拒药而不纳。

6.清法及护理

清法，亦称清热法，是运用具有清热、泻火、解毒、凉血等作用的药物，以清除里热之邪的一种方法。清法适用于里热证、火证、热毒证、血热证以及虚热证等里热病证。脾胃虚寒者、孕妇等禁用或慎用清法。护理要点：

（1）病情观察：治疗过程中，密切观察患者生命体征，尤其是体温变化。如服白虎汤后，体温渐降，汗止渴减，神清脉静，为病情好转。若高热不退，大汗不止，烦渴加剧，甚至出现神昏谵语，斑疹等，应立即通知医生采取救治措施。对疮疡肿毒之症，应观察肿块消长之势，若已成脓，应切开引流。热邪清除后应及时停药，以免久服损伤脾胃。

（2）生活起居：清法用于实热证，根据"热者寒之"的护法，护理上宜采用清、寒的护理措施。如室温、衣被、服药等均宜偏凉，并注意环境安静，以利患者养息。

（3）饮食护理：饮食应清淡易消化，多食蔬果及维生素食物，鼓励患者多饮水、西瓜汁、梨汁、柑橘等生津止渴之品。

（4）用药护理：清热解毒之剂，均以取汁凉服或微温服。苦寒滋阴药久服易伤胃或内伤中阳，必要时添加温胃、和胃药。

7.消法及护理

消法，亦称消导法，是运用具有消散或破消作用的药物，通过消食导滞、行气活血、化痰利水，以及驱虫的方法，使气、血、痰、食、水、虫等所结成的有形邪实得以消散的一种治法。消法分消导食积、消痞化癥、消痰祛水、消疳杀虫、消疮散痈等。适用于饮食停滞、气滞血瘀、水湿内停、痰饮不化等证。年老体弱、脾胃虚弱、孕妇等禁用或慎用消法。护理要点：

（1）病情观察：服用消食导滞剂期间，应观察患者大便的性状、次数、性质、量、色、气味及腹胀、腹痛、呕吐等情况。如出现泻下如注、次数频繁或出现眼窝凹陷等伤津脱液表现时，应立即停药，并报告医生及时救治。应用消痞化积药，应注意观察记录患者的局部症状，如疼痛、肿块大小、质地、活动度、有无压痛、边缘是否光滑等。

（2）饮食护理：服药期间，饮食宜清淡，控制食量，忌过饱。婴幼儿可减少乳食量，必要时可暂停喂乳。

（3）用药护理：消导之剂，要根据其方药的气味清淡、重厚之别，采用不同的煎药法。如药味清淡，取其气者，煎药时间宜短；如药味重厚，取其质者，煎药时间宜延长。服用消食剂期间不可与补益药、收敛药同服，以免降低药效。汤剂宜在饭后服用，与西药同服时，应注意配伍禁忌，如山楂丸味酸，忌与氢氧化铝、碳酸氢钠等碱性药物同服，以免酸碱中和，降低药效。且不可久服，中病即止。

8.补法及护理

补法，亦称补益法，是运用具有补养作用的药物，恢复人体正气的一种治法。适用于某一脏腑或几个脏腑，或气、血、阴、阳之一，或全部虚弱等虚证。补法的具体内容很多，一般有补气、补血、补阴、补阳、补心、补肝、补脾、补肺、补肾等，又有峻补、平补、兼补、双补、补母生子等。运用补法要注意辨证，防止"虚不受补"及滥用补药等。真实假虚证、脾胃虚弱者等患者禁用或慎用。护理要点：

（1）病情观察：服药期间，应注意观察血红蛋白、体重等情况变化。

（2）生活起居：阳虚多寒，阴虚多热，病室的温湿度应根据患者的临床症状进行调整，合理安排生活起居，保持充足睡眠，适当锻炼身体，提高抗病能力。

（3）饮食护理：补益药宜饭前服用，饮食上应对证进补，冬季宜温补，夏季宜清补。阳虚者可选用牛、羊肉和桂圆、大枣等温补之品，忌生冷瓜果和凉性食品；阴虚、血燥者应选用银耳、木耳、淡菜、甲鱼等清补食物，忌烟酒、辛辣、炙烤之品；气虚者可选山药、母鸡人参汤、黄芪粥等益气、健脾、补肺之品；血虚者可选动物血、猪肝、大枣、菠菜等补血养心之品。

（4）用药护理：补益剂多质重味厚，煎药时宜文火久煎才能出汁。阿胶需烊化，龟板、红参、白参等贵重药品应另煎或冲服，并合理保管药物。补益药见效缓慢，用药时间长，应坚持服药。若遇外感，应停服补药，以防"闭门留寇"。

（5）情志护理：虚证患者多处于重病初愈或久病不愈，易产生悲观、焦虑不安等情愫，护理人员应做好患者的心理疏导工作，给予精神上的安慰和鼓励，引导患者正确对待疾病，保持乐观情绪，树立战胜疾病的信心。

（二)中药汤剂煎煮

1.煎药容器、用水

煎药的器具最好选用陶瓷器皿中的砂锅、砂罐为宜，此类器皿材质稳定，煎药过程中不易和药物成分发生化学反应，且受热均匀，导热性缓和。煎药忌用铁、铜、铝等金属器具。

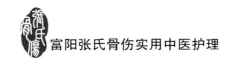

煎药用水必须澄清，无异味，含矿物质及杂质少。一般来说，除处方有特殊规定外，凡在生活上可做饮用的水都可用来煎药。煎煮水量应根据药物的性质、药量、吸水程度和煎煮时间而定。一般第一煎加水超过药面3~5厘米为宜，第二煎加水超过药面2~3厘米为宜。

2.药物浸泡

中药煎煮前浸泡有利于有效成分的充分溶出，可缩短煎煮时间，避免因煎煮时间过长而导致部分有效成分耗损、破坏过多。煎药前多数药物宜用冷水浸泡，以浸透药材为原则，一般浸泡30~60分钟为宜。花、叶、草类药物浸泡20~30分钟，根茎、种子、果实类浸泡60分钟，夏季温度偏高，浸泡时间不宜过长，以免变质。

3.煎药时间与火候

一般药材宜先武火后文火，即未煮沸前用大火，煮沸后用小火保持，以免药汁溢出或过快熬干。有效成分不易煎出的矿物质、骨质类、贝壳类、甲壳类及补益药等，一般宜文火久煎，使有效成分充分溶出。解表药及芳香性药物等，一般武火迅速煮沸后改文火维持10~15分钟即可。在煎煮过程中，尽量少开锅盖，以免药物成分挥发。

4.煎药次数

为了避免浪费，一剂中药一般可煎煮2~3次。第一次煎煮时药物有效成分会自动溶解在水中，但到达一定浓度平衡后就不再溶出了，这时要将药液滤出，加水再次煎煮，有效成分才能继续溶出。最后一煎在滤出药液后，可将药渣包好绞出剩余药液，以充分利用药材。

5.特殊煎法

（1）先煎。质地坚硬、有效成分不易煎出的矿石类药物，贝壳类及角、骨、甲类药物等须先煎30分钟左右再下其他药物；乌头、附子等有毒的药物必须先煎1~2小时才能够达到减毒或去毒的目的。

（2）后下。有效成分不耐高温、含挥发油及芳香类的药物必须后下，一般在药物即将煮好前5分钟放入同煎。如大黄、藿香等。

（3）包煎。绒毛、粉末类药物及质地较轻、较细妨碍煎煮和服用的药物，宜包煎，可避免对消化道、呼吸道的刺激，又有利煎出其有效成分。如枇杷叶、紫苏叶等。

（4）另炖。为避免贵重药物的有效成分被其他药渣吸附而造成浪费，常采用另炖单独服用。如人参、西洋参、羚羊角、鹿茸、燕窝等。

（5）烊化。含有胶质的药物，煎煮容易黏附于其他药渣及锅底，既浪费药材，又容易使药物焦煳，必须另行烊化后再与其他药汁兑服。如阿胶、龟甲胶和鹿角胶等。

（6）冲服。一些贵重的药物或不宜水煎的药物需要先将药物研成粉末，再用已煎好的药液冲服。如珍珠粉、三七粉、鸡内金、芒硝等。

（7）泡服。一些挥发性较强、容易析出有效成分的药物可以采用泡服。把药物放入茶杯加沸水泡10~15分钟即可服用，如番泻叶、胖大海、菊花等。

（8）兑服。液体中药如放置于其他药中煎煮会影响其成分，因此待其他药物煎煮去渣取汁后再行兑入服用。如竹沥、姜汁、鲜藕汁等药物就可以兑服。

此外，也可以使用煎药机器煎药，把中药和水装入煎药机器里自动加热煎药，煎好的药汁直接进入包装机被灌注到专用的塑料袋内，密封好后发给患者服用。也可加工成中药颗粒剂，用热水冲服即可。

（三）中药给药方法

中药是中医学治疗疾病最常用的一种手段，中药给药是护理人员工作的重要任务。因此，必须正确掌握给药途径、方法、时间和服药禁忌等有关护理工作。

1.给药途径

传统的中医给药途径主要是内服和外用两种。除此之外，还有静脉给药、口腔黏膜给药等。

（1）中药内服法。口服给药是临床上中药主要的给药途径，也是临床医师提倡的最佳给药途径。口服给药的效果不仅受到病情、体质、剂型等因素影响，还受服药时间、次数及服药温度等影响。口服的有汤剂、散剂、膏剂、丸剂等。

（2）中药外用法。中药外用法具有简、便、验、廉、起效迅速、使用安全、不良反应小等特点。外用的有膏剂、熏剂、栓剂、药条、锭剂、气雾剂等。

2.给药时间

给药时间是中医学给药规则的重要内容。

（1）根据中药功效给药。平喘药宜在哮喘发作前2小时服用；截疟药在发作前3~5小时服用；安神药宜在睡前半小时服用；驱虫药宜清晨空腹或晚上睡前服用；健胃药于饭前服用，消导药于饭后服用；调经药一般根据证候，于经前和经期服用不同的药物，如肝气郁滞的痛经患者，经前3天服疏肝理气之剂，使肝气条达，气血流畅；在经期宜服活血理气止痛药物，不仅可缓解痛经，还能有利于月经周期恢复正常。

（2）根据病情给药。治咽喉疾患药宜不拘时间多次频服，缓缓咽下，使药液与病变部位充分接触，缓解咽部不适；呕吐患者服药宜小量频服，缓解不适；急性病、热性病及时给药，可2小时服一次，必要时采用频服法，使药力持续，防病祛邪。

（3）根据疾病部位给药。《神农本草经》记载："病在胸膈以上者，先食后服药；病在心腹以下者，先服药而后食；病在四肢血脉者，宜空腹而在旦；病在骨髓者，宜饱食而在夜。"即病在上焦，宜食后服；病在下焦，宜食前服。

（4）给药时间与人体时间节律同步协调。给药时间应在人体生命节律的基础上，根据不同目的和药物作用及脏腑气血四时特点，选择合适的给药时间，提高药物治疗效果。清晨至午前，阳旺气升时，服用补阳升散的药物，如扶阳益气、温中散寒、活血化瘀、行气利湿、消肿散结的药物等；午后至子夜前，气降阴旺时，服用补阴沉降的药物，如滋阴补血、收敛固涩、重镇安神、定惊息风和清热解毒药物等。

3.用药温度

（1）温服。温服是将煎好的汤剂或送药的液体等放温后再服用，不仅能减少损伤胃阳，又可减轻或缓解恶心、呕吐等某些药物的不良反应。汤剂放冷后应先将其加热至沸，使汤剂中沉

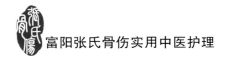

淀的有效成分重新溶解，然后放温服用。不宜只热到温热不凉就服用。

（2）热服。热服是将刚煎好的药液趁热服下或将中成药用热开水送服。常用于寒证用热药或真热假寒证用寒药，属"寒者热之"和"治热以寒"之法，以减少患者服药格拒。如理气、活血、化瘀、解表、补益之剂。

（3）冷服。冷服是将煎好的汤剂放冷后服下或将中成药用凉开水送服。常用于热证用寒药或真寒假热证用热药。如止血、收敛、清热、解毒、祛暑之剂。服药呕吐者宜先口服少许姜汁或嚼少许陈皮，然后再冷服。

4.给药剂量

一般疾病服药，多采用每日1剂，于早、晚2次或早、中、晚3次分服，每次200～250毫升。病情急重者，可每隔4小时左右服药1次。发汗药、泻下药应中病即止，以得汗、得下为度。呕吐患者服药宜小量频服，老人和儿童的用药剂量应相应减少。同一种中成药往往有几种不同的规格，所含有效成分也不同，故而不能按每次服用几片来计量，必须按所含药物的实际含量计量，如含量多少克或多少毫克。

（四）中药内服及护理

中药内服法与护理除上述内容之外，还涉及解表类药、泻下类药、温里类药、清热类药、理气活血类药、补益类药、安神类药的服法与护理，具体内容可参见本节护理内容中的第五部分"用药护理"的第一部分"中医用药'八法'与护理"。

（五）中药外用及护理

中药外用法是指将药物直接作用于体表，通过皮肤、黏膜吸收发挥疗效而达到治疗目的的一种治疗方法。

1.膏药的用法及护理

膏药是中药外用的一种，古称薄贴，又称硬膏膏药，是按处方将药物置于植物油中煎熬去渣，加入黄丹再煎，凝结后将熬成的药膏涂在布、纸或皮的一面，可以较长时间地贴在患处。具有消肿止痛、活血通络、软坚散结、拔毒透脓、祛腐生新、祛风胜湿等作用。适用于外科痈疡疖肿，已成脓未溃，或已溃脓毒未尽和瘰疬、痰核、风湿、跌打损伤等病证。膏药加温时应注意不宜过热，以免烫伤皮肤。使用后应观察局部皮肤情况，如出现丘疹、水疱、红肿或瘙痒较重时，应及时取下。

2.药膏的用法及护理

药膏，为药粉与饴糖、蜂蜜、植物油、鲜药汁、酒、醋、凡士林、水等赋形剂调和而成的厚糊状软膏。敷于肌肤通过皮肤吸收后，可达到行气活血、疏通经络、祛邪外出等目的。适用于痈肿疮疡和跌打损伤各期所致的瘀血、肿胀、疼痛、骨折等。药膏涂抹后应提醒患者避免衣被污染，一般2～3天换药1次。

3.熏洗疗法及护理

熏洗疗法，是将药物煎汤或用开水冲泡后，趁热进行全身或局部的浸泡、淋洗、熏蒸、湿敷。通过药物加热后的热力、药力的局部刺激，以及皮肤的吸收和蒸汽的渗透，以达到温通经络、活血消肿、祛风除湿、杀虫止痒等目的。适用于跌打损伤、肢体关节疼痛和活动不利，以及各类皮肤疾患等，坐浴可用于妇科和肛肠科疾患。除此之外，还可以用熏法进行室内外空气消毒、灭蚊虫和某些皮肤病疾患的治疗。药液温度不宜过热，一般以40～50℃为宜，洗浴时间每次30～40分钟，如有必要，可先熏后洗。洗浴时要防止烫伤。患者坐浴和全身洗浴时，如发现异常，应随时停止洗浴。此外，月经期间不宜坐浴。

4.熨敷疗法及护理

熨敷疗法，是将药物、药液直接加温，或煎汤敷于局部特定部位或穴位上，利用温热和药物作用，以达到行气活血、散寒止痛、祛瘀消肿的目的。适用于虚寒性脘腹痛、跌打损伤、寒湿痹痛、癃闭、泄泻、腹水等。熨敷温度要适宜，一般不可超过70℃，时间为30～60分钟，温度不足时可加温复用。熨敷期间注意随时听取患者对热感的反应，观察局部情况，以免烫伤皮肤，必要时可随时停止热敷。阳热实证患者不宜使用熨敷法。

5.掺药疗法及护理

掺药疗法，是将药物制成极细粉末直接撒布于创面局部，以达到祛腐生新、清热止痛、生肌收口、促进创面愈合的目的。适用于疮疡创面、皮肤溃烂或湿疹、口腔黏膜炎症或溃疡等。一般1～2天换药1次。

6.吹药疗法及护理

吹药疗法，是将药物制成精细粉末，利用喷药管，将药粉喷撒于病灶的一种外治法。适用于掺药法难于达到部位的疾患，如咽喉、口腔、耳、鼻等处的炎症、溃疡等。吹药时，嘱患者洗漱口腔后，端坐靠背椅上，头向后仰，张口屏气。吹药完毕后，令患者闭口，半小时内不要饮水进食，一般每日可吹2～4次。吹药时，应注意气流压力不能过大过猛，以防药末直接吹入气管引起呛咳。对于小儿禁用玻璃管作为吹药工具，以防其咬碎损伤口腔。吹耳、鼻时，先拭净鼻腔和耳道，观察好病变部位，用吹药器将药末吹至患处。

7.灌肠疗法及护理

灌肠疗法是将汤剂自肛门灌入直肠至结肠，通过肠黏膜吸收以治疗疾病的一种方法。适用于便秘、泄泻等内科疾病及外科保守治疗的病证。如慢性结肠炎、慢性痢疾、慢性盆腔炎、高热不退等。灌肠前告知患者排尽二便，插管时动作宜轻，如有便意，暂停插管，并嘱患者深呼吸。插管时注意观察患者反应，如有异常立即停止操作。药液温度一般以40℃为宜，灌肠量不宜超过200毫升。灌肠排便后，记录排便的次数、色、质、量、味等，标本及时送检。

8.超声雾化法及护理

超声雾化法是利用超声雾化器将药液雾化为蒸汽，由患者主动或被动吸入体内，从而治疗疾病的方法。具有治疗疾病及湿润呼吸道的作用，适用于急、慢性支气管炎、咽炎、中风病痰涎壅盛者。每次雾化时间15分钟，雾化时若出现胸闷气促加重或呛咳明显者，应立即停止。

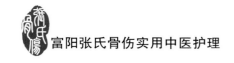

六、运动养生

中医养生保健历史悠久，旨在根据生命过程的客观规律，有意义地通过各种手段和方法保养生命的一种主客观行为，是物质和精神统一的身心活动。

（一）运动养生保健的功能

1.培补元气

人体的健康状况，在很大程度上取决于元气的盈亏与盛衰。传统运动养生学根据肾为先天之本，命门为真火之源的理论，总结出意守丹田、命门之法，使肾中元精充固，而"精化为气"，元气得以充沛。

2.平衡阴阳

传统运动养生的各种功法都非常重视人体阴阳的消长变化，强调"阴平阳秘"，因人、因时、因地制宜地开展传统运动养生方法可平衡阴阳，达到防病治病的目的。

3.疏通经络

经络学说不仅是中医学的一大特色，也是中国传统运动养生学的重要理论依据之一。人体在练功时，以意引气，其实就是引导真气循经运行，通过呼吸锻炼，肢节活动，或按摩拍打，可以触动气血循经络互流，以促进百脉调和、气血充盈，从而发挥医疗保健的作用。

4.调理气血

传统运动养生法通过意守、调身、调息、调心，从而起到调理气血，并恢复和重建气血的动态平衡。

（二）常见运动养生保健的方法

传统运动养生保健法是通过呼吸吐纳、身心放松、意念集中等有节律的动作来达到健身祛病、延年益寿的锻炼方法，常见且有代表性的有八段锦、太极拳、五禽戏等。

1.八段锦

八段锦功法是一套独立而完整的健身功法，起源于北宋，古人把这套动作比喻为"锦"，意为动作舒展，如锦缎般柔和优美，又因其由八段动作组成，故名为"八段锦"。即双手托天理三焦，左右开弓似射雕，调理脾胃须单举，五劳七伤往后瞧，摇头摆尾去心火，两手攀足固肾腰，攒拳怒目增气力，背后七颠百病消（见图2-3-1）。现代研究也已证实，八段锦可以柔筋健骨、通经活络，具有行气活血、调和阴阳的功效。

八段锦的动作要领主要有：

（1）呼吸均匀：练习八段锦时呼吸要自然、平稳，做到呼吸深、长、匀、静。同时呼吸、意念与每个动作的要相配合，利用意识引导练功。

（2）意守丹田：八段锦的运动要求"用意念引导动作"。意动形随、神形兼备，动作不僵不拘。保持心情舒畅，神安心定，意识与动作配合融会一体，促进真气在体内运行，以达强身健体的功效。

（3）刚柔相济：练习八段锦时要求全身肌肉、神经均放松而不松懈，身体重心平稳，虚实分明，轻飘徐缓。练习时始终注意松紧结合，动静相兼，松力时要轻松自如、舒展大方，用力时要均匀有力。

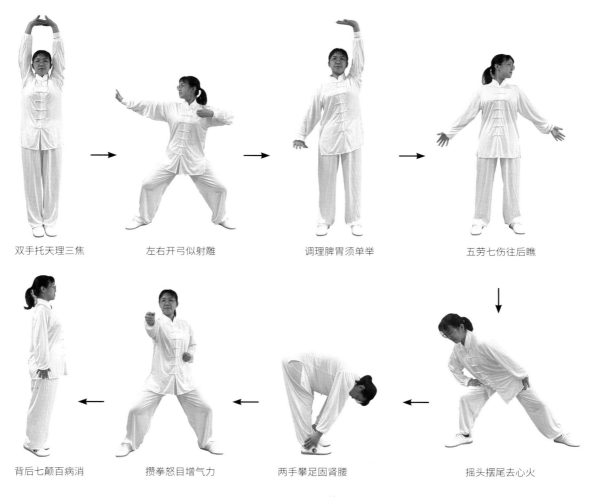

双手托天理三焦　　　左右开弓似射雕　　　调理脾胃须单举　　　五劳七伤往后瞧

背后七颠百病消　　　攒拳怒目增气力　　　两手攀足固肾腰　　　摇头摆尾去心火

图2-3-1　八段锦

2.太极拳

太极拳是练身、练气、练脑的高度和谐的身心整体运动，其动作舒缓柔和，注重外柔内刚、动静结合、意体相随，通过调身、调心、调息以疏通经络、调和气血、平衡阴阳，既练内，又练外，内外俱练，对人体的循环系统、神经系统、呼吸系统等不仅有积极的保健养生作用，而且还能提高各系统的功能。

太极拳的动作要领主要有：

（1）虚领顶劲：头颈似向上提升，不可歪斜摇摆，眼要自然平视，嘴要轻闭，舌抵上腭；项部保持自然竖直，转动灵活，不可紧张，以保持身体重心平稳。

（2）含胸拔背、沉肩垂肘：胸要舒松微含，不可外挺或故意内缩；背要舒展伸拔，不可弓驼；肩要平正松沉，不可上耸、前扣或后张平齐；肘要松垂，肘关节微屈。

（3）手眼相应，以腰为轴，移步似猫行：打拳时应上下呼应，融为一体，动作出于意，发于腰，动于手，眼随手转，双下肢弓步和虚步分清而交替，练到腿上有劲，轻移慢放没有声音。

（4）意体相随，动静结合：用意念引导肢体动作。动作要轻灵沉着，刚柔相济，随意用力，发劲完整，富有弹性，不可使用拙力。

（5）意气相合，呼吸自然：意念与腹式呼吸配合，呼吸平稳，深匀自然，一吸一呼配合动作一开一合。

（6）连贯协调，虚实分明：每个招式的动作快慢均匀，各式之间又连绵不断，衔接和顺，处处分清虚实，重心保持稳定。

3.五禽戏

所谓五禽戏，就是指模仿虎、鹿、熊、猿、鸟五种禽兽的动作，每一戏都各具特色，连起来又浑然一体。经常练习可起到调气血、益脏腑、通经络、活筋骨、利关节的作用。亦可以使肺主呼吸，肾主纳气的功能得到加强，气通则血通，气足则神旺，使整个人体的经络血脉畅通，从而促进身体健康。现代医学研究也证明，作为一种医疗体操，五禽戏不仅使人体的肌肉和关节得以舒展，而且有益于提高心肺功能，改善心肌供氧量，提高心肌排血力，促进组织器官的正常发育。

五禽戏的动作要领主要有：

（1）全身放松：练功时，首先要全身放松，但要求松中有紧，柔中有刚，切不可用拙力。

（2）呼吸均匀：呼吸要自然平稳，用腹式呼吸，均匀和缓。吸气时，口要合闭，舌尖轻抵上腭。"吸气用鼻，呼气用嘴"。

（3）专注意守：要排除杂念，精神专注，根据各戏意守要求，将意志集中于意守部位，以保证意气相随。

（4）动作自然：五禽戏动作各有不同，如熊之沉缓、猿之轻灵、虎之刚健、鹿之温驯、鸟之活泼等。练功时，应据其动作特点而进行，动作宜自然舒展，不要拘谨。

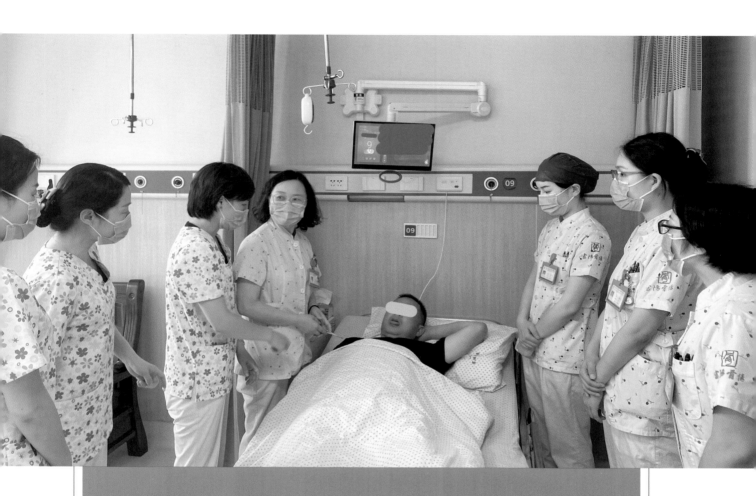

第三章　富阳张氏骨伤中医护理

　　富阳张氏骨伤中医护理，是治疗骨伤疾病时所使用的中医护理方法，也是护理专业服务的重要环节。在治疗骨伤疾病时，针对不同的病因、病机、病位和病性，采取不同的护理方法，同时充分发挥中医护理技术的效果，密切配合临床治疗的使用，让患者早日康复。

第一节　住院患者的常规护理

一、病室环境

保持病室环境安静，空气清新，床单位干净、舒适、整洁。

根据年龄及患者平素生活习惯、体质等，调节病室温湿度。一般室温以18～22℃为宜，相对湿度50%～60%。老年患者及手术患者室温以22～24℃为宜。

严重创伤、大手术、高龄等病情的患者应安置在单间或离护士站较近的病室，便于观察患者病情及治疗护理。

二、入院介绍

向患者及家属介绍病区环境、主管医生、责任护士、护士长、科主任等。介绍疾病相关知识、注意事项和住院须知如作息时间、请假、探视、陪护等相关制度。

三、病情观察

入院时测量生命体征包括体温、脉搏、呼吸、血压、体重、氧饱和度等，观察舌苔脉象，询问二便、饮食、睡眠情况、过敏史、疼痛等，做好记录。

根据患者情况，进行各项风险评估，并根据治疗及病情变化，实时更新。

协助患者完成各项检查，并告知相关注意事项。

根据护理级别，定时巡视病房，做好护理记录。

根据患者病情及护理级别，监测生命体征，密切观察记录患者瞳孔、神志、精神及意识等状态，发现异常，及时报告医生。

（一）牵引术后的观察要点

不可随意增减牵引重量，牵引的秤砣避免和地面接触，或将衣被等重物压在牵引绳上。

皮肤牵引时，要注意观察胶布与绷带有无松散或脱落，牵引皮肤局部有无水疱或破损，发现异常及时处理。

骨骼牵引的患者要适当抬高床尾，保持牵引力与反牵引力的平衡。保持牵引针眼处干燥，预防感染。

密切观察患肢的肢端血液循环、感觉及活动情况，如有异常，立即报告医生，及时处理。

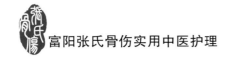

（二）石膏外固定的观察要点

石膏未干，未成形时，避免覆盖重物。尽量不要搬动患者，抬高患肢以利消肿。

保持石膏外表清洁，密切观察患肢皮肤、末梢血运、感觉及活动情况，如有异常，立即告知医生进行处理。

注意观察石膏的边缘及骨突部位的皮肤，如发现局部疼痛、红肿、麻木等及时处理。

四、张氏手法整复的护理

复位固定后注意观察夹板固定是否有效，松紧是否适宜，有无因夹板所致的压疮、水疱，有无移位。患肢肿胀明显者甚至出现较大水疱者，告知医生及时处理，夹板如过松过紧应通知医生及时调整。

整复固定完毕，要保护患肢，将患肢放置功能位，待患肢肿胀消退后应及时报告医生进行调整。

密切观察骨折末端的血运、温度和动脉搏动情况，发现异常立即报告医生。

五、围手术期护理

（一）术前护理

做好术前评估，根据患者的既往史、身体情况及心理—社会状况，做好术前宣教与心理护理，告知手术注意事项及相关准备工作，耐心细致向患者讲述疾病及康复的过程、注意事项，介绍成功案例，消除紧张和顾虑，使其积极配合治疗和护理。

对于吸烟者劝其戒烟，预防感冒；指导患者练习深呼吸、咳嗽和排痰的方法。

指导患者便器的使用，教会患者术后如何下床。

常规进行术区皮肤准备，药物过敏试验等。根据麻醉方式，告知禁食、禁水时间，保证充足睡眠，必要时可给予耳穴贴压、吴茱萸穴位敷贴、失眠推拿等中医特色治疗，以达到安神镇静的作用。

（二）术后护理

术后妥善安置患者，搬运患者时，注意保护患肢。

根据不同的麻醉方式，正确指导患者进食。

注意患者生命体征变化，观察患肢疼痛、感觉、运动、肌力等神经功能的变化。

观察伤口引流管及敷料渗出情况，及时更换。

根据手术方式，术后协助患者取舒适体位。

积极进行护理干预，指导患者进行主动和被动功能锻炼，协助患者做好生活护理，满足各项需求。

六、用药护理

(一)内服汤剂 / 颗粒剂

(1)服药时间：一般情况下每剂药分2次服用，饭后30分钟，早、晚各一次。

(2)服药温度：采用温服法。

(3)服药剂量：成人一般每次取用200毫升，心衰及限制入量的患者每次宜服100毫升，老年人、儿童应遵医嘱服用。

(二)内服中成药

(1)内服中成药一般情况下用温开水送服，散剂用水或汤药冲服。

(2)用药前仔细询问过敏史，对过敏体质者，提醒医生关注。

(3)密切观察用药反应，对婴幼儿、老年人、孕妇等特殊人群尤应注意，发现异常，及时报告医生并协助处理。

(4)服用胶囊不能锉碎或咬碎；合剂、混悬剂、糖浆剂、口服药等不能稀释，应摇匀后直接服用。

(三)外用中药

使用前注意皮肤干燥、清洁，应注意观察用药后的反应，如出现灼热、发红、瘙痒、刺痛等局部症状时，应及时报告医师，协助处理；如出现头晕、恶心、心慌、气促等症状，应立即停止用药，同时采取必要的处理措施，并报告医师。过敏体质者慎用。

七、情志护理

主动接近患者，与其交谈，态度热情耐心，了解其心理状态，因人施导。主动安慰患者，耐心解释病情，向患者介绍本疾病的发生、发展及转归，讲解骨折手法整复或手术复位的目的、优点，功能锻炼方法及重要性，取得患者的理解和配合，消除不良情绪。

告知患者一般骨折愈合的时间，以消除患者的不安，使其积极配合治疗和康复训练。

介绍成功的病例，帮助患者树立战胜疾病的信心。

患者因疼痛而烦躁不安时，指导患者深呼吸放松身体，或听轻音乐分散注意力，以达到周身气血流通舒畅，缓解疼痛。

八、饮食护理

(一)骨折早期(伤后1~2周)

饮食应以清淡开胃、易消化、易吸收的食物为主，如蔬菜、蛋类、豆制品、水果、鱼汤、瘦肉等，制作以清蒸炖熬为主。

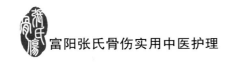
（二）骨折中期（伤后2～4周）

饮食上应从清淡转为适当的高营养，以满足骨痂生长的需要，可在初期的食谱上加以骨头汤、田七煲鸡、鱼类、蛋类以及动物肝脏之类，以补给更多的维生素 A、D 及蛋白质。适当多吃一些含维生素 C 丰富的蔬菜。

（三）骨折后期（伤后1月）

饮食上无特别禁忌，以滋补肝肾，调养气血为原则，食谱可配以老母鸡汤、猪骨汤、羊骨汤、炖水鱼等。

九、生活起居护理

避风寒湿邪入侵，局部注意保暖。加强对患处的保护。患肢可垫软枕、抬高，以免关节过度负重。适当控制体重，增加户外活动，日光照射，防止骨质疏松。有任何部位的感染及时就医。

十、出院护理

严格执行消毒隔离制度，做好床单的终末消毒处理，预防院内交叉感染。协助患者办理出院手续，做好出院指导，告知患者按照医护为其制定的功能锻炼计划进行功能锻炼，定期门诊复诊。填写患者满意度调查表，征集患者建议意见。

第二节　骨折诊疗与专病护理

公元前16世纪，殷商时期的甲骨文中就有关于骨折的描述，如"疾骨""疾胫"等病名；《周礼·天宫》记载了"折疡"；《灵枢·邪气脏腑病形》记载了"折脊"。而骨折这一病名，出自唐朝王焘的《外台秘要》。

骨折是指因外力或骨疾病等原因使骨或骨小梁的完整性或连续性遭到破坏所致。按骨折发生部位，可以将其分为四肢骨折、脊柱骨折、躯干骨折等，主要以局部疼痛、瘀血、畸形、肿胀、骨擦音、异常活动、活动功能障碍为临床表现。根据骨折是否与外界相通，可将其分为闭合性骨折和开放性骨折，前者皮肉不破，骨折处不与体外相通，后者有伤口通至骨折处，因有感染的可能，故病情较为严重。此外，根据病因不同，骨折还可以分为外伤性骨折和病理性骨折。正常骨骼受到外力作用而产生骨折，称为外伤性骨折（创伤骨折）。病理性骨折是由于骨本身的病变引起的，如结核、骨髓炎或肿瘤等。这种骨折在正常活动下或轻微外力碰撞时就会发生。与外伤性骨折不同，病理性骨折需要更加谨慎地对待。本节主要介绍外伤性骨折。

一、四肢骨折

四肢骨折，是医学上常见的骨折类型。多因高能量创伤所致，如交通事故、暴力损伤、高处坠落等。上肢骨折和下肢骨折均属其范畴。患者常表现为骨折处剧烈疼痛、肿胀、畸形以及四肢活动受限等。

上肢骨折指上肢和上肢带骨的骨连续中断。常见的上肢骨折有锁骨骨折、肩胛骨骨折、肱骨骨折（肱骨近端骨折、肱骨干骨折、肱骨髁上骨折、肱骨外髁骨折、肱骨内上髁骨折及肱骨髁间骨折）、尺骨骨折（尺骨鹰嘴骨折、孟氏骨折、盖氏骨折）、桡骨骨折（桡骨头骨折、桡骨远端骨折）、尺桡骨双骨折、腕舟骨骨折、掌骨骨折、指骨骨折等。

下肢骨折是指下肢的骨骼中一处或多处发生骨折。常见有股骨颈骨折、股骨粗隆间骨折、股骨干骨折、股骨髁部骨折、髌骨骨折、胫骨平台骨折、胫腓骨骨折、踝关节骨折、跟骨骨折、距骨骨折、跗舟骨骨折、跖骨骨折、趾骨骨折等。

（一）诊断

1.病史

创伤导致的四肢骨折多数有明显外伤史，其中主要包括直接暴力、间接暴力、积累应力等原因。直接暴力导致的骨折指的是骨折发生在受到直接暴力作用的部位，比如重物挤压、棍棒打击和机器缠绞等。间接暴力导致的骨折指的是暴力通过传导、杠杆或旋转作用使远离暴力作用点的地方发生骨折，比如当人摔倒时，肘关节或手掌着地，可能导致肱骨干或桡尺骨骨折；另外，当人摔倒时，肘关节处于伸直状态，由于肱三头肌的牵拉作用，可能造成尺骨鹰嘴撕脱骨折。积累应力导致的骨折是指长期、反复、轻微的直接或间接损伤导致肢体某个特定部位骨折，如长时间的行军易致第2、3跖骨及腓骨下1/3骨干骨折。

2.症状与体征

四肢骨折一般只表现为局部症状，而严重骨折或多个部位骨折可能引起全身反应，例如失血性休克和发热等。局部症状与体征主要表现为骨折部位的局部肿胀、瘀血、压痛以及四肢活动受限。完全骨折患者可触摸到皮下移位的骨折端，有异常活动和骨擦感。对于合并损伤动脉血管的患者，患肢血循环将受到影响，动脉的搏动可能会减弱或消失。合并损伤神经的患者在受伤肢体可能出现麻木，感觉反射均减弱。如果合并有气胸，可能会出现胸痛、胸闷、气促、呼吸困难等症状。

（1）上肢骨折特殊症状与体征。

①锁骨骨折（图3-2-1）：锁骨上下窝变浅或消失，患者为缓解疼痛常用健手支撑患侧肘部，颈部倾向患侧。由于骨折重叠移位，患者肩部变窄，肩内收向下倾斜，患者上肢外展和上举活动受限。合并锁骨下血管损伤者，患肢血循环将受到阻碍，桡动脉搏动减弱或消失；合并臂丛神经损伤者，患肢会感到麻木，感觉和反射均减弱；若合并气胸，可能会出现胸痛、胸闷、呼吸急促和呼吸困难等症状。

②肩胛骨骨折（图3-2-2）：患肢的肩膀及上臂活动受限，不能充分外展。

③肱骨近端骨折（图3-2-3）：肩关节活动障碍，患肢不能抬举。肱骨近端局部有环形压痛及纵轴叩击痛。合并肩关节脱位者，会出现"方肩畸形"，在腋下或喙突下可触及肱骨头。

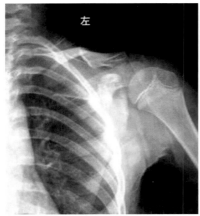
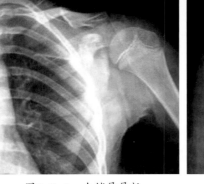

图3-2-1　左锁骨骨折

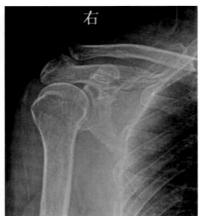

图3-2-2　右肩胛骨骨折

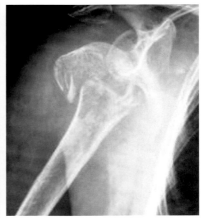

图3-2-3　右肱骨近端粉碎性骨折

④肱骨干骨折（图3-2-4）：患肢有局部压痛、环形压痛和纵轴叩击痛。合并桡神经损伤者，会出现典型垂腕畸形和伸拇及伸掌指关节功能障碍，第1、2掌骨间背侧皮肤感觉丧失。周围血管亦有可能被损伤，临床上需要注意检查桡动脉搏动、末梢血循等，并与健侧进行对比观察。

⑤肱骨髁上骨折（图3-2-5）：肘后三角关系正常，伸直型肱骨髁上骨折易并发神经和血管损伤：合并血管损伤者，可能会导致腕部桡动脉搏动减弱或消失，且可能引起骨筋膜室综合征，严重者导致Volkmann缺血性痉挛，早期会出现"5P"症，包括剧痛、桡动脉搏动消失、肿胀、手部皮肤苍白、麻木等，早期被动牵拉手指时，产生剧烈疼痛；若合并神经损伤，多见于正中神经，桡神经次之，尺神经最少见，通常3个月能自愈。

⑥肱骨外髁骨折（图3-2-6）：肘关节呈半屈伸位状态，当做伸屈或异常外展活动时疼痛加剧，若有移位骨折，可能会引起轻度肘外翻，肘外侧可触及活动的骨折块和骨擦音，肘后三角关系发生改变。

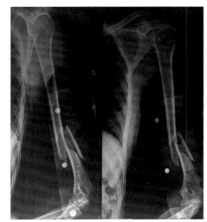
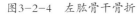

图3-2-4　左肱骨干骨折

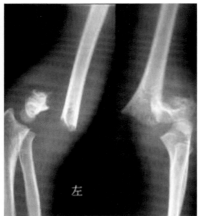

图3-2-5　左伸直型肱骨髁上骨折

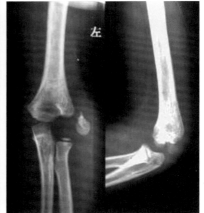

图3-2-6　左肱骨外髁骨折

⑦肱骨内上髁骨折（图3-2-7）：检查肘后三角关系存在，前臂旋前、屈腕、屈指无力。合并肘关节脱位者，肘关节外形明显改变，功能障碍进一步增加。此外，尺神经损伤症状常同时

存在，患者可能会感觉小指或无名指尺侧麻木和迟钝。

⑧肱骨髁间骨折（图3-2-8）：肱骨远端局部有纵轴叩击痛，合抱挤压两髁有敏锐压痛，鹰嘴部向后突出，肘关节呈半伸直位，肘部横径明显增宽，肘后三角关系发生改变。

⑨桡骨头骨折（图3-2-9）：患肢往往呈旋前屈肘位，患者常需要健手支撑患肢前臂。

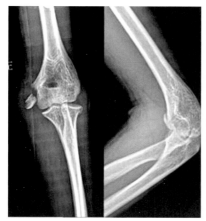

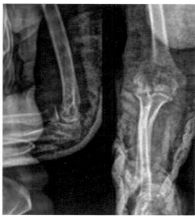

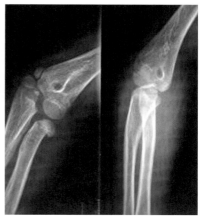

图3-2-7　左肱骨内上髁骨折　　　图3-2-8　右肱骨髁间骨折　　　图3-2-9　右桡骨头骨折

⑩尺骨鹰嘴骨折（图3-2-10）：肘关节主动伸肘功能丧失，严重者可伴有肘关节脱位，肘后方可触及凹陷，可能出现骨擦音，若分离移位大，则可能无骨擦感，肘后三角关系发生改变。

⑪孟氏骨折（图3-2-11）：肘关节屈伸及前臂旋转运动功能不同程度障碍，肘部可以触及突出的桡骨头，同时尺骨可能出现畸形和骨擦音。移位明显者，则尺骨短缩、成角畸形；此外，下尺桡关节压痛，尺骨头膨出。

⑫盖氏骨折（图3-2-12）：桡骨下1/3及下尺桡关节压痛，桡骨可成角或重叠畸形。桡骨中下段可扪及异常隆突并出现骨擦感或骨擦音。腕横径增宽，下尺桡关节松弛，前臂旋转及腕屈伸功能障碍，尺骨小头突出。

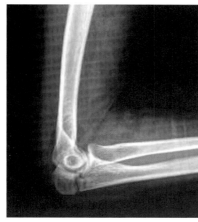

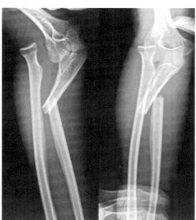

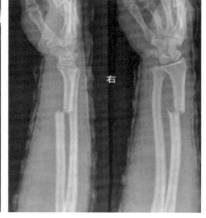

图3-2-10　尺骨鹰嘴骨折　　　图3-2-11　右孟氏骨折　　　图3-2-12　右盖氏骨折

⑬桡骨远端骨折（图3-2-13）：腕部剧烈疼痛，常波及手背和前下臂。移位严重者，可出

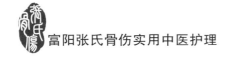
现餐叉样畸形或锅铲样及枪刺状畸形，腕关节及前臂旋转活动障碍，手指活动因疼痛而受限。

⑭腕舟骨骨折（图3-2-14）：鼻烟窝处及舟骨结节处有压痛，握拳时第2、3掌骨头处有纵向叩击痛，拇指外展并沿拇指纵轴向腕部叩击时疼痛加剧。

⑮掌骨骨折（图3-2-15）：按压、纵轴叩击掌骨头时疼痛加剧。若存在重叠或成角移位，则该掌骨短缩、可见掌骨头凹陷，握拳时尤为明显。第一掌骨基底部骨折或骨折脱位，其拇指内收、外展、对掌等活动均受限，握力减弱。掌骨颈骨折和掌骨干骨折常伴有骨擦音和掌指关节屈伸功能障碍，而掌骨基底部骨折，可见手掌腕处瘀肿、压痛以及腕关节活动功能障碍。

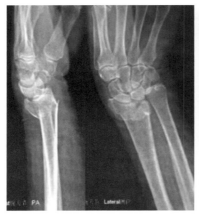
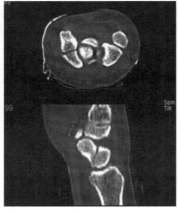
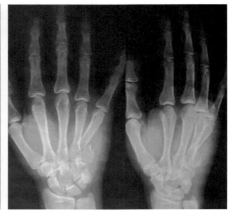

图3-2-13　左伸直型桡骨远端骨折　　图3-2-14　左舟状骨骨折　　图3-2-15　右第五掌骨骨折

⑯指骨骨折（图3-2-16）：手指伸屈功能受限，若存在明显移位时，近节、中节指骨骨折会出现成角畸形，而末节指骨基底部背侧撕脱骨折会导致锤状指畸形，手指不能主动伸直。

（2）下肢骨折特殊症状与体征。

①股骨颈骨折（图3-2-17）：伤后一般无法站立或行走，囊内骨折多无明显肿胀，但囊外骨折且移位明显者可见明显肿胀。患髋内收，轻度屈曲，下肢内收和外旋，伴缩短畸形，大粗隆上移并有叩击痛，腹股沟韧带中点处压痛，足跟纵轴叩击痛阳性，骨传导音减弱。嵌插骨折或疲劳骨折的临床症状不明显，患肢无畸形，有时患者仍可步行，易漏诊。

②股骨粗隆骨折（图3-2-18）：患侧下肢短缩、内收及外旋畸形明显。检查时患侧大粗隆升高上移，患肢纵轴叩击痛阳性。

③股骨干骨折（图3-2-19）：伤肢肿胀严重，大腿明显增粗，多数伴有明显短缩、成角、旋转畸形和异常活动。严重移位的下1/3骨折，可能损伤腘窝部神经和血管，导致腘窝部出现巨大血肿，小腿感觉障碍，足背胫后动脉减弱或消失，末梢血循障碍等。由于疼痛和出血，可能会引起创伤性休克。

④股骨髁骨折（图3-2-20）：股骨远端疼痛剧烈，肿胀明显，膝关节活动障碍。股骨髁增宽，可见短缩，成角或旋转畸形。应注意肢体远端有无合并神经、血管、韧带、半月板损伤的体征。

⑤髌骨骨折（图3-2-21）：伤后膝关节疼痛剧烈，肿胀明显，可出现浮髌试验阳性，患肢常处于伸膝位，膝关节伸膝活动障碍。

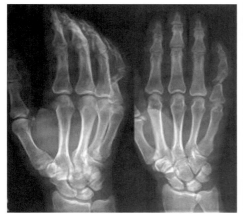

图3-2-16 右第五指骨骨折

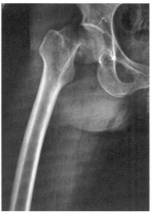

图3-2-17 右股骨颈骨折

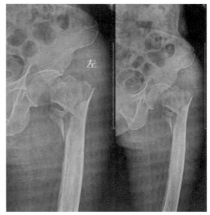

图3-2-18 左股骨粗隆间骨折

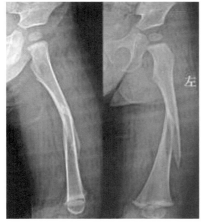

图3-2-19 左股骨干骨折

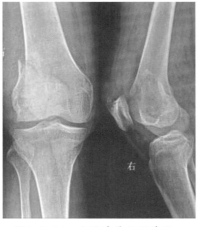

图3-2-20 右股骨外侧髁骨折

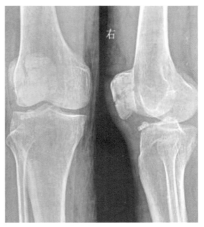

图3-2-21 右髌骨骨折

⑥胫骨平台骨折（图3-2-22）：胫骨平台压痛明显，可出现张力性水疱。伤膝可有内或外翻畸形，并可有横径或前后径增宽，骨折局部可出现不同程度的成角、短缩及旋转畸形。

⑦胫腓骨骨折（图3-2-23）：严重者可能导致局部软组织损伤严重，甚至破损，骨折断端自内向外刺破皮肤。若伴有血管、神经损伤，可出现相应的表现，严重软组织损伤者可出现骨筋膜室综合征表现。

⑧踝关节骨折（图3-2-24）：踝部肿胀、疼痛、压痛明显，可见皮下瘀斑，踝部可呈内翻或外翻畸形，活动功能障碍。

⑨跟骨骨折（图3-2-25）：严重骨折可能导致足跟部增宽，出现内翻或外翻畸形，足弓减小或消失呈扁平足，不能负重站立及行走。

⑩趾骨骨折（图3-2-26）：足趾可有成角畸形，常并发趾甲周围软组织挫裂伤，甲床瘀血等。

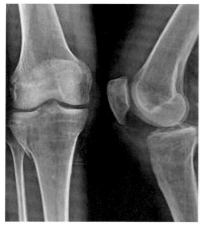
图3-2-22　右胫骨平台外侧髁骨折

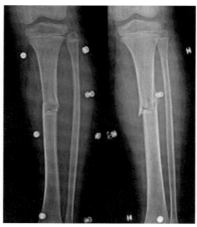
图3-2-23　左胫骨骨折

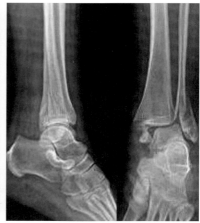
图3-2-24　左踝关节外旋骨折

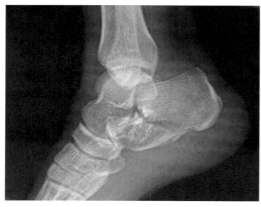
图3-2-25　右跟骨骨折

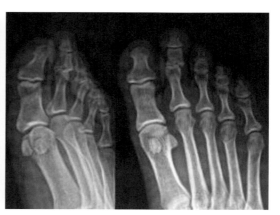
图3-2-26　右第二趾骨骨折

3.辅助检查

（1）X线检查。X线是骨折时首选且常规的检查方法。对怀疑骨折或临床表现已明确骨折者都应进行X线检查，以了解骨折的部位、类型以及移位情况，有助于指导治疗。正位片可明确显示骨折类型及上下移位情况。如正位片不易发现骨折后重叠移位，必要时可拍切位片。有些轻微的裂缝骨折在急诊拍片时未见明显骨折线，应于伤后2周拍片复查。此时骨折断端吸收，常可出现骨折线。

（2）CT检查。CT尤其是三维CT具有高分辨率、无重叠和图像后处理的优点，对于早期、不典型病例和复杂解剖部位的骨折具有重要意义，能够弥补X线检查的不足，并清晰地显示骨折的部位和程度。

（3）MRI检查。磁共振可提供横轴面、矢状位、冠状位或任意断层的扫描图像。所获图像清晰而精细，分辨率高，对比度好，信息量大，尤其是对软组织层次的显示较好。

（二）治疗

1. 非手术治疗

（1）张氏手法复位、杉树皮夹板外固定。根据骨折部位及类型，巧妙地利用张氏正骨十二法，矫正骨折端重叠移位达到解剖复位。复位后使用金黄散伤膏、桃花纸、杉树皮夹板、棉垫、绷带、三角巾等进行包扎固定。根据外固定松紧度，一般每5～7天进行复查换绑，固定时间6～8周（图3-2-27、图3-2-28）。

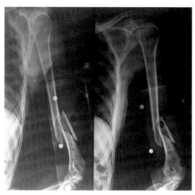

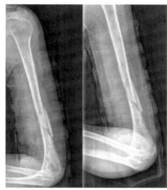

图3-2-27　左肱骨干骨折　　　　　图3-2-28　骨折整复后

（2）牵引复位。诊断明确后，患肢应立即制动，并予以骨牵引或皮牵引。对骨折移位较明显者，可先行张氏手法整复。下肢骨折患肢在牵引后，须用丁字鞋将患肢固定在外展、足部中立位。

2. 手术治疗

（1）切开复位内固定术。根据骨折类型，可采用克氏针、吸收棒（钉）、接骨板、螺钉、髓内钉、钢板等材料进行切开复位内固定。

适应证：一是骨折移位明显，严重压迫皮肤；二是开放骨折，或合并神经血管损伤；三是患者对外形要求较高，尤其是年轻女性；四是多发创伤或粉碎性骨折；五是骨折端软组织嵌插，闭合复位失败；六是关节内骨折；七是陈旧性骨折畸形愈合、不愈合；八是患者不耐受长时间制动，例如帕金森病、癫痫等。

（2）非开放复位固定术。例如闭合复位经皮克氏针内固定、微型外固定支架固定等。

（3）截骨术。对于愈合较为困难或一些陈旧骨折可施行截骨术，例如股骨粗隆间内移截骨术、孟氏截骨术等，具有手术患肢缩短少，有利于骨折愈合和功能恢复等优点，但目前已较少应用，逐步被关节置换术等治疗方法代替。

（4）关节置换术。例如肱骨近端骨折导致肱骨头坏死可考虑行肩关节置换术。

（5）关节融合术。累及关节的粉碎性骨折无法良好复位，较大面积的关节软骨剥脱损伤，陈旧性骨折畸形愈合或已发生创伤性关节炎患者，适宜行关节融合术，如陈旧性踝关节骨折脱位超过3个月。

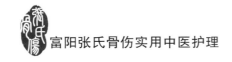

（三）护理

四肢骨折住院患者的常规护理内容，详见本章第一节，中医适宜技术与特色护理根据患者不同病情主要有以下内容。

1. 疼痛

评估疼痛的程度、性质、原因、伴随症状，根据患者情况选择合适的疼痛评估工具评分，记录具体分值。

在护理过程中，做好情志护理，指导患者采用听音乐、深呼吸等松弛疗法，放松身体，舒畅情绪，转移注意力，缓解疼痛。

对疼痛剧烈且诊断明确者，按医嘱给予药物止痛剂，以减轻痛苦，注意观察药物的疗效和反应。

遵医嘱予以耳穴贴压，减轻疼痛，常用穴位：骨折相应部位、神门、枕、皮质下、交感、肝、肾、脾等。

观察患处伤口情况，若因伤口感染引起疼痛，应及时告知医生，尽早清创并遵医嘱应用抗生素治疗；若患肢除了疼痛，还有麻木、皮温降低、皮肤苍白或青紫、脉搏减弱或消失等血液灌注不足表现，应立即平放患肢，松解外固定，严禁局部按摩、热敷，并尽量减少活动以免加重组织缺血。在骨筋膜室综合征早期，患肢疼痛可进行性加重，镇痛药常不能缓解时，应及时告知医生，做好肢体切开减压准备。

2. 肿胀

评估肿胀的程度、范围、伴随症状、肢端末梢血循情况，必要时观察生命体征的变化。若发现患肢青紫、发绀、肿胀、疼痛、麻木、动脉搏动减弱或消失，患侧和健侧皮肤感觉、运动不同等情况，应及时报告医师进行处理。

遵医嘱对骨折早期肿胀明显患者局部进行冷疗，注意防止皮肤冻伤，观察治疗效果。

护理过程中，一旦出现骨筋膜室综合征表现，立即将患肢平放于心脏水平，并通知医生解开纱布、夹板、石膏等固定，严重者须拆除固定物，并做好肢体切开减压术前准备。

遵医嘱使用硫酸镁湿敷或甘露醇静脉滴注促进消肿，并监测肾功能、电解质等指标。

遵医嘱对肿胀明显患者局部予金黄散伤膏外敷或芒硝中药封包外敷，并观察疗效（图3-2-29）。

遵医嘱予张氏经典方中医定向透药治疗，观察治疗效果（图3-2-30）。在治疗过程中，注意观察局部反应和药物的作用，有严重张力性水疱和使用后过敏者应避免使用。

3. 术后出血

严密观察患者手术切口情况，若切口敷料外观渗血明显或引流管引流血液在短时间内明显增多，可怀疑切口出血，应立即告知医生，检查切口以明确出血状况和原因。

密切观察并记录引流液的性状、量和颜色的变化。

术后密切观察患者生命体征、神志和尿量的变化，评估有无低血容量休克的早期表现。

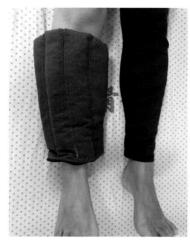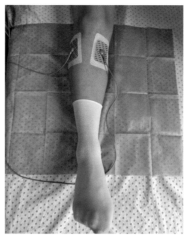

图3-2-29 芒硝中药封包外
敷消肿

图3-2-30 张氏经典方中医
定向透药治疗

当切口少量出血时，一般经过更换敷料、加压包扎或遵医嘱使用止血药物即可止血；如果出血量大时，应加快输液速度，遵医嘱输血或血浆，并做好再次手术止血的准备。

4.感染

进行骨科手术前，做好术前皮肤准备工作，严格执行无菌操作技术。

向患者讲解导致感染发生的危险因素，并指导患者掌握预防感染的措施。

对于开放性骨折患者，应保持伤口清洁、敷料干燥，术后密切观察手术切口情况，如有伤口或切口疼痛加重，局部出现红、肿、热、痛等感染相关的早期征象，应立即告知医生进行处理。

加强营养支持，增强患者抵抗力，建议并指导患者摄入富含高蛋白和维生素的食物，如瘦肉、鱼、蛋、牛奶和蔬菜等。

遵医嘱合理使用抗生素，使用之前做好皮试，观察有无用药不良反应。

感染早期给予局部理疗，并使用抗生素。对于化脓切口，需拆除部分缝线，充分敞开切口，清理切口后，进行引流排脓，并定期更换敷料，争取二期愈合；在需行二期缝合的情况下，做好术前准备。

若患者为耐药菌感染，按要求进行隔离，并采取相应的防护措施，限制探视。

5.预防深静脉血栓

观察患者肢体皮肤颜色、温度、活动度、感觉及肿胀情况，同时观察患者呼吸系统情况，有无胸闷气促、发绀等症状。

向患者讲解下肢深静脉血栓形成的相关知识及预防措施。

告知患者戒烟酒，鼓励患者多饮水，建议每天饮水量在2000毫升以上。进食易消化、行气软坚润肠的食物，如橘子、香蕉等，保持大便通畅。

鼓励患者早期活动并进行功能锻炼，穿宽松衣裤，以保持全身气血通畅。

积极保护静脉，通过静脉用药时，避免反复穿刺。尽量不使用下肢静脉进行输液。

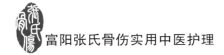

遵医嘱使用深静脉血栓物理防范措施，如下肢气压泵（图3-2-31）、弹力袜等，并密切观察不良反应。

根据患肢选择合适尺寸的弹力袜（图3-2-32），指导患者正确穿脱弹力袜，以促进下肢静脉回流，并观察记录皮肤情况。

遵医嘱使用抗凝药物，并观察治疗效果及药物不良反应。

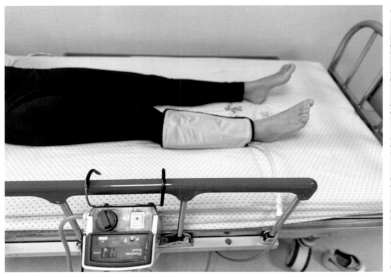
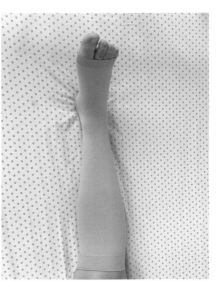

图3-2-31　下肢气压泵治疗预防深静脉血栓形成　　　　　图3-2-32　弹力袜正确穿法

6.关节僵硬

评估患者骨骼、肌肉、运动系统功能退化的危险程度。

向患者反复讲解关节僵硬可能带来的不良后果，帮助患者树立信心，并激发其主动参与功能锻炼的积极性。

将患肢处于功能位，上肢骨折可根据骨折部位，选择适合的肘关节屈曲角度，三角巾悬吊于胸前。卧床时患肢可用软枕垫起，减轻受伤组织的张力。

根据患者的病情，在不影响骨折愈合的前提下，遵医嘱制订并实施功能锻炼计划，嘱患者及家属锻炼时注意循序渐进，以防发生错位，影响功能恢复。

遵医嘱予穴位按摩，如肱骨骨折的患者可按摩肩井穴、肩贞穴、肩髃穴和阿是穴等，并观察治疗效果。

必要时按计划给予疼痛控制方法，以减少患者因痛苦而拒绝活动患肢情况的发生。

7.便秘

密切观察患者排便情况，评估每日排便的时间、次数、性质，以及腹胀、腹痛的情况，分辨实秘还是虚秘。

注意患者是否因排便用力过度而出现虚脱等并发症，注意年老患者可因用力排便诱发心痛、中风等。

培养每日晨间、早餐后定时排便的习惯，卧床制动患者鼓励在床上排便。对于脾肾阳虚患者，病室宜温暖向阳，及时增添衣被，注意腹部保暖。

指导并协助患者床上翻身和起坐等活动。指导顺时针方向按摩腹部以促进肠蠕动，每日2～3次，每次10～15分钟。

饮食宜清淡并且富含纤维素。晨起空腹可饮淡盐水，有助于预防便秘的发生。热秘者宜多食清凉润滑之物，如黄瓜、梨、苦瓜等；气秘者宜多用行气软坚润肠之物，如香蕉、橘子等；气虚者宜多食健脾益气润肠之物，如山药、扁豆等；血虚、阴虚者宜多食滋阴养血润燥之物，如芝麻、花生、蜂蜜等；阳虚者宜多用温阳通便之物，如韭菜、羊肉等。

向患者解释情志不和易导致肝气郁结，大便干结，指导患者采用自我调适的方法，保持心情舒畅，避免情志所伤。

通过辨证论治，采取相应的措施。遵医嘱可予耳穴贴压、穴位按摩、便秘推拿（图3-2-33）、穴位敷贴、拔罐等治疗。如热秘者予生大黄穴位敷贴神阙穴联合中药热罨包治疗（图3-2-34）；气虚秘者可艾灸气海、关元、脾俞、胃俞、天枢等穴；便秘严重者也可遵医嘱予通便润肠药物使用或行灌肠法，并观察用药后有无腹泻或泻下不止的情况，做好记录。

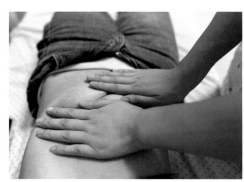 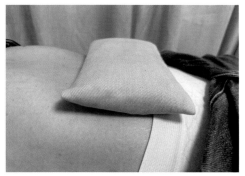

图3-2-33　便秘推拿　　　　图3-2-34　神阙穴生大黄穴位敷贴
联合中药热罨包治疗便秘

8.尿潴留

保持病室整洁，提供舒适隐蔽的排尿环境。观察患者小腹膨胀、尿量、尿色、尿液性质及次数等情况并详细记录。

排尿点滴不畅，或欲尿而不得出或闭塞不通者，可行诱导排尿，如听水流声，用温水冲洗会阴部等措施。变换体位、下腹部热敷或膀胱区局部按摩亦可促进排尿。

术前指导患者练习床上排尿，不习惯床上排尿者，病情允许情况下可协助坐起排尿，或遵医嘱予留置导尿，并做好导尿管及会阴护理等，以防感染。

饮食宜清淡富营养、易消化为原则，多食新鲜水果蔬菜，忌辛辣肥甘、助火生湿之品。留置导尿患者，鼓励多饮水，起到尿液冲刷作用，减少尿路感染的发生。

做好情志护理，给予解释安慰，疏导情绪，可通过听音乐、读书看报等方式转移注意力，解除焦虑、紧张等思想顾虑，配合治疗和护理，以利于缓解尿潴留症状。

遵医嘱予艾灸、穴位按摩等治疗。如脾肾虚弱者可艾灸气海、关元、中极等穴，并注意观察局部皮肤情况及治疗效果。

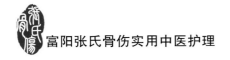
9. 压力性损伤

评估压力性损伤风险，必要时建翻身卡、挂警示标识，加强交接班。

保持床单整洁平整，无皱折、无碎屑，必要时可使用气垫床，协助患者每2小时翻身1次，并指导患者做抬臀动作，正确使用便盆及减压工具。

注意骨隆突及受压部位的皮肤保护，给予六一散中药涂擦，局部组织受压部位可选择水胶体、泡沫贴等，也可遵医嘱予穴位按摩。

高风险患者给予营养支持，指导患者多食肉类、鸡蛋、牛奶等蛋白质丰富食物等。

老年、皮肤感觉障碍和营养不良患者，告知并指导陪护勤换洗，清洗时水温控制在40℃左右，避免用力搓、擦、洗骨突受压部位。

已发生压力性损伤的患者（图3-2-35），应评估、处理并记录皮肤损伤情况，包括损伤面积、深度、渗出和变化等，根据分期给予相应护理措施。可遵医嘱联合局部艾灸，收敛、干燥疮面，以促进愈合。

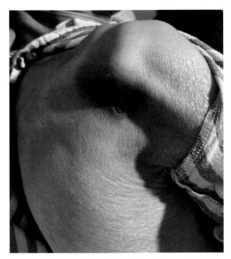

图3-2-35　患者肩部发生压疮

10. 睡眠形态紊乱

保持病房安静，光线柔和，温湿度适宜，为患者创造良好的睡眠环境。保持床单干净与整洁。督促患者按时就寝，养成良好的作息规律，睡前可泡足以促进睡眠。

观察患者睡眠规律，包括睡眠时间、睡眠深度以及睡眠质量等，评估患者睡眠形态紊乱的原因、严重程度和伴随症状等，及时调整护理计划，并采取相应护理措施。

饮食宜清淡易消化，睡前少饮水，晚餐不宜过饱。入睡前忌浓茶、咖啡及辛辣刺激性黏滑滋腻食品。对于心脾两虚、心虚胆怯者，应多食山药、大枣等补益气血、益气安神之物；心肾不交者应多食百合、莲子等养阴降火之品；肝火扰心者宜多食菊花、芹菜等清肝泻火之物；而对于痰热扰心者则宜多食白萝卜、海蜇、山楂等清热化痰之物。

遵医嘱予耳穴贴压，取神门、枕、心、皮质下、垂前、交感等穴，若心脾两虚者加脾，心虚胆怯者加胆，心肾不交者加肾，肝火扰心者加肝，痰热扰心者加胃，并观察治疗效果。

遵医嘱予失眠推拿（图3-2-36），按揉头面部及颈部经络穴位，如印堂、神庭、百会、太阳、攒竹、风池、安眠、廉泉、承浆等。

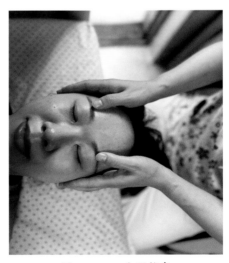

图3-2-36　失眠推拿

遵医嘱予手指点按涌泉穴，并予吴茱萸穴位敷贴涌泉穴，以安神助眠。

对于症状严重者，遵医嘱予安神药物。安神药宜睡前30~60分钟服用，并观察治疗效果。

如身有痛处导致的睡眠形态紊乱，应根据具体情况采取措施缓解疼痛，以确保患者能够舒适入眠。

11.恶心呕吐

根据患者病情，对使用麻醉药品或术后使用静脉自控镇痛泵的患者评估其恶心呕吐症状。

做好患者的口腔护理，饮食调护。若患者发生呕吐症状，应协助其将头偏向一侧，及时清除呕吐物。对于使用镇痛泵的患者，需要暂停使用。

遵医嘱予中药热罨包联合姜半夏穴位敷贴神阙穴以预防和治疗术后恶心呕吐症状，并观察治疗效果。

遵医嘱予耳穴贴压，取神门、枕、食道、贲门、胃、十二指肠、肝、脾等穴，并观察治疗效果。

对于呕吐严重者，遵医嘱使用止吐药物，并观察有无不良反应。

（四）康复

骨折康复的总目标是促进骨折肢体关节活动的恢复、保持肌肉力量，并恢复肢体日常生活及工作能力。早期阶段尽可能保持关节肌肉功能，后期则着重恢复肌肉关节功能至受伤前水平。

1.锁骨骨折（保守治疗）康复

（1）早期康复训练。伤后0~2周，骨痂还未形成，患处疼痛感明显，通常不可做肩关节活动。可进行手掌握拳、伸指、分指练习，还可进行握拳、腕关节掌屈背伸练习，以促进血液循环，防止关节粘连。

（2）中期康复训练。伤后2~8周，疼痛感减轻，骨痂逐渐形成，此时可解除吊带制动，开始进行被动做肩关节外旋、内旋、外展、前屈等角度的练习，再逐渐过渡到主动锻炼。

（3）后期康复训练。伤后8~12周，骨折愈合时，可进行肩胛骨控制训练、体操棒肩上举活动度练习，以及屈肘90°练习等，逐渐恢复关节功能。此外，还可进行肩外展、外旋和内旋等训练，以锻炼肌力。具体训练需在医生的指导下进行。

2.肱骨近端骨折康复

（1）术后解剖骨折复位及内固定牢固，即可鼓励患者立即进行肘关节、腕关节和手的主动、被动ROM训练。

（2）术后第一天至第一次术后复诊，根据医嘱和患者疼痛评分，进行温和、患者主导、被动的ROM训练和肩部钟摆运动（图3-2-37）。

（3）术区拆线后，如内固定无松动，患者可在医师及康复师指导帮助下，完成家庭训练，被动肩前屈达160°，被动肩外旋达40°。

（4）术后4~6周，可在康复师帮助下开始辅助肩外展和屈曲活动。

（5）术后8~10周，加入三角肌等长训练和肩袖肌群

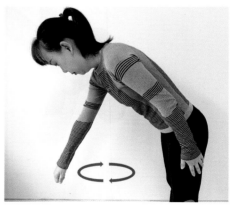

图3-2-37　肩关节钟摆活动：站立位，双脚分开与肩同宽，上半身稍向前倾，患侧上肢做画圆钟摆动作

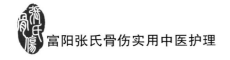

力量训练，并使三角肌完成抗阻训练。

（6）术后10～12周，增加肩袖肌群力量训练。

3.肱骨干骨折康复

（1）术后3周内。鼓励患者麻醉恢复后，即可进行康复锻炼。在医生及康复师指导下，进行肘、腕、手关节AROM/AAROM训练，不训练时应用吊袖或吊带固定。开始钟摆训练及仰卧位下肩AROM/AAROM训练，注意应避免旋转应力。

（2）术后3～6周。为提高伤口康复速度和舒适度，应停止吊带及吊袖的使用。患者可开始少量的日常生活活动，如进餐、梳头等。开始坐位或站位肩关节ROM训练及无阻力举、拉、推等。在康复师指导下进行肩关节等长训练，如内外旋、伸展、外展等。

（3）术后7周～2个月。患者可根据自身情况提升自理活动，并在康复师指导下，进行少量功能性强化训练及肩关节内、外AROM/AAROM训练。若术后10～12周X线检查显示有足够的骨折愈合，可被允许进行抗阻训练和轻举。

4.肘关节周围骨折康复

（1）伤后1周内。患肢勿负重，手术治疗患者根据医嘱及患者疼痛、肿胀情况，开始CPM训练，可进行小幅度主动屈伸肘关节。

（2）伤后2～4周。患肢不应负重，手术治疗患者根据医嘱及患者疼痛、肿胀情况，CPM训练逐渐增加主动屈伸肘关节幅度，对于无移位稳定骨折保守治疗患者可在医生或康复师指导下小幅度主动屈伸肘关节。

（3）伤后4～6周。复查X线检查，根据骨折骨痂情况，在康复师指导下进行患肢肘关节肌肉力量锻炼及负重锻炼，并适度增加肘关节屈伸主动活动。

（4）伤后7～12周。如X线检查显示骨折正常愈合，可逐渐过渡至全负重。同时，最大限度地进行各关节的主动与被动活动，并增强屈伸肌肉抗阻力锻炼。

5.桡尺骨骨折康复

（1）术后解剖骨折复位及内固定稳定后，即可做伸屈指、掌、腕关节活动，患肢做主动肌肉收缩活动。

（2）伤后2～4周，肿胀消除后除继续以上训练外，应逐渐做肩、肘关节活动，其方法是：将健手托住患肢腕部，做肩、肘前屈、后伸，然后屈曲肘关节，同时上臂后伸。

（3）骨折愈合后的锻炼：骨折愈合后，增加前臂旋转活动及用手推墙动作，使上、下骨折端产生纵轴挤压力。

6.股骨颈骨折（空心钉内固定术后）康复

（1）术后0～1周。待麻醉消退后立即开始活动足趾及踝关节，进行踝泵训练（图3-2-38、图3-2-39）；尽可能多做股四头肌和臀大肌的等长收缩；术后根据医嘱及患者肢体肿胀情况、疼痛评分等，进行CPM练习，30分钟/次，2次/日；在患者病情允许的情况下尽量活动上肢，增加上肢肌力；指导患者进行深呼吸、扩胸和拍背运动，有利于增加肺活量，减少呼吸道分泌物，预防感染及肺栓塞。

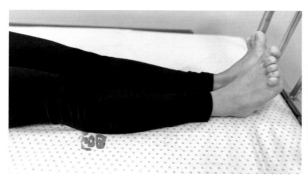

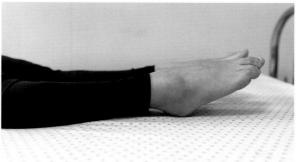

图3-2-38　踝泵运动：背伸，大腿放松，缓慢勾脚尖至最大限度，维持5～10秒

图3-2-39　踝泵运动：跖屈，大腿放松，缓慢绷脚尖至最大限度，维持5～10秒

（2）术后2～4周。继续前述练习，并增加强度。坐位勾脚练习（图3-2-40），30次／组，组间休息30秒，连续练习4～6组，2～3次／日；进行主动髋伸屈练习：仰卧位，足不离开床面，足向臀部缓慢滑动屈膝，保持10秒后缓慢伸直；进行上肢支撑肌肉（胸大肌、背阔肌、肱三头肌等）的抗阻练习。

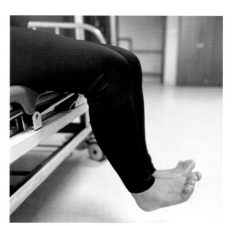

图3-2-40　坐位勾脚练习：坐于床边，双下肢自然下垂，保持膝盖屈曲，缓慢勾脚至最大限度，保持5～10秒后放松

（3）术后3～6个月。经CT检查，在骨折愈合的前提下，进行负重及平衡练习。负重由1/4体重→1/3体重→1/2体重→2/3体重→4/5体重→100%体重逐渐过渡；增加直腿抬高肌力练习（图3-2-41），10次／组，2组／日；仰卧位时，患肢伸直进行主动髋内收、外展运动，以及俯卧位时患肢伸直向后抬高的伸髋练习（图3-2-42）。此期应加强患者的灵活性训练，强化肌力及关节稳定性，增加髋关节各组肌群的主动与抗阻练习、斜板站立练习和坐位与站位转换练习；进行静蹲练习（图3-2-43），随力量增加逐渐增加下蹲角度，2分钟／次，间隔5秒，连续练习5次，每日连续练习2组；进行跨步练习，包括前后、侧向跨步练习，20次／组，5组连续训练，每日训练2次（图3-2-44、图3-2-45）。

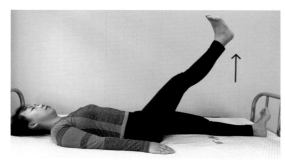

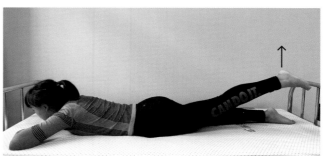

图3-2-41　直腿抬高：仰卧位，躯干保持中立，双腿保持伸膝，一条腿勾起脚尖至最大限度后，缓慢抬高至与床面呈45°，保持5～10秒后，缓慢放下

图3-2-42　俯卧位伸髋练习：俯卧位，躯干保持中立，双腿保持伸膝，骨盆紧贴床面，缓慢抬起患肢使大腿前侧离开床面，保持5～10秒后，缓慢放下

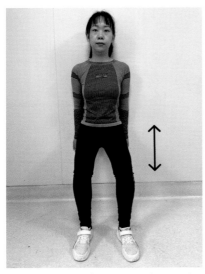
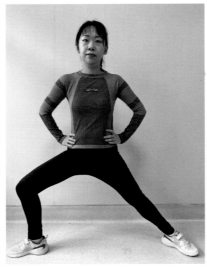
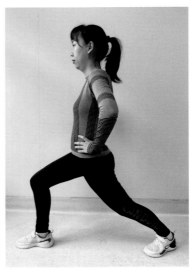

图3-2-43　背靠墙站立，脚尖朝前，
足跟离墙15～30厘米。
屈髋屈膝至45°时暂停5秒，
然后向上滑回起始站立位置

图3-2-44　侧向跨步

图3-2-45　前后跨步

7.股骨干骨折康复

（1）术后0～2周。麻醉消退后开始活动足趾及踝关节，同时进行踝泵练习，10分钟/组，1组/小时；股四头肌及腘绳肌等长收缩练习，大于300次/日，但在不增加疼痛的前提下，尽可能多地进行练习；术后复查X线显示内固定稳定后，即可开始CPM练习，练习角度根据患者疼痛评分、肢体肿胀及引流管影响适度调整，30分钟/次，2次/日，练习后即刻冰敷30分钟；根据术式患者开始负重训练，负重由1/4体重→1/3体重→1/2体重→2/3体重→4/5体重→100%体重逐渐过渡。

（2）术后3～4周。直腿抬高肌力练习，10次/组，3～4组/日；后抬腿练习，10次/组，3～4次/日；俯卧位"勾腿练习"（图3-2-46），10次/组，每次保持10～15秒，每次间隔5秒，4～6组连续练习，组间休息30秒；主动关节屈伸练习，10～20次/组，1～2组/日。如内固定稳定，骨折愈合良好，力求在6～8周左右完成髋膝关节全角屈曲。

（3）术后5周至3个月。监测患者肌力和平衡功能，加强肌力和平衡训练。坐位抱腿，在骨折愈合程度允许的前提下进行。在髋关节感到疼痛处保持5～10分钟/次，1～2次/日；抗阻伸膝练习，10次/组，每次保持10～15秒，每次间隔5秒，4～6组连续练习，组间30秒；提踵练习（图3-2-47），2分钟/次，休息5秒，3～5次/组，2～3组/日。

（4）术后4～6个月。旨在强化肌力及关节稳定性，逐渐、全面恢复日常生活各项活动。静蹲练习，随力量增加逐渐增加下蹲的角度（角度在90°～100°），2分钟/次，间隔5秒，每组连续5～10次，2～3组/日；跨步练习，包括前后和侧向跨步练习，20次/组，组间休息45秒，4～6组连续练习，每日2～4次；患侧单腿蹲起练习，要求缓慢、用力、有控制，20～30次/组，组间间隔30秒，2～4组/日。

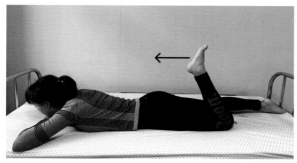
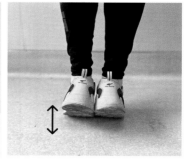

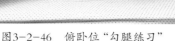
图3-2-46　俯卧位"勾腿练习"　　　　　　图3-2-47　提踵练习

8.股骨远端骨折康复

（1）术后0~2周。麻醉消退后立即开始活动足趾及踝关节，同时进行踝泵训练，5分钟/组，1组/小时，保持膝关节的伸直位；股四头肌和臀大肌的等长收缩，尽可能多地进行练习；术后复查X线显示内固定稳定后，即可开始CPM练习，练习角度根据患者疼痛评分、肢体肿胀情况适度调整，每天使用时间4小时，分4次进行，每次间隔2小时，每次达到最大角度后维持30分钟，关节活动度训练在术后2周内尤为重要；通过将踝关节垫高10~20厘米进行膝关节伸直练习；同时引导患者进行深呼吸、扩胸和拍背运动，有利于增加肺活量，减少呼吸道分泌物，预防感染及肺栓塞。

（2）术后2~4周。直腿抬高训练，10次/组，每次保持10~15秒，每次间隔5秒，连续练习4~6组，组间休息30秒，可根据情况适当增加阻力；膝关节主动屈曲练习；髌骨松动（图3-2-48），指导患者用拇指、示指抓住髌骨上下、左右推动，使髌骨恢复其活动度，每方向20次，2~3次/日；主动辅助关节屈曲活动度，包括坐位垂腿（适用于0°~95°）、仰卧垂腿（屈曲角度大于90°）、坐位抱腿（图3-2-49），极限处保持10分钟，1次/日。一般术后4周膝关节被动屈曲角度超过90°，伸直0°。

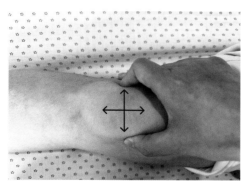
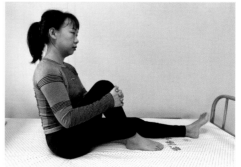

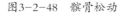
图3-2-48　髌骨松动　　　　　　图3-2-49　坐位抱腿

（3）5周至3个月。根据骨折愈合情况逐渐开始部分负重行走，负重练习一般为术后6周开始1/4~1/3负重，术后8周1/3负重，术后10周1/2负重，术后12周接近完全负重；平衡练习，患者完全负重后加强平衡训练，10分钟/次，2次/日；前后和侧向跨步练习，10次/组，组间休息45秒，连续练习4~6组，每日练习2~4次；肌力练习，包括"勾腿练习"及

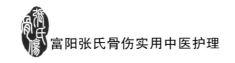
抗阻伸膝练习，10次／组，每次保持10~15秒，每次间隔5秒，连续练习4~5组，组间休息30秒。

9.髌骨骨折康复

（1）阶段一（0~2周）。

①术后48~72小时内，当患者麻醉清醒后，予患处冰敷，每天三次，每次20分钟。

②使用铰链式支具将膝关节固定在伸展位，并借助腋杖在可承受范围内进行负重练习。

③仰卧位足跟滑动训练：患者仰卧，使用健侧腿或毛巾辅助膝关节屈曲。保持屈曲最大位5秒后，伸直膝关节，重复10次为一组，每天2组，目标在2周内屈曲角度达到90°。

④坐位足跟滑动训练：患者坐在椅子上，将足跟向椅子下面滑动直到最大限度屈曲，同时保持双足不动，上半身在椅子上向前滑动，增加膝关节屈曲范围，保持5秒，然后伸直腿重复以上动作，每组10次，每天2组，目标在2周内屈曲角度达到90°。

⑤股四头肌激活训练：患者仰卧或坐位，用力收缩股四头肌并用力将膝关节伸直保持5秒。足跟下方可放置毛巾卷让膝关节更进一步伸展和激活股四头肌，每组10次，每天2组。

⑥直腿抬高训练：患者仰卧位，收缩股四头肌保持腿部伸直，将整条腿抬离床面，在45°保持1~2秒，然后缓慢降低，每组10次，每天2组。

⑦踝泵运动：应尽可能多地练习，以促进血液循环。

（2）阶段二（2~6周）。

①使用铰链式膝关节支具固定在伸膝位，在承受范围内进行负重练习，逐渐过渡到脱离拐杖。

②不佩戴支具进行运动康复训练。

③继续仰卧位足跟滑动训练、坐位足跟滑动训练、股四头肌激活训练、直腿抬高训练，每组20次，每天3组，目标是在6周内膝关节屈曲角度达到120°。

④站立位提踵：患者站立位，同时收缩股四头肌保持膝关节伸直，脚尖站立抬起足跟保持1秒，然后慢慢回落。每组20次，每天3组。

⑤站立位屈膝：患者面向墙壁站立，以墙为支撑，缓慢屈曲患侧膝关节，使足跟靠近臀部，每组20次，每天3组。

⑥髋关节外展运动（图3-2-50、图3-2-51）：健侧卧位，保持患侧膝关节伸直位并抬高到45°，保持1秒，然后慢慢降低，每天20次。

（3）阶段三（6~12周）。

①停止使用支具。

②继续仰卧位足跟滑动训练、坐位足跟滑动训练，当恢复到完全屈曲范围后可停止训练。每组20次，每天3组。

③继续股四头肌激活训练，每组20次，每天3组。

④直腿抬高训练：可在踝关节处增加0.5~2.5千克的负荷。每组10次，每天3组。

⑤继续站立位提踵、站立位屈膝训练，每天3组，每组20次。同时继续进行髋关节外展运动，每天20次。

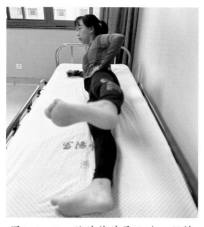
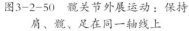

图3-2-50　髋关节外展运动：保持
肩、髋、足在同一轴线上

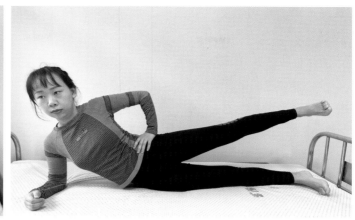

图3-2-51　髋关节外展运动

⑥靠墙蹲训练：患者背靠墙站立，脚尖朝前，足跟离墙15～30厘米。屈髋屈膝至45°时暂停5秒，然后向上滑回起始站立位置。每组20次，每天3组。

⑦牵伸：除了肌力训练，牵伸训练也十分重要。牵伸动作主要是俯卧位股四头肌牵伸、腘绳肌牵伸和腓肠肌牵伸。每个牵伸动作维持15～20秒，每组重复5次，每天2组。

（4）阶段四（12～20周）。继续第三阶段的训练，但应减少组数和重复次数（2组，10～15次），以便有更多时间进行肌力训练、心血管训练和运动专项训练。肌力训练、心血管训练和运动专项训练隔天交替进行。

①肌力训练（3天/周）。

第三阶段训练：每天2组，每组重复10～15次，可适当减少阻抗。

座椅蹲站：患者站于座椅前，缓慢蹲下直到臀部接触座椅后立即站起回到起始站立位。每天3组，每组20次。

上下台阶：患者将患肢置于一个低平且稳定的踏板上，健肢离开地面，缓慢屈曲患侧膝关节，使健肢轻触地面。随后伸直患侧下肢回到起始位置。训练过程中保持平衡。踏板高度随患者情况逐渐增加。每组10～15次，每天2组。

单腿靠墙蹲：患者背靠墙站立，足尖向前，足跟离墙15～30厘米。保持患侧键侧肢体离开地面，屈曲患侧肢体髋、膝关节降低身体，直到膝关节屈曲45°，保持5秒后，身体沿着墙壁向上滑动回到起始位置。每组重复5～10次，每天3组。

单腿座椅蹲站：患者站立于座椅前，只弯曲患侧下肢缓慢向座椅蹲下，直到臀部接触到座椅后伸直下肢回到起始位置。每组重复5～10次，每天3组。

②心血管训练/运动专项训练（3天/周）。

在软质、平稳的表面轻微跑动，跑步时间从5分钟起，在4周时间内逐渐增加至30分钟。

速度和敏捷性训练：当患者能轻松完成30分钟直线跑步，且不会引起疼痛或肿胀时，可开始考虑速度和敏捷性训练。

（5）阶段五（20周后）。重返正常的旋转运动。

10.胫骨平台骨折康复

（1）术后0～1周。踝泵练习，用力、缓慢、全范围屈伸踝关节，5分钟/组，1～2组/小时，对促进血液循环、消退肿胀、预防深静脉血栓具有重要意义；股四头肌及腘绳肌等长收缩练习，在不增加疼痛的前提下尽可能多做，大于500～1000次/日；抬腿练习，包括直抬腿练习、侧抬腿练习和后抬腿练习，10次/组，每次保持10～15秒，每次间隔5秒，4～6组/日；术后复查X线显示内固定稳定后，即可开始CPM练习，练习角度根据患者疼痛评分、肢体肿胀情况适度调整，1～2小时/次，1～2次/日，练习后即刻冰敷20～30分钟；可以开始扶双拐下地行走，但患肢绝对不可落地负重。

（2）术后2～4周。髌骨松动，指导患者用拇指、示指抓住髌骨上下、左右推动，使髌骨恢复其活动度，每个方向20次，2～3次/日；主动辅助关节屈曲活动度，包括坐位垂腿（适用于0°～95°）、仰卧垂腿（屈曲角度大于90°）和坐位抱腿，极限处保持10分钟，1次/日，一般术后3个月膝关节被动屈曲角度与健腿完全相同即可；坐位伸膝，足垫高，于膝关节以上处加重物，完全放松肌肉，保持30分钟，1～2次/日。

（3）术后5周～3个月。负重练习，一般在术后6周开始1/4～1/3负重，术后8周1/3负重，术后10周1/2负重，术后12周接近完全负重。对于低能量损伤术后12～14周患者多可完全负重，而对于高能量Ⅴ、Ⅵ型损伤，负重练习需推迟到10～12周开始；平衡练习，5分钟/次，2次/日；前后、侧向跨步练习，10次/组，组间休息45秒，连线练习4～6组，每日练习2～4次；肌力练习，包括勾腿练习及抗阻伸膝练习，10次/组，每次保持10～15秒，每次间隔5秒，连续练习4～6组，组间休息30秒。

（4）术后4～6个月。静蹲练习，随力量增加逐渐增加下蹲的角度（小于90°），2分钟/次，间隔5秒，每组连续5～10次，2～3组/日；患侧单腿蹲起练习：20～30次/组，组间间隔30秒，2～4次/日；"台阶前向下"练习，20次/组，组间间隔30秒，连续练习2～4组，2～3次/日；ADL功能，包括变速行走、跨越障碍、拾取落地物件、上下楼梯。

11.胫腓骨骨折康复

（1）术后0～2周。术后麻醉恢复即可开始活动足趾，用力、缓慢、尽可能大范围地活动，5分钟/组，1组/小时；开始直抬腿练习：30次/组，组间休息30秒，连续练习4～6组，每日练习2～3次；开始膝关节屈曲练习，15～20分钟/次，1～2次/日；膝关节伸展练习，15～20分钟/次，1～2次/日；术后复查X线显示解剖骨折复位且内固定稳定，无韧带损伤情况下，患者可在医生及康复师指导下，可进行踝关节屈伸主动训练及踝关节内外翻活动度练习，根据患者疼痛、肿胀情况，在无或微痛范围内，逐渐增加角度和活动力度，10～15分钟/次，2次/日。

（2）术后2～4周。开始逐渐增加踝关节主动活动度练习，20～30分钟/次，3次/天，在6～8周内使踝关节的活动度（即活动范围）达到与健侧相同。

（3）术后4～8周。开始踝关节及下肢负重练习，包括前后、侧向跨步练习，20次/组，组间间隔30秒，连续练习2～4组，每日练习2～3次，要求动作缓慢、有控制、上体不晃动，力量增强后可双手提重物作为负荷或在踝关节处加沙袋作为负荷；强化踝关节周围的肌肉力量，包括抗阻"勾脚"、抗阻"绷脚"、坐位垂腿"勾脚"练习、抗阻内外翻练习等，30次/组，组间休息30秒，连续练习4~6组，每日练习2~3次，逐渐由抗橡皮筋阻力增加到扛沙袋等重物重量为阻力完成动作。

（4）术后8~12周。静蹲练习，加强腿部力量，以强化下肢功能和整个下肢的控制能力，2分钟/次，休息5秒，10次/组，2~3组/日；提踵练习，即用脚尖站立，2分钟/次，休息5秒，10次/组，2~3组/日，逐渐由双脚提踵过渡到单脚提踵；台阶前向下练习，力量增强后可双手提重物作为负荷或在踝关节处加沙袋作为负荷，要求动作缓慢、有控制、上体不晃动，20次/组，组间间隔30秒，连续练习2~4组，每日练习2~3次；下蹲训练，牵伸跟腱，患者下蹲时双侧足跟完全着地。

12.踝部骨折康复

（1）术后0~2周。术后麻醉恢复即可开始活动足趾，用力、缓慢、尽可能大范围地活动，5分钟/组，1组/小时；开始直抬腿练习：30次/组，组间休息30秒，连续练习4~6组，每日练习2~3次；开始膝关节屈曲练习，15~20分钟/次，1~2次/日；膝关节伸展练习，15~20分钟/次，1~2次/日；术后复查X线显示解剖骨折复位且内固定稳定，无韧带损伤情况下，患者可在医生及康复师指导下，可进行踝关节屈伸主动训练及踝关节内外翻活动度练习（图3-2-52、图3-2-53），根据患者疼痛、肿胀情况，在无或微痛范围内，逐渐增加角度和活动力度，10~15分钟/次，2次/日。

（2）术后2~4周。逐渐增加踝关节主动活动度练习，10~15分钟/次，3次/天，在6~8周内使踝关节的活动度（即活动范围）达到与健侧相同。

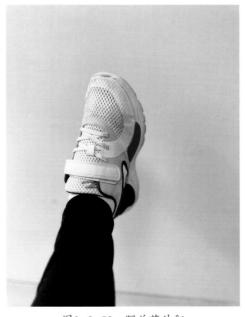
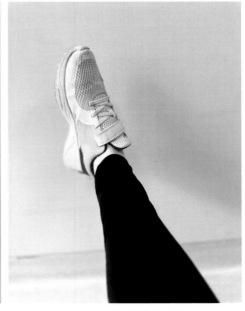

图3-2-52　踝关节外翻　　　　　　　图3-2-53　踝关节内翻

（3）术后4~8周。开始踝关节及下肢负重练习，包括前后、侧向跨步练习，20次/组，组间间隔30秒，连续练习2~4组，每日练习2~3次，要求动作缓慢、有控制、上体不晃动，力量增强后可双手提重物或在踝关节处加沙袋作为负荷；强化踝关节周围的肌肉力量，包括抗阻"勾脚"、抗阻"绷脚"、坐位垂腿"勾脚"练习和抗阻内外翻练习等，30次/组，组间休息30秒，连续练习4～6组，每日练习2～3次，逐渐由抗橡皮筋阻力增加到扛沙袋等重物重量为阻力完成动作。

（4）术后8～12周。静蹲练习，加强腿部力量，以强化下肢功能和整个下肢的控制能力，2分钟/次，休息5秒，10次/组，2～3组/日；提踵练习，即用脚尖站立，2分钟/次，休息5秒，10次/组，2～3组/日，逐渐由双脚提踵过渡到单脚提踵；台阶前向下练习，力量增强后可双手提重物或在踝关节处加沙袋作为负荷，要求动作缓慢、有控制、上体不晃动，20次/组，组间间隔30秒，连续练习2～4组，每日练习2～3次；下蹲训练，牵伸跟腱，患者下蹲时双侧足跟完全着地。

13.跟骨骨折康复

（1）术后0～2周。活动足趾，术后24小时开始足趾被动活动，用力、缓慢、尽可能大范围地活动足趾；术后48小时开始趾间关节和踝关节的主、被动活动，以屈伸活动为主并逐渐加强，5分钟/组，1组小时；开始直抬腿练习，30次组，组间休息30秒，连续练习4～6组，每日练习2～3次；开始膝关节屈曲及伸展练习，15～20分钟/次，1～2次/日；同时踝关节进行背屈和跖屈的等长收缩练习。

（2）术后2～8周。继续踝关节和足的活动训练，10～15分钟/次，2次/日；强化踝关节周围的肌肉力量，包括抗阻"勾脚"、抗阻"绷脚"、坐位垂腿"勾脚"练习、抗阻内外翻练习等，30次/组，组间休息30秒，连续练习4～6组，每日练习2～3次，逐渐由抗橡皮筋阻力增加到扛沙袋等重物的重量为阻力完成动作。

（3）术后8～12周。骨愈合后允许患足开始负重，进行踝关节及下肢负重练习，包括前后、侧向跨步练习，20次/组，组间间隔30秒，连续练习2～4组，2～3次/日，要求动作缓慢、有控制、上体不晃动，力量增强后可双手提重物作为负荷或在踝关节处加沙袋作为负荷；静蹲练习，加强腿部力量，以强化下肢功能和整个下肢的控制能力，2分钟/次，休息5秒，10次/组，2～3组/日；台阶前向下练习，力量增强后可双手提重物作为负荷或在踝关节处加沙袋作为负荷，要求动作缓慢、有控制、上体不晃动，20次/组，组间间隔30秒，连续练习2～4组，2～3次/日；3个月后可以开始由慢走过渡至快走练习；6个月后开始恢复体力劳动及运动。

（五）典型病例

病例一：胫腓骨骨折

一、基本信息：

姓名：张××；性别：女；年龄：57岁；婚姻情况：已婚；籍贯：浙江杭州；文化程度：小学；职业：农民。

入院时间：2022年1月08日；出院时间：2022年1月22日。

出院诊断：西医诊断：胫腓骨骨折累及踝关节（左），高血压；中医诊断：骨折病（气滞血瘀）。

二、病例介绍

1.主诉：摔伤致左踝部肿痛活动不利5小时。

2.简要病史：患者于2022年1月8日9：30骑车时摔伤致左踝部疼痛、肿胀、活动受限，行走站立不能，遂至我院门诊就医，查X线提示"左胫腓骨下端骨折，累及关节面"。患方为求进一步诊治，门诊拟"左胫腓骨骨折累及踝关节"收住入院。入院时生命体征及风险评估：体温36.9℃，脉搏107次/分，呼吸20次/分，血压160/95mmHg，体重53千克，疼痛数字评分法4分，跌倒评分1分，压力性损伤评分18分，ADL评分65分，VTE评分10分。患者既往高血压病史13年，服用氨氯地平1片每日一次，血压控制尚可。专科检查显示左踝部畸形，肿胀明显，压痛及叩击痛阳性，可及骨擦音，踝关节活动受限，足背动脉搏动良好，足趾感觉正常，活动正常，末梢血循正常。

3.入院诊断：西医诊断：胫腓骨骨折累及踝关节（左），高血压；中医诊断：骨折病（气滞血瘀）

4.中医四诊：望：患者神志清，精神软，面色少华，左踝部瘀血明显，肢体肿胀Ⅱ级，踝关节畸形、活动受限，足趾活动正常，医疗疾病限制卧病在床。舌淡白，苔薄腻，中焦偏黄，齿痕明显，舌下脉络色黯紫。闻：患者说话声音如常，对答切题，无恶心呕吐，无咳嗽咳痰，呼吸平稳，二便气味无殊，左踝部可及骨擦音。问：患者寒热无殊，无自汗盗汗，无头晕头痛，左踝部疼痛4分，二便正常，饮食、睡眠正常，听力、视力正常，无特殊嗜好。切：脉弦，触诊脘腹正常，左踝部压痛及叩击痛阳性，双下肢足背动脉搏动正常，末端血循、感觉正常。

5.中医辨证分析：患者跌扑挫伤，致骨断筋伤，骨为人体支架，故骨断则局部关节功能受限；脉络受损，血不循经，溢于脉外，聚于皮下，气滞血瘀，"不通则痛"，"气伤痛，形伤肿"，故局部肿胀疼痛。

病因：跌仆挫伤，骨断筋伤，肌肉筋膜挫伤肿胀。

病机：骨断筋伤，血离经脉，淤积不散，而致血瘀，阻抑气道，气滞不畅，气血互结，经脉痹阻，气血不得宣通，不通则痛。

病位：病位在踝，与肾、肝、脾有关。

病性：实证。

证型：气滞血瘀证。

6.辅助检查：X线（1月8日）：左胫腓骨远端骨折，骨片移位，关节间隙欠对称，左胫腓骨远端骨折伴踝关节不稳。血化验（1月9日）：D二聚体，8.15m克/升；白蛋白，37.6克/升，其余指标正常。CT（1月10日）：左胫腓骨远端粉碎性骨折，伴踝关节不稳考虑。B超：双下肢动脉、深静脉（股总、股深起始端、股浅、腘）血流通畅。心电图：窦性心律，T波倒置，ST段降低。

三、治疗护理及预后

（一）治疗护理经过

1.西医治疗：患者入院后予金黄散外敷，支具托固定，抬高患肢；指导患者活动足趾、屈伸膝、髋关节及股四头肌锻炼等；遵医嘱予二级护理，低脂、低盐饮食，予患处冰敷，静脉滴注消肿、止痛药物，予抗凝治疗预防深静脉血栓形成。完善术前各项检查，患者于1月12日在腰麻麻醉下行左三踝骨折切开复位内固定术。术后予心电监护及低流量吸氧，遵医嘱予二级护理，低脂、低盐饮食，抗炎、消肿、止痛、抗凝等对症处理。医生予术区换药，术后复查血化验及X线检查。指导患者进行患肢功能锻炼。患者于1月22日康复出院。

2.中药治疗：活血化瘀，消肿止痛，以川膝散合桃红四物汤颗粒剂加减。

3.中医护理操作治疗：根据患者病情予耳穴贴压止痛，芒硝中药外敷、中医定向透药、穴位按摩活血化瘀、消肿止痛、预防关节僵硬。

（二）主要护理问题及措施

1.疼痛：与骨折损伤、手术有关。

护理目标：患者主诉疼痛减轻或消除。

辨证施护要点：

（1）观察：密切观察患者疼痛的部位、性质、程度、发生及持续时间、伴随症状、诱发及影响因素等。

（2）保持病房安静整洁，做好情志护理，指导患者深呼吸放松身体，或听轻音乐分散注意力，以达到周身气血流通舒畅，缓解疼痛。

（3）术后告知患者镇痛泵使用方法，观察药物不良反应及局部静脉情况。

（4）遵医嘱进行耳穴贴压，观察疗效。

（5）遵医嘱使用止痛药物，密切观察药物不良反应及疗效。

辨证施术：耳穴贴压，隔日一次，3次一疗程。每次每穴按压1~2分钟，每天按压3次。取穴：踝（主穴）；神门、枕、皮质下、交感、肝、脾、肾（配穴）。

辨证施教：练习中医养生六字诀中吹（肾）、嘘（肝）、呼（脾）三字。练习要领：在吸气时气沉丹田，随着吸气将全身之气汇聚予丹田。由丹田之气把全身的污浊之气，通过发音排出体外，待丹田气足之后发吹、嘘、呼音，分别调整肾、肝、脾三脏，促进损伤愈合，减轻疼痛。

护理评价：患者主诉疼痛减轻，疼痛评分小于等于3分。

2.潜在并发症：关节僵硬。

护理目标：患者不出现关节僵硬；患者能主动进行康复训练。

辨证施护要点：

（1）评估患者引起骨骼、肌肉、运动系统功能退化的危险因素与程度，以预测关节僵硬的发生。

（2）向家属及患者反复讲解关节僵硬的不良后果，使之积极主动参与康复锻炼。

（3）计划并实施锻炼。

（4）遵医嘱给予止痛药物，减少患者因疼痛不愿意活动患肢的发生。

（5）遵医嘱予芒硝中药外敷减轻组织水肿，予中医定向透药，活血化瘀，软坚散结。

辨证施术：

（1）芒硝中药外敷。敷于患处附近皮肤，每日更换。

（2）中医定向透药。遵医嘱予张氏下肢骨折早期方中药制剂中医定向透药治疗，取穴：阳陵泉、阴陵泉。每天一次，每次30分钟，3天一疗程，连续2个疗程。

（3）穴位按摩：遵医嘱予穴位按摩，每天一次，每次每穴1～2分钟，3天一疗程，连续2个疗程。取穴：涌泉穴、三阴交、足三里、委中、承山、太冲。

辨证施教：

（1）指导患者正确使用钉子鞋、毛巾棉垫、沙袋等工具，预防足下垂，保持踝关节功能位。

（2）功能锻炼：详见本章第二节"四肢骨折"的"胫腓骨骨折康复"内容。

护理评价：患者能主动进行康复训练且住院期间未出现关节僵硬。

3.自理缺陷：与骨折术后日常生活不能完全自理有关。

护理目标：患者住院期间能安全进行自理活动；患者能够达到最佳自力水平。

辨证施护要点：

（1）鼓励协助患者摄入充足的营养，保证自身身体基本需求。

（2）鼓励协助患者坚持自我照顾行为，协助患者主动进行力所能及的活动，如进食、洗脸、梳头、穿衣等，将日常用品放于患者伸手可及处。

（3）鼓励指导患者进行康复锻炼，肯定患者每一点滴进步，增强患者信心。

护理评价：患者住院期间能安全进行自理活动；患者能够达到最佳自力水平，表现为进食、洗脸、梳头、穿衣等自我照顾行为。

4.潜在并发症：深静脉血栓形成。

护理目标：患者住院期间未发生深静脉血栓。

辨证施护要点：

（1）观察患者双下肢肢体皮肤颜色、温度、活动度、感觉及肿胀情况，观察患者呼吸系统情况，有无胸闷气促，发绀等情况。

（2）鼓励患者多饮水，建议每天饮水量在2000毫升以上。进食易消化、行气软坚润肠的食物，如橘子、香蕉等，保持大便通畅。

（3）鼓励患者早期活动，功能锻炼，穿宽松衣裤，保持全身气血通畅。

（4）遵医嘱使用抗凝药物，观察药物不良反应。

（4）根据患者体型选择合适型号的弹力袜，并指导患者正确穿脱弹力袜，观察记录皮肤情况。

（6）遵医嘱使用下肢气压泵治疗。

辨证施术：穴位按摩。取穴：涌泉、太冲、三阴交、足三里、阳陵泉、阴陵泉、梁丘、血海，每个穴位2～3分钟，每日2次，以患者感觉酸胀为宜，3天一疗程，连续2个疗程。

辨证施教：

（1）功能锻炼：详细内容见潜在并发症：关节僵硬的功能锻炼相关内容。

（2）经络拍打：指导患者按脾经、肝经、肾经走向从小腿内侧向大腿内侧拍打，每日2次，每次20分钟，刺激经络，促进血液循环，加速骨折愈合。

（3）坐位八段锦：通过观看宣教视频，指导患者卧床期间练习坐位八段锦，改善神经体液调节功能，加强血液循环，达到全身气血通畅，预防深静脉血栓的形成。

辨证施膳：骨折早期，宜健脾益胃化瘀食物，如：桃仁、山楂、黑木耳、莲子，新鲜水果蔬菜，忌生冷、油腻、辛辣刺激之品，如：凉瓜、冰激凌、肥肉等。

护理评价：患者住院期间未出现深静脉血栓。

（三）患者转归

患者于1月22日出院，出院时患者神志清，精神好，呼吸平稳，脉弦，舌淡白，苔薄，齿痕明显，舌下脉络黯紫较前好转，胃纳正常，二便调和，左踝部手术切口干燥，患肢肢体肿胀Ⅰ级，足趾活动自如，末梢血循正常，感觉正常。出院时，患者生命体征为：体温36.8℃，脉搏84次/分，呼吸18次/分，血压142/81mmHg，体重52千克。护理评分为：跌倒评分3分，压力性损伤评分20分，ADL评分70分，VTE评分5分，患肢静息时疼痛评分2分。护士进行出院指导，包括出院办理流程、出院带药服用方法及注意事项、制定康复锻炼计划、告知患者遵医嘱定期复查。出院时患者坐轮椅，能按康复锻炼计划完成髋、膝关节屈伸，股四头肌等长收缩练习及直抬腿练习。护士于1月28日电话回访，患者手术切口局部皮肤正常，未出现红、肿、热、痛等异常情况，患者能在微痛范围内，进行踝关节小幅度旋转活动。患者于2月22日来医院复查时，患者能扶单拐、脚着地行走。

二、脊柱创伤

脊柱创伤包括脊柱椎体骨折、脊柱椎体脱位、脊柱椎体骨折伴脱位。脊柱骨折约占全身骨折的5%~6%，多发生在脊柱活动度较大、应力相对集中的部位，以胸腰段骨折多见，脊柱骨折可并发脊髓或马尾神经损伤，严重影响患者的劳动力和生存能力（图3-2-54）。

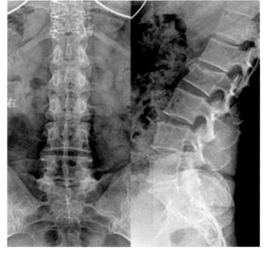

图3-2-54 第二腰椎骨折

（一）诊断

1.病史

脊柱创伤患者多有外伤史，如高处坠落、背部重物压砸、突发臀部着地等。

2.症状与体征

脊柱创伤患者局部症状严重，常伴有局部疼痛、活动障碍、局部肌肉痉挛，以及广泛压痛和纵轴叩击痛。颈椎骨折、颈椎脱位、颈椎骨折伴脱位的患者，除少数幸运者之外，一般均有不同程度的瘫痪体征，脊髓完全性损伤的比例也相对较高。颈1～颈2骨折脱位所致的高位颈脊髓损伤，如该处生命中枢直接受压，而且超过其代偿限度时，患者往往会立即死亡，少数存活者则可出现四肢瘫痪。颈3以下的高位颈脊髓损伤不仅会导致四肢截瘫，还可出现胸式呼吸消失，或因肋间肌瘫痪而出现反式呼吸。胸腰椎骨折患者除局部肿痛和压痛外，脊柱可出现后突畸形和功能障碍。胸腰椎损伤后，因腰背部肌肉痉挛和局部疼痛，患者站立及翻身困难，或站立时腰背部无力，并且疼痛加剧。伤椎棘突压痛，椎旁肌紧张或伴有胸腹不适，严重者可合并脊髓马尾神经损伤。部分脊柱损伤会引起腹膜后血肿，可刺激腹腔神经节，使肠蠕动减慢，常出现腹痛、腹胀甚至肠麻痹等症状。

3.辅助检查

（1）X线检查。X线前后位、侧位、斜位及张口位片可以显示脊椎骨折或脱位、椎前阴影增宽等，但X线检查对椎体骨折脱位有其局限性，其漏诊率相对较高。

（2）CT检查。CT检查不仅能清晰地显示骨折的类型及骨折碎裂程度，还能发现附件骨折、椎体周围血肿以及小关节之间的关系，同时，CT检查还能清晰地显示寰枢椎是否脱位，更重要的是能清晰显示椎管的完整性，椎管内有无骨碎片、脊髓外血肿和脊髓受压的情况，以及损伤对脊髓、神经根和椎体周围结构的影响等。必要时可拍摄脊柱全长CT三维重建。

（3）MRI检查。MRI在显示脊髓以及韧带等周围软组织结构方面优于CT及X线平片，不仅能清晰显示硬膜外血肿和突出椎间盘髓核等脊髓受压性改变，而且还可明确显示髓内出血、水肿和变性等情况。

（4）神经电生理检查。神经电生理检查对提高脊髓损伤的伤情判断、脊髓残存功能的评价、手术监测、治疗评定及预后预测具有重要且必不可少的价值。常见的有皮层体感诱发电位、脊髓诱发电位、节段性体感诱发电位、运动诱发电位、H反射及肌电图等。

（二）治疗

1.非手术治疗

对各类稳定性损伤可分别采取卧床休息、牵引、支具、石膏固定、中药及功能锻炼等方式进行治疗。颈椎损伤可使用颈椎围领、颈胸矫形支具、Halo装置、枕颌带牵引（图3-2-55）、颅骨骨牵引等方式进行牵引和固定。胸腰椎损伤稳定型骨折患者，可使用张氏骨伤腰背过伸复位法借助背伸肌肌力及背伸的姿势，使脊柱过伸，借椎体前方韧带及椎间盘纤维环的张力可使压缩的椎体复位（图3-2-56）。

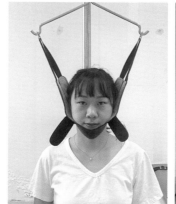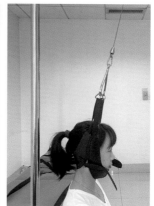

图3-2-55 枕颌带牵引

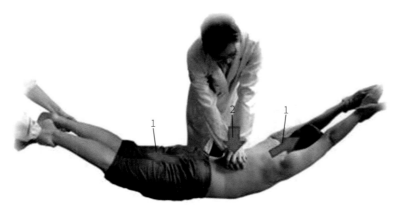

1—牵引使胸背后伸；2—推压。

图3-2-56 初步纠正后凸畸形整复压缩性骨折

脊髓损伤除固定和制动外，可使用甲泼尼龙冲击疗法（适用于受伤8小时内患者）减轻外伤后神经细胞变性，降低组织水肿，改善脊髓血流量，预防进一步加重损伤后的缺血状况，促进新陈代谢和预防神经纤维变性。按每千克体重30毫克剂量一次性给药，15分钟静脉注射完毕，休息45分钟，休息同时静脉使用胃黏膜保护药物。在以后23小时内以5.4毫克（千克·小时）剂量持续静脉滴注，并密切观察患者生命体征变化。

2.手术治疗

除稳定型骨折和部分不稳定型骨折可行牵引和外固定治疗外，多数不稳定型骨折或脊柱骨折伴有脊髓神经损伤者多采取手术减压、内固定和植骨融合等治疗，其目标是解除脊髓神经压迫，重建脊柱序列，恢复并维持脊柱的稳定性。

根据患者损伤特点和医疗技术条件，选择从简单到复杂，尽可能在单一入路下完成，以达到手术目标。常用手术入路有后路、前路与侧前路、前后联合入路，除此外，其他入路常见有腔镜入路、微创显微入路等。

（三）护理

脊柱创伤住院患者的常规护理内容，详见本章第一节，关于肿胀、术后出血、关节僵硬、便秘、尿潴留、睡眠形态紊乱、压力性损伤、恶心呕吐、深静脉血栓预防的护理措施可见本节第一部分四肢骨折的护理内容。其他中医适宜技术与特色护理根据患者不同病情主要有以下内容。

1.疼痛

评估疼痛的程度、性质、诱因、腰部活动、下肢感觉和运动情况等，根据患者情况选择合适的疼痛评估工具进行评分，并记录具体分值。

疼痛剧烈且诊断明确者，按医嘱给予药物止痛剂，以减轻痛苦，并密切观察药物的疗效和反应。

急性期，患者应严格卧床休息，卧硬板床，保持脊柱平直。恢复期，下床活动时佩戴腰托加以保护和支撑，注意起床姿势，宜先行翻身侧卧，再用手臂支撑用力后缓缓起床，忌腰部用力，避免体位的突然改变。此外，还需要做好腰部、腿部保暖，防止受凉。

给予骨盆牵引，牵引重量一般为患者体重1/3～1/2左右，也可根据患者的耐受进行牵引重量调整。

遵医嘱使用耳穴贴压，减轻疼痛。常用穴位：颈椎/胸椎/腰骶椎、神门、枕、交感、皮质下、肝、肾等。

2.呼吸道衰竭或感染

颈脊髓损伤会导致肋间神经支配的肋间肌完全麻痹，从而使胸式呼吸消失。患者能否生存，很大程度取决于腹式呼吸是否幸存。腹式呼吸依靠膈肌运动，而支配膈肌的膈神经由C3～C5节段组成，若有C3～C5节段损伤将引起膈肌运动障碍，从而导致呼吸衰竭。另外，由于呼吸肌力量不足，或患者因疼痛不敢深呼吸或咳嗽，导致分泌物不易排出，又加上脊柱创伤须久卧，因此患者易发生肺部感染。

严格观察患者呼吸功能，并监测血氧饱和度。

遵医嘱给予氧气吸入，必要时协助医师行气管插管、气管切开或呼吸机辅助呼吸等，并做好相应护理。

遵医嘱给药，减轻脊髓水肿，避免进一步抑制呼吸功能。

做好呼吸道护理，指导和协助患者深呼吸、咳嗽咳痰、翻身拍背、雾化吸入、吸痰等，以促进肺膨胀和有效排痰。

及时处理肠胀气和便秘问题，盖被不能过重，避免压迫患者胸腔，干扰呼吸。

若患者已发生肺部感染，需协助患者进行痰培养，并遵医嘱合理使用抗生素。

3.肢体麻木

评估麻木部位、程度以及伴随的症状，并做好记录。

协助患者按摩拍打麻木肢体，力度适中，增进患者舒适度，并询问其感受。

麻木肢体做好保暖措施，并指导患者进行双下肢关节屈伸运动，以促进血液循环。

遵医嘱局部予张氏经典方进行中药熏蒸、消瘀通络熏条灸等治疗，并注意防止皮肤烫伤及损伤，并观察记录治疗效果。

遵医嘱使用营养神经药物，观察药物不良反应。

4.下肢活动受限

评估患者双下肢肌力及步态，对肌力下降及步态不稳者，采取安全防护措施，以防止跌倒及其他意外事件的发生。

提供相关的健康教育，教会患者起床活动时的注意事项，并指导使用辅助工具行走。

卧床期间或活动困难的患者，指导其进行四肢关节主动运动及腰背肌运动，以提高肌肉的强度和耐力。

保持病室环境安全，物品放置有序，并协助患者生活料理。

遵医嘱予物理治疗如激光、微波等；或采用张氏经典方的中医定向透药或中药熏蒸、穴位按摩、穴位敷贴、艾灸等治疗，并观察疗效。

根据患者的病情，遵医嘱制定并实施功能锻炼计划，并告知患者及家属锻炼时需循序渐

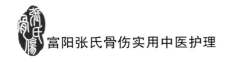

进，早期锻炼过程中，忌弯腰或者腰部旋转活动，避免久站、久坐、久蹲。

（四）康复

遵医嘱指导和鼓励患者进行早期腰背肌功能锻炼。锻炼过程应循序渐进，直到患者可以正常下床活动。此外，定期进行全身各关节的全范围被动或主动活动，有助于促进血液循环，预防废用综合征的发生。对于截瘫患者，每日应进行瘫痪肢体的全范围关节被动和肌肉按摩，上肢功能良好患者可通过举哑铃、拉力器等方法增强上肢力量，提高生活自理能力。接下来，将详细介绍稳定性颈椎和胸腰椎骨折脱位的康复治疗内容。

1.稳定性颈椎骨折脱位康复

一般采取牵引复位＋固定＋功能锻炼的保守治疗。在不影响颈部稳定性的前提下，康复治疗应尽早开始。

（1）伤后3周内。此时患者一般卧床行颈椎牵引，可行四肢的主被动运动，保持关节活动度，改善血液循环，防止肌肉萎缩，预防卧床并发症。

（2）伤后3周~3个月。此期患者颈椎复位成功，已行石膏或支具固定，可在外固定保护下逐渐下地活动，以四肢的主动运动恢复肌力和耐力为主，同时逐渐增加颈肩部肌群的等长收缩训练。伤后2个月左右，较轻的颈椎骨折可每日定时取下外固定，进行卧位减重颈部肌群的等张训练。

（3）受伤3个月后。此期患者颈椎外固定已去除，可以增加颈部肌群的等张收缩练习，并逐渐增加练习强度；同时开始做颈部关节活动度的恢复性训练，主要包括颈椎前屈、后伸及侧屈练习，并适当进行旋转运动，以恢复头颈部的柔韧性和灵活性。

2.稳定性胸腰椎骨折脱位康复

（1）伤后1周内。应卧床休息至局部疼痛减轻时开始腰背肌及腹肌的练习。此期以无痛的腰背肌等长收缩训练为主，通过腰背肌的等长收缩增加脊柱周围力量，稳定脊柱；同时也增加前纵韧带及椎间盘前部纤维环的张力，促使压缩的椎体前缘逐渐张开。在训练过程中，可辅以四肢的主动运动。逐渐增加训练的强度和时间，并避免局部明显疼痛。同时避免脊柱前屈和旋转。

（2）伤后2~3周。此时疼痛基本消失，开始做躯干肌的等张收缩和翻身练习。通过增加躯干肌肌力改善脊柱稳定性，减少组织纤维化或粘连，防止骨质疏松、腰背肌失用性萎缩和后遗慢性腰背疼痛。

腰背肌的等张练习自仰卧位挺腹动作开始，逐渐增加至桥式运动。翻身时，腰部应维持伸展位，肩与骨盆成一条直线做轴式翻身。翻身后，可做俯卧位腰部过伸练习，从俯卧抬头开始，逐渐增加俯卧抬腿练习，直至无痛时再增加俯卧"燕飞"练习。伸直型脊椎骨折患者禁止做"燕飞"练习。

①仰卧位挺腹动作（图3-2-57）：仰卧位，双腿自然伸直，双手置于体侧，以头、双肩、双足为支撑点，吸气时挺腹，尽量将腰背部抬离床面，呼气时放下。

②半桥动作（图3-2-58）：仰卧位，双腿屈曲，足置于床面上，双手置于体侧，以头、双

肘、双足为支撑点，将腰背部抬高床面，坚持5～10秒放下。注意不能憋气，待呼吸均匀后，进行下一拍。如该动作可轻松完成，可将双手置于腹部，以头、双足支撑做桥式动作；或将一侧下肢置于另一侧之上做桥式运动，以增加难度。

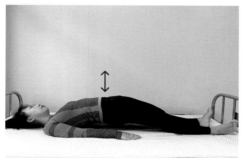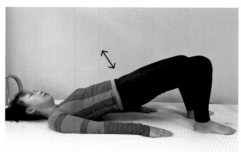

图3-2-57 仰卧位挺腹　　　　　　　　　图3-2-58 半桥动作

③俯卧"燕飞"动作（图3-2-59）：轴式翻身至俯卧位，以腹部为支撑点，将头、上胸部、双上肢及双腿尽量抬起，坚持5～10秒放下。如该动作不能完成，可进行分解动作，例如进行俯卧抬头动作或俯卧抬腿动作。伸直型脊椎骨折患者禁止。

另外，腹肌在保持脊柱的稳定和运动方面起着特殊的作用，腹肌无力可使生理前凸增加、骨盆倾斜而造成下腰椎不稳。因此，增强腹肌的力量非常重要。在运动训练中，为了避免腹肌锻炼增加脊柱负荷引起疼痛，可以进行以下动作（图3-2-60）：腹肌锻炼时仰卧屈膝、屈髋姿势下抬起头及肩部，或仰卧位腰下垫高的姿势时抬起头及肩部至水平位。

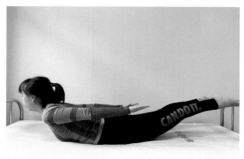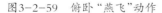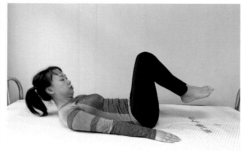

图3-2-59 俯卧"燕飞"动作　　　　　　图3-2-60 腹肌锻炼

（3）约受伤4～5周后。此时如做卧位练习时无痛感，可在支具保护下起床站立行走。由卧位起立时，先在床沿上俯卧，一腿先下地，然后撑起上身，再放下另一腿撑起上身成站立位，中间不经过坐位，以免腰部屈曲。由站立位卧下时按相反顺序进行。站立时间可逐渐增加。骨折基本愈合后可取坐位，但仍需保持腰椎前凸，避免弯腰驼背的坐姿。

（4）约伤后8～12周。此时骨折基本愈合，支具去除后可进一步增加腰背肌及腹肌练习的强度并增加腰椎柔韧性练习。腰背肌练习应与腹肌练习结合进行，以保持屈、伸肌平衡，改善腰椎的稳定性。骨折部遗留成角畸形时，在愈合牢固后更应着重加强腹肌练习，以控制腰椎前凸弧度，防止下腰痛。腰椎活动度的训练主要为屈曲、后伸和侧屈三个方面，在此基础上可适当增加旋转动作的训练。胸腰段骨折后还需终身注意各种相关动作时腰背部所持的正确姿势。

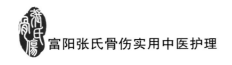

（五）典型病例介绍

病例二：腰椎骨折

一、基本信息：

姓名：洪××；性别：女；年龄：65岁；婚姻情况：已婚；籍贯：浙江杭州；文化程度：小学；职业：农民。

入院时间：2023年3月14日；出院时间：2022年3月31日。

出院诊断：西医诊断：1.腰椎骨折L1；2.头皮裂伤；中医诊断：骨折病（营血不调）。

二、病例介绍

1.主诉：摔伤致腰背部肿痛活动不利5小时。

2.简要病史：患者于2022年3月14日13:30在山上挖野菜时不慎跌伤致腰背部疼痛，行走受限，头部皮肤挫伤出血，无恶心呕吐，无大小便失禁等。遂被送至本院摄片诊断为"腰1椎体骨折"。为求进一步治疗，门诊拟"腰椎骨折L1"收住入院。入院时生命体征及风险评估：体温36.3℃，脉搏82次/分，呼吸20次/分，血压146/84mmHg，体重45千克，疼痛数字评分法4分，跌倒评分4分，压力性损伤评分16分，ADL评分35分，VTE评分8分。患者既往体健，专科检查显示腰椎主动活动受限，约平腰1棘突压痛及叩击痛（+），双下肢肌力Ⅴ级，感觉正常，双下肢肌张力正常，鞍区感觉无减退，肛门括约肌肌张力无减退，双下肢腱反射无亢减。双下肢等长，无水肿、畸形及纵向叩击痛，无肌肉萎缩，双侧髋、膝、踝活动度正常。双侧胸廓挤压试验（－），双侧骨盆分离挤压试验（－），双侧病理征（－）。

3.入院诊断：西医诊断：①腰椎骨折L1；②头皮裂伤；中医诊断：骨折病（气滞血瘀）。

4.中医四诊：望：患者神志清，精神软，面色少华，头部有外伤少量出血，腰背部转侧欠利，医疗疾病限制卧病在床，双下肢活动正常，足趾活动正常。舌淡红，舌苔薄白。闻：患者说话声音如常，对答切题，无恶心呕吐，无咳嗽咳痰，肺部呼吸音清晰，呼吸平稳，二便气味无殊，心率规律，肠鸣音正常。问：患者寒热无殊，无自汗盗汗，无头晕头痛，腰背部静息时疼痛4分，二便正常，饮食、睡眠正常，听力、视力正常，无特殊嗜好。切：脉弦，触诊脘腹正常，腰部压痛，约平腰1棘突压痛及叩击痛阳性，双下肢足背动脉搏动正常，末端血循、感觉正常。

5.中医辨证分析：患者跌扑挫伤，致骨断筋伤，骨为人体支架，故骨断则局部关节功能受限；脉络受损，血不循经，溢于脉外，聚于皮下，气滞血瘀，"不通则痛"，"气伤痛，形伤肿"，故局部肿胀疼痛。

病因：跌仆挫伤，骨断筋伤，肌肉筋膜挫伤肿胀。

病机：骨断筋伤，血离经脉，淤积不散，而致血瘀，阻抑气道，气滞不畅，气血互结，经脉痹阻，气血不得宣通，不通则痛。

病位：病位在腰背部，与肾、肝、脾有关。

病性：实证。

证型：气滞血瘀证

6.辅助检查：CT（3月14日）：L1骨折。腰椎退行性改变。尾椎稍前移。请结合临床，建议进一步检查、复查。B超：餐后超声检查：脂肪肝，肝囊肿可能，双肾结晶；建议密切随访必要时复查或进一步检查。心电图：窦性心律，正常心电图。

三、治疗护理及预后

（一）治疗护理经过

1.西医治疗：患者入院后，予二级护理，低脂饮食，卧床制动，予止痛、抗凝等对症处理，予头部清创、止血包扎。完善术前准备，患者于3月15日在全麻麻醉下行腰1骨折后路椎弓根钉内固定＋伤椎内人工骨植骨术，术后予二级护理，予心电监护及鼻导管低流量吸氧，低脂饮食，抗炎、消肿、止痛、抗凝等对症处理。医生予伤口换药，复查血化验及X线检查。指导、协助家属如何进行轴线翻身，预防压疮；告知家属如何进行被动功能训练，预防关节废用、肌肉萎缩等。患者于3月31日出院。

2.中药治疗：活血化瘀，消肿止痛，桃红四物汤加减。

3.中医护理操作治疗：根据患者病情需要予耳穴贴压止痛，生大黄神阙穴穴位敷贴联合中药热罨包及推拿促进肠蠕动，吴茱萸涌泉穴穴位敷贴及失眠推拿治疗睡眠形态紊乱，六一散中药涂擦骨突处预防压疮。

（二）主要护理问题及措施

1.疼痛：与骨折损伤、手术有关。

护理目标：患者主诉疼痛减轻或消除。

辨证施护要点：

（1）密切观察患者疼痛的部位、性质、程度、发生及持续时间、伴随症状、诱发及影响因素等。

（2）保持病房安静整洁，做好情志护理，指导患者深呼吸放松身体，或听轻音乐分散注意力，以达到周身气血流通舒畅，缓解疼痛。

（3）协助患者采取合适的体位，绝对卧床、腰部垫枕，关注患者的四肢感觉运动同时指导患者做下肢肌肉的功能锻炼。

（4）遵医嘱进行耳穴贴压，观察疗效。

（5）遵医嘱使用止痛药物，密切观察药物不良反应及疗效。

辨证施术：耳穴贴压，隔日一次，7天一疗程。每次每穴按压1～2分钟，每天按压3次。取穴：腰骶椎、坐骨神经（主穴）；神门、枕、皮质下、交感、肾、肝、脾（配穴）。

辨证施教：练习中医养生六字诀中吹（肾）、嘘（肝）、呼（脾）三字。练习要领：在吸气时气沉丹田，随着吸气将全身之气汇聚予丹田。由丹田之气把全身的污浊之气，通过发音排出体外，待丹田气足之后发吹、嘘、呼音，分别调整肾、肝、脾三脏，促进损伤愈合，减轻疼痛。

护理评价：患者主诉疼痛减轻，疼痛评分小于等于3分。

2.便秘：与长期卧床有关。

护理目标：患者主诉便秘症状减轻或消失，能建立自行排便的习惯。

辨证施护要点：

（1）评估每日排便的时间、次数、性质，以及腹胀、腹痛的情况，分辨实秘还是虚秘。

（2）注意患者是否因排便用力过度而出现虚脱等并发症，注意年老患者可诱发心痛。

（3）培养每日晨间、早餐后定时排便的习惯和在床上排便的习惯。患者脾肾阳虚，病室宜温暖向阳，及时增添衣被，注意腹部保暖。

（4）指导患者顺时针方向按摩腹部以促进肠蠕动，每日2～3次，每次10～15分钟。

（5）向患者解释情志不和易导致肝气郁结，大便干结，指导患者采用自我调适的方法，保持心情舒畅，避免情志所伤。

辨证施术：

患者久卧，气血运行不畅，肠府气机阻滞，故见腹胀，又见舌红苔黄，口干咽燥，喜凉饮，故辨为热秘。

（1）便秘推拿：遵医嘱予便秘推拿，疏通经络。调畅气机，健脾助运，每日1次，每次15～20分钟，3天为一疗程。

（2）穴位敷贴：遵医嘱予神阙穴生大黄穴位敷贴联合中药热罨包治疗。每日1次，3天为一个疗程。

辨证施膳：加强饮食调养，饮食宜清淡、富含纤维素的食物。晨起空腹可饮淡盐水，有助于预防便秘的发生。患者为热秘，告知患者宜多食清凉润滑之物，如黄瓜、梨、苦瓜等。

护理评价：患者能建立自行排便的习惯，后期住院期间未发生便秘症状。

3.躯体移动障碍：与骨盆骨折有关。

护理目标：患者卧床期间生活需要能够得到满足；患者在指导下能独立进行非制动肢体的躯体活动。

施护要点：

（1）评估患者躯体移动障碍的程度，指导和鼓励患者最大限度地完成自理活动。

（2）根据患者病情，协助患者取舒适体位，移动患者时保证患者安全。

（3）向患者介绍本疾病的发生、发展及转归，提供患者有关疾病、治疗和预后的可靠信息，帮助患者树立战胜疾病的信心。

（4）积极预防并发症，将患肢安置功能位，协助患者翻身，更换体位，严密观察患侧肢体血运和受压情况，并做好肢体按摩，适当使用气垫床、压疮贴等器材。

（5）指导患者及家属功能锻炼方法及如何使用辅助器材等。

护理评价：患者在指导下能独立进行双上肢、健侧下肢及患侧膝关节以下的躯体活动。

4.自理缺陷：与骨盆骨折、长期卧床有关。

护理目标：患者住院期间生活需要能够得到满足。

施护要点：

（1）评估患者的自理能力。

（2）备呼叫器、常用物品于患者容易拿到的地方。

（3）提供患者适合就餐的体位。

（4）告知患者进食软硬度适宜、清淡易消化的食物。

（5）及时提供便器，协助做好便后清洁卫生。

（6）鼓励患者逐步完成各项自理活动，如梳头、洗脸使用餐具等动作。

护理评价：患者住院期间能够达到最佳自力水平，能独立完成梳头、洗漱、进餐等动作。

5.睡眠形态紊乱：与骨折引起疼痛、焦虑有关。

护理目标：患者能描述有利于促进睡眠的方法；患者主诉能得到充足的睡眠。

辨证施护要点：

（1）保持病房安静，光线柔和，温湿度适宜，为患者创造良好的睡眠环境。保持床单干净、整洁。督促患者按时就寝，养成良好的作息规律，睡前可泡足以促进睡眠。

（2）观察患者睡眠规律，包括睡眠时间、睡眠深度、睡眠质量等，评估患者失眠的原因、严重程度、伴随症状等，及时调整护理计划，采取相应护理措施。

（3）饮食调护：饮食宜清淡易消化，睡前少饮水，晚餐不宜过饱。入睡前忌浓茶、咖啡、可乐等。

（4）遵医嘱予耳穴贴压、失眠推拿、穴位敷贴等技术，以安神助眠。

（5）身有痛处造成失眠，根据不同情况采取措施，缓解疼痛，使患者舒适入眠。

辨证施膳：患者为心虚胆怯导致失眠，应多食山药、大枣等补益气血、益气安神之物。

辨证施术：

（1）耳穴贴压：取神门、枕、心、皮质下、交感、胆等穴，隔日一次，7天一疗程。每次每穴按压1~2分钟，每天按压3次，观察治疗效果。

（2）失眠推拿：按揉头面部及颈部经络穴位，如印堂、神庭、百会、太阳、攒竹、风池、安眠、廉泉、承浆等穴位，每日睡前一次，3天一疗程。

（3）穴位敷贴：吴茱萸穴位敷贴涌泉穴，安神助眠，每日睡前1次，3天一疗程。

护理评价：患者能描述有利于促进睡眠的方法；患者主诉能得到充足的睡眠，表现出睡眠后精力充沛。

6.潜在并发症：深静脉血栓形成。

护理目标：患者能自述预防血栓形成的预防措施；患者住院期间未发生深静脉血栓。

辨证施护要点：

（1）观察患者肢体皮肤颜色、温度、活动度、感觉及肿胀情况，观察患者呼吸系统情况，有无胸闷气促，发绀等情况。

（2）向患者讲解下肢深静脉血栓形成的相关知识及预防措施。

（3）鼓励患者早期活动，功能锻炼，穿宽松衣裤，保持全身气血通畅。

（4）积极保护静脉，通过静脉用药时，避免反复穿刺。尽量不使用下肢静脉进行输液。

（5）遵医嘱使用深静脉血栓物理防范措施，如下肢气压泵、弹力袜等，观察不良反应。

（6）选择适合患者尺寸的弹力袜，指导患者正确穿脱弹力袜，促进下肢静脉回流，并观察记录皮肤情况。

（7）遵医嘱使用抗凝药物，观察治疗效果及药物不良反应。

辨证施膳：告知患者戒烟酒，鼓励患者多饮水，建议每天饮水量在2000毫升以上。进食易消化、行气软坚润肠的食物，如橘子、香蕉等，保持大便通畅。

辨证施术：

（1）穴位按摩。取穴：涌泉、太冲、三阴交、足三里、阳陵泉、阴陵泉、梁丘、血海，每个穴位2～3分钟，每日2次，以患者感觉酸胀为宜，3天一疗程，连续2个疗程。

（2）中医定向透药：遵医嘱使用张氏经典方予中医定向透药治疗，每日一次，每次20分钟，3天一疗程，连续2个疗程。

辨证施教：

（1）第一阶段：术后1周。可进行腹背部肌肉的等长收缩练习以及四肢的主动运动。

（2）第二阶段：术后2～3周。疼痛已基本消失，可进行小幅度的腹背部肌肉等张练习，但仍禁止做主动翻身动作，这个动作将引起脊柱的旋转，影响内固定的稳定性。

（3）第三阶段：术后4周。可在支具保护下开始逐渐下床活动，并增加腹背肌肉的主动等张收缩。但是，必须注意，在术后3个月以内，脊柱活动度的练习仍宜控制在小范围内，并且仍然禁止做主动与被动的脊柱旋转动作。待骨折愈合后方可开始较大幅度的脊柱活动度训练与旋转活动练习。

护理评价：患者能自述预防血栓形成的预防措施，且住院期间未出现深静脉血栓。

7.有皮肤受损的危险。

护理目标：患者能自述预防皮肤损伤的措施，且住院期间未发生皮肤损伤。

辨证施护要点：

（1）评估压疮风险，建翻身卡、挂警示标识，加强交接班。

（2）保持床单平整、干燥、清洁，必要时可使用气垫床，协助患者翻身，正确使用便盆。

（3）给予营养支持，告知患者多食肉类、鸡蛋、牛奶等蛋白质丰富食物等。

辨证施术：受压部位给予六一散中药涂擦，保护皮肤，局部组织受压部位选择合适减压贴。

护理评价：患者能自述预防皮肤损伤的措施，住院期间未发生皮肤损伤。

8.有感染的危险：与手术、长期卧床有关。

护理目标：患者能复述感染的危险因素；住院期间患者无感染发生。

施护要点：

（1）做好骨科手术术前皮肤准备，严格执行无菌操作技术。

（2）向患者讲解导致感染发生的危险因素，指导患者掌握预防感染的措施。

（3）骨折术后密切观察手术切口情况，有切口疼痛加重，局部红、肿、热、痛等感染相关的早期征象，应立即告知医生进行处理。

（4）加强营养支持，增强患者抵抗力，指导患者可进食高蛋白、富含维生素的食物，如瘦肉、鱼、蛋、牛奶、蔬菜等。

（5）遵医嘱合理使用抗生素，使用之前做好皮试，观察有无用药不良反应。

护理评价：患者能复述感染的危险因素，住院期间未发生切口感染。

（三）患者转归

患者于3月31日切口拆线后出院，出院时患者神志清，精神好，呼吸平稳，脉弦，舌淡红，舌苔薄白，胃纳正常，二便调和，双下肢无麻木，足趾活动自如，末梢血循正常。出院时，患者生命体征为：体温36.8℃，脉搏76次/分，呼吸18次/分，血压126/79mmHg，体重45千克。护理评分为：跌倒评分4分，压力性损伤评分16分，ADL评分40分，VTE评分10分，患处静息时疼痛评分2分。护士进行出院指导，包括出院办理流程、出院带药服用方法及注意事项、制定康复锻炼计划、告知继续深静脉血栓及压力性损伤的预防、嘱咐患者遵医嘱定期复查。护士于4月7日电话回访，患者切口干燥，无红、肿、热、痛等异常，能在家属协助下轴线翻身，未出现压力性损伤及胸闷胸痛等呼吸系统异常。患者于4月18日来医院复查时，已能完成支具保护下下地活动。

三、其他躯干骨骨折

其他躯干骨骨折常见的有肋骨骨折、骨盆骨折、髋臼骨折等。

（一）诊断

1.病史

（1）肋骨骨折。肋骨骨折好发于第4~7肋，主要由直接暴力、间接暴力或肌肉收缩力造成，如交通意外、撞击、摔倒、高处坠落等。老年人、恶性肿瘤肋骨转移或严重骨质疏松者，可因咳嗽、打喷嚏而发生骨折。

（2）骨盆骨折（图3-2-61）。有外伤史，多见高能量创伤引起的骨折，如车祸、高处坠落、压砸等。此外，也有低能量创伤引起的稳定型骨折，如老年人跌倒、儿童或青少年中的髂骨骨折及髂前上棘、坐骨结节和耻骨支的撕脱骨折等。

（3）髋臼骨折。通常有明确外伤史，绝大多数由直接暴力引起，即股骨大粗隆受到暴力撞击，经股骨颈、头传导至髋臼发生骨折。也有因间接暴力引起，如屈髋90°时，暴力作用于髋臼后缘，导致髋臼后缘骨折。无

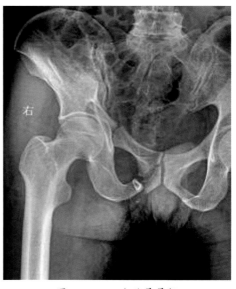

图3-2-61　右耻骨骨折

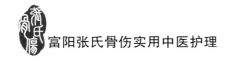

论是直接暴力还是间接暴力，都是股骨头直接撞击髋臼的结果，故除髋臼骨折外，还可合并股骨头、股骨颈骨折。

2. 症状与体征

（1）肋骨骨折。通常表现为局部疼痛、肿胀、畸形、骨摩擦感，当深呼吸、咳嗽或改变体位时疼痛加剧，还可伴血气胸、连枷胸及部分患者可出现皮下气肿等症状。多根多处肋骨骨折可出现反常呼吸和连枷胸等典型体征。肋骨骨折常伴有胸腔积液、肺挫伤等并发症，严重者甚至可损伤脏腑内各个器官，引发内出血等危急情况，进而影响呼吸功能及肺部血液循环，威胁患者的生命安全。肋骨骨折患者体检时可有胸廓挤压试验阳性。

（2）骨盆骨折。表现为髋部疼痛，功能完全丧失，不能运动。患髋腹股沟处或会阴部、髂骶部肿胀，可有青紫瘀斑；伴发尿路损伤者可有排尿障碍；伴发直肠损伤者可有便血；伴发腹腔脏器损伤者可有腹肌紧张及腹膜刺激征；严重骨折大出血时，患者往往出现严重失血征象，甚至伴发失血性休克的表现。髂前上棘撕脱骨折者，患髋关节处屈曲、内旋转，伸髋障碍明显；坐骨结节的撕脱骨折者，患髋关节处伸直位，屈曲障碍明显。影响骨盆环稳定的往往伴发患肢短缩和内外旋畸形，骨盆挤压分离试验阳性，患侧"4"字试验阳性；伴发坐骨神经损伤者，可出现坐骨神经刺激征，严重者出现患侧肢体运动感觉障碍。

（3）髋臼骨折。合并髋关节脱位时，患肢外展、外旋和轻度屈曲畸形，比健侧稍长，髋关节功能完全丧失，被动检查时，患髋有疼痛、肌肉痉挛并有弹跳感，在闭孔或腹股沟附近可摸到脱位的股骨头；髋臼骨折合并髋关节后脱位时，患肢呈典型的屈曲、内收、内旋和短缩畸形，患侧臀部隆起，可扪及股骨头，被动活动可出现疼痛和肌痉挛。合并股骨干骨折患者，临床髋关节后脱位的典型体征可能被掩盖，可触及股骨异常活动和骨擦感，并有成角和短缩畸形；髋臼骨折合并中心脱位者，局部肿胀和疼痛严重，关节不能活动，检查时有骨擦音，患肢短缩，大粗隆内移；髋臼骨折无脱位者，局部可有肿胀和疼痛，关节活动受限，患肢无短缩畸形。

3. 辅助检查

（1）X线检查。X线检查有助于明确骨折部位并初步判断骨折类型。

（2）CT检查。CT检查和CT三维重建对诊断非常有价值，能更好显示骨折情况，包括血气胸、腹腔盆腔内出血等。

（3）MRI检查。复杂骨折可行MRI扫描，进一步明确骨折范围和类型，且能发现X平片上显示不清的韧带结构损伤。

（4）B超检查。B超检查能明确有无合并内脏损伤及胸腹腔内、腹腔后膜出血情况。

（5）胸腹腔穿刺检查。胸腹腔穿刺可明确胸腹腔内出血及脏器破裂情况。

（二）治疗

1. 急诊处理

骨盆骨折急诊处理。

（1）急救治疗。积极治疗威胁生命的颅脑、胸、腹部损伤，保持呼吸道通畅，纠正缺血和休克状态，补充血容量，吸氧、保温等支持治疗，视病情尽快完成X线和CT检查，合并出血不止者且存在血管损伤的患者，应相应地介入止血或急诊手术探查。

（2）膀胱破裂。应进行手术探查修补，尿道损伤患者可通过尿管留置处理。

（3）神经损伤。主要见于骶骨骨折，多可自行修复，如果非手术治疗无法达到理想效果，可行手术探查减压。

（4）腹腔穿刺。协助医师进行诊断性腹腔穿刺，判断有无腹腔内脏器破裂。

（5）直肠损伤。应予修补，尽可能彻底清创、广泛充分引流，低位损伤强调局部引流，并合理使用抗生素。

2.非手术治疗

稳定性骨折可采取制动、卧床休息、牵引、手法复位、固定等保守治疗。

3.手术治疗

对手法复位、牵引复位失败，或伴有血管、神经、内脏损伤患者，应选择合适的手术时机和入路手术治疗。

（三）护理

其他躯干骨骨折住院患者的常规护理，详见本章第一节具体内容，其他相关护理内容，如疼痛、肿胀、术后出血、感染、深静脉血栓预防、关节僵硬、便秘、尿潴留、睡眠形态紊乱、压力性损伤、恶心呕吐、肢体麻木、下肢活动受限等可见本节第一、二部分护理内容。其他中医适宜技术与特色护理根据患者不同病情主要有以下内容。

1.清理呼吸道低效

保持病室清洁，维持室温在18～22℃，湿度在50%～60%。

观察患者咳嗽和咳痰情况，记录痰液的性质、量、是否易咳出，观察肺部干、湿啰音和痰鸣音的变化情况。

注意患者是否有呼吸困难、发绀加重、烦躁不安、意识障碍等呼吸道阻塞的症状。

对于吸烟者，劝其戒烟，预防感冒；指导患者练习深呼吸、咳嗽和排痰的方法，嘱患者每2～4小时做几次深呼吸，同时协助患者翻身或叩背。

对于咳嗽时感到疼痛的患者，护士应指导患者在咳嗽时可用双手捂住疼痛部位。

对于痰液黏稠的患者应保证摄入足够的水分，若患者不伴有心、肾功能障碍，每日摄水量应在2000毫升以上。

遵医嘱予超声雾化吸入，观察治疗效果及药物不良反应。

2.躯体移动障碍

评估患者躯体移动障碍的程度，指导和鼓励患者最大限度地完成自理活动。

根据患者病情和手术方式，协助患者取舒适体位，在移动患者时确保患者的安全。

向患者介绍本疾病的发生、发展及转归，讲解骨折手法整复或手术复位的目的和优点，并提供患者有关疾病、治疗和预后的可靠信息，帮助患者树立战胜疾病的信心。

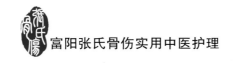

积极预防并发症,将患肢安置功能位,协助患者翻身,更换体位,严密观察患侧肢体血运和受压情况,并做好肢体按摩,适当使用气垫床、压疮贴等辅助器材。

指导患者及家属功能锻炼方法及如何使用辅助器材等。

3.腹膜后血肿

骨盆各骨主要为松质骨,邻近又有许多动脉和静脉丛,血液循环丰富。骨折后巨大血肿可沿腹膜后疏松结缔组织间隙蔓延至肾区或膈下,患者可出现腹痛、腹胀等腹膜刺激症状。大出血可造成失血性休克,甚至迅速危及生命。护士应密切观察患者的生命体征和意识变化,立即建立静脉输液通路,遵医嘱进行输血输液,纠正血容量不足。若经抗休克治疗仍不能维持血压,应配合医师及时做好手术准备。

4.盆腔内脏器损伤

骨盆骨折或髋臼骨折可合并有盆腔内脏器损伤的可能。尿道的损伤远比膀胱损伤多见。耻骨支骨折移位容易引起尿道损伤、会阴部撕裂,可造成直肠损伤或阴道壁撕裂。直肠破裂如发生在腹膜反折以上可引起弥漫性腹膜炎;如在反折以下,则可发生直肠周围感染。护理患者时,注意观察有无血尿、无尿或急性腹膜炎等表现。遵医嘱禁食补液,合理应用抗生素。由于行直肠修补术时还需做临时结肠造瘘,因此应做好造瘘口护理。

(四)康复

1.稳定性骨盆骨折

卧床休息1～2周,双下肢暂不负重;卧床时以仰卧与健侧卧位交替为宜。

如无严重并发症,伤后即可在床上进行上肢主动运动、下肢肌肉等长收缩训练以及踝泵练习。

伤后1周,可行半卧位和坐位练习及髋、膝关节的伸屈运动。

伤后2～3周如全身情况尚好,可从部分负重过渡到全负重,并逐渐增加负重时间。

受伤3～4周后,如骨折愈合正常,可逐渐进行重心转移训练。

2.不稳定性骨盆骨折

无并发症者,伤后即可行双上肢的主动运动和肌力训练。

使用外固定架固定者,需要在固定期间进行下肢肌肉等长收缩训练及下肢关节的主被动活动,以保持关节活动度和下肢肌力。

3～4周后去除外固定,渐行坐位训练。根据骨折愈合情况,一般单环骨折6～8周后可挂拐下地行走,患侧下肢逐渐负重;双环骨折12周后逐渐行负重站立训练。

手术内固定者,术后即可行双下肢等长收缩训练及踝泵运动,以预防卧床并发症。由于骨折复杂程度、手术方式和愈合情况各不同,负重时间变化较大,应根据具体情况进行选择。但康复重点以髋关节活动度的恢复及骨盆和髋周肌肉力量训练为主。如术后骨盆环完整性得到满意的恢复,可允许患者在床上进行早期活动,早期挂拐下地行走,但患侧不负重,可在8周左右开始受伤侧的负重行走。如术后骨折愈合差或骨盆完整性恢复不满意,应根据情况延长负重时间。

（五）典型病例介绍

病例三：骨盆骨折

一、基本信息：

姓名：俞为星；性别：男；年龄：53岁；婚姻情况：已婚；籍贯：浙江杭州；文化程度：小学；职业：农民。

入院时间：2021年10月11日；出院时间：2022年11月3日。

出院诊断：西医诊断：骨盆骨折；中医诊断：骨折病（凝血淤滞）。

二、病例介绍

1.主诉：高处坠落伤致髋部肿痛、活动不利5小时。

2.简要病史：患者于2021年10月11日9：00从2米高桥上坠落，臀部着地，自感髋部疼痛，活动受限，行走站立不能，无肢体麻木，无大小便失禁，遂被送至我院急诊就诊，CT检查提示"左耻骨粉碎骨折，骶骨骨折"，患方为求进一步诊治，拟"骨盆骨折"收住入院。入院时生命体征及风险评估：体温36.8℃，脉搏70次/分，呼吸18次/分，血压110/58mmHg，体重62千克，疼痛数字评分法4分，跌倒评分3分，压力性损伤评分12分，ADL评分35分，VTE评分8分。患者既往体健，专科检查显示左髋部压痛，耻骨联合处肿胀，压痛，骨盆挤压试验阳性，双膝部皮肤挫伤。伤肢末梢血运正常，感觉正常，足趾活动正常。

3.入院诊断：西医诊断：骨盆骨折；中医诊断：骨折病（气滞血瘀）。

4.中医四诊：望：患者神志清，精神软，面色少华，耻骨联合处肿胀Ⅰ级，形体正常，左下肢活动受限，足趾活动正常。舌红，舌苔薄白。闻：患者说话音调低，肺部呼吸音清晰，对答切题，无恶心呕吐，无咳嗽咳痰，呼吸平稳，二便气味无殊，心率规律，肠鸣音正常。问：患者寒热无殊，无自汗盗汗，无头晕头痛，左髋部静息时疼痛4分，二便正常，饮食、睡眠正常，听力、视力正常，无特殊嗜好。切：脉弦，触诊脘腹正常，左髋部压痛，耻骨联合处肿胀Ⅰ级，骨盆挤压试验阳性，双下肢足背动脉搏动正常，末端血循、感觉正常。

5.中医辨证分析：患者跌扑挫伤，致骨断筋伤，骨为人体支架，故骨断则局部关节功能受限；脉络受损，血不循经，溢于脉外，聚于皮下，气滞血瘀，"不通则痛"，"气伤痛，形伤肿"，故局部肿胀疼痛。

病因：跌仆挫伤，骨断筋伤，肌肉筋膜挫伤肿胀。

病机：骨断筋伤，血离经脉，淤积不散，而致血瘀，阻抑气道，气滞不畅，气血互结，经脉痹阻，气血不得宣通，不通则痛。

病位：病位在髋，与肾、肝、脾有关。

病性：实证。

证型：气滞血瘀证。

6.辅助检查：X线（10月10日）：左膝退变，股骨内髁高密度影。骶椎、左耻骨上下支骨折。血化验（10月12日）：D二聚体，3.83毫克/升；红细胞计数：2.98×10^{12}/升，血红蛋白含量93克/升，总蛋白，52.4克/升，白蛋白，31.5克/升，谷草转氨酶54U/L，其余指标正常。CT（10月12日）：两肺少许纤维灶，两肺尖少许肺气肿。两肺散在小结节及钙化灶。左侧部分肋骨、左侧肩胛骨陈旧性骨折考虑。附见：胆囊结石，右肝缘钙化灶。B超（10月12日）：双下肢动脉、深静脉（股总、股深起始端、股浅、腘）血流通畅。餐后超声检查：肝、脾未见明显异常。心电图（10月12日）：窦性心律，正常心电图。

三、治疗护理及预后

（一）治疗护理经过

西医治疗：患者入院后，予骨盆兜固定，平卧气垫床制动，遵医嘱予骨科二级护理，低脂饮食、镇痛、消肿、抗凝等对症处理。指导双下肢功能锻炼，预防静脉血栓形成。患者入院后出现尿潴留，遵医嘱予留置导尿，告知患者及家属留置导尿注意事项，记录尿液性质、色、量。患者于11月3日携带尿管出院，给予出院指导，告知尿管护理方法。

中药治疗：活血化瘀，消肿止痛，桃红四物汤加减。

中医护理操作治疗：予以耳穴埋豆止痛；生大黄穴位敷贴、穴位按摩，促进肠蠕动，治疗便秘；中医定向透药治疗减轻肿胀；六一散中药涂擦预防压疮。

（二）主要护理问题及措施

1.疼痛：与骨折损伤有关。

护理目标：患者主诉疼痛减轻或消除。

辨证施护要点：

（1）密切观察患者疼痛的部位、性质、程度、发生及持续时间、伴随症状、诱发及影响因素等。

（2）保持病房安静整洁，做好情志护理，指导患者深呼吸放松身体，或听轻音乐分散注意力，以达到周身气血流通舒畅，缓解疼痛。

（3）遵医嘱进行耳穴贴压，观察疗效。

（4）遵医嘱使用止痛药物，密切观察药物不良反应及疗效。

辨证施术：耳穴贴压，隔日一次，7天一疗程，每次每穴按压1～2分钟，每日按压3次。取穴：腰骶椎、髋、盆腔、臀、坐骨神经（主穴）；神门、枕、皮质下、交感、肾、肝、脾（配穴）。

辨证施教：练习中医养生六字诀中吹（肾）、嘘（肝）、呼（脾）三字。练习要领：在吸气时气沉丹田，随着吸气将全身之气汇聚予丹田。由丹田之气把全身的污浊之气，通过发音排出体外，待丹田气足之后发吹、嘘、呼音，分别调整肾、肝、脾三脏，促进损伤愈合，减轻疼痛。

护理评价：患者主诉疼痛减轻，疼痛评分小于等于3分。

2.便秘：与长期卧床有关。

护理目标：患者主诉便秘症状减轻或消失，能建立自行排便的习惯。

辨证施护要点：

（1）评估每日排便的时间、次数、性质，以及腹胀、腹痛的情况。

（2）注意患者是否因排便用力过度而出现虚脱等并发症，注意年老患者可诱发心痛。

（3）培养每日晨间、早餐后定时排便的习惯和在床上排便的习惯，注意腹部保暖。

（4）指导患者顺时针方向按摩腹部以促进肠蠕动，每日2~3次，每次10~15分钟。

（5）向患者解释情志不和易导致肝气郁结，大便干结，知道患者采用自我调适的方法，保持心情舒畅，避免情志所伤。

辨证施术：

（1）便秘推拿：遵医嘱予便秘推拿，疏通经络。调畅气机，健脾助运，每日1次，每次15~20分钟，3天为一疗程。

（2）穴位敷贴：通过辨证，该患者为热秘，可遵医嘱予神阙穴生大黄穴位敷贴治疗。每日1次，3天为一个疗程。

辨证施膳：加强饮食调养：饮食宜清淡、富含纤维素的食物。晨起空腹可饮淡盐水，有助于预防便秘的发生。患者热秘，宜多食清凉润滑之物，如黄瓜、梨、苦瓜等。

护理评价：患者能建立自行排便的习惯，住院后期未发生便秘症状。

3.躯体移动障碍：与骨盆骨折有关。

护理目标：患者卧床期间生活需要能够得到满足；患者在指导下能独立进行非制动肢体的躯体活动。

施护要点：

（1）评估患者躯体移动障碍的程度，指导和鼓励患者最大限度地完成自理活动。

（2）根据患者病情，协助患者取舒适体位，移动患者时保证患者安全。

（3）向患者介绍本疾病的发生、发展及转归，提供患者有关疾病、治疗和预后的可靠信息，帮助患者树立战胜疾病的信心。

（4）积极预防并发症，将患肢安置功能位，协助患者翻身，更换体位，严密观察患侧肢体血运和受压情况，并做好肢体按摩，适当使用气垫床、压疮贴等器材。

（5）指导患者及家属功能锻炼方法及如何使用辅助器材等。

护理评价：患者在指导下能独立进行双上肢、健侧下肢及患侧膝关节以下的躯体活动；患者独立完成洗漱、进食动作。

4.自理缺陷：与骨盆骨折、长期卧床有关。

护理目标：患者住院期间生活需要能够得到满足。

施护要点：

（1）评估患者的自理能力。

（2）备呼叫器、常用物品于患者容易拿到的地方。

（3）提供患者适合就餐的体位。

（4）告知患者进食软硬度、易消化的食物。

（5）及时提供便器，协助做好便后清洁卫生。告知患者留置导尿管的使用方法及注意事项。

（6）鼓励患者逐步完成各项自理活动，如梳头、洗脸使用餐具等动作。

护理评价：患者住院期间能够达到最佳自力水平，能独立完成梳头、洗漱、进餐等动作。

5.潜在并发症：深静脉血栓形成。

护理目标：患者能自述预防血栓形成的预防措施；患者住院期间未发生深静脉血栓。

辨证施护要点：

（1）观察患者肢体皮肤颜色、温度、活动度、感觉及肿胀情况，观察患者呼吸系统情况，有无胸闷气促，发绀等情况。

（2）向患者讲解下肢深静脉血栓形成的相关知识及预防措施。

（3）鼓励患者早期活动，功能锻炼，穿宽松衣裤，保持全身气血通畅。

（4）积极保护静脉，通过静脉用药时，避免反复穿刺。尽量不使用下肢静脉进行输液。

（5）遵医嘱使用深静脉血栓物理防范措施下肢气压泵治疗，观察治疗效果。

（6）根据患肢选择合适尺寸的弹力袜，指导患者正确穿脱弹力袜，促进下肢静脉回流，并观察记录皮肤情况。

（7）遵医嘱使用抗凝药物，观察治疗效果及药物不良反应。

辨证施膳：告知患者戒烟酒，鼓励患者多饮水，建议每天饮水量在2000毫升以上。进食易消化、行气软坚润肠的食物，如橘子、香蕉等，保持大便通畅。

辨证施术：

（1）穴位按摩。取穴：涌泉、太冲、三阴交、足三里、阳陵泉、阴陵泉、梁丘、血海，每个穴位2~3分钟，每日1次，以患者感觉酸胀为宜，3天一疗程，连续2个疗程。

（2）中医定向透药：遵医嘱使用张氏中药制剂予中医定向透药治疗，每日一次，每次20分钟，3天一疗程，连续2个疗程。

辨证施教：

（1）卧床休息1~2周，双下肢暂不负重；卧床时以仰卧与健侧卧位交替为宜。

（2）如无严重并发症，伤后即可在床上做上肢主动运动、下肢肌肉等长收缩及踝泵练习。

（3）伤后1周，可在医生指导下行半卧及坐位练习及髋、膝关节的伸屈运动。

（4）伤后2~3周如全身情况尚好，可从部分负重过渡到全负重，逐渐增加负重时间。

（5）受伤3~4周后，如骨折愈合正常，可逐渐进行重心转移训练。

护理评价：患者能自述预防血栓形成的预防措施，且住院期间未出现深静脉血栓。

6.有皮肤受损的危险。

护理目标：患者能自述预防皮肤损伤的措施，且未发生皮肤损伤。

辨证施护要点：

（1）评估压疮风险，建翻身卡、挂警示标识，加强交接班。

（2）保持床单平整、干燥、清洁，必要时可使用气垫床，协助患者翻身，正确使用便盆。

（3）给予营养支持，告知患者多食肉类、鸡蛋、牛奶等蛋白质丰富食物等。

辨证施术：受压部位给予六一散中药涂擦，保护皮肤，局部组织受压部位选择合适减压贴。

护理评价：患者能自述预防皮肤损伤的措施，住院期间未发生皮肤损伤。

（三）患者转归

该患者于11月3日出院，出院时患者神志清，精神好，呼吸平稳，脉弦，舌红，舌苔薄白，胃纳正常，双下肢无麻木，足趾活动自如，末梢血循正常，留置导尿管固定妥善。患者经过康复锻炼，能半卧位进食，能在家属搀扶下，坐于床边屈伸膝关节。出院时，患者生命体征为：体温36.7℃，脉搏68次/分，呼吸18次/分，血压108/61mmHg，体重63千克。护理评分为：跌倒评分3分，压力性损伤评分15分，ADL评分50分，VTE评分7分，患处静息时疼痛评分2分。护士进行出院指导，包括留置导尿管的注意事项、出院办理流程、出院带药服用方法及注意事项、制定康复锻炼计划、告知继续深静脉血栓预防、嘱咐患者遵医嘱定期复查。护士于11月10日电话回访，患者双下肢活动正常，未出现胸闷胸痛等呼吸系统异常，已于社区卫生院拔除留置导尿管，排尿正常且无尿路感染症状。患者能借助助行器在平地行走。患者于11月15日来医院复查时，已能独立完成上下台阶动作。

第三节　手足损伤诊疗与专病护理

手足损伤包括双手、双足皮肤、血管、神经、肌腱、骨和关节的损伤，会导致不同程度的功能障碍，严重影响患者的生活和工作。本节主要介绍手足外伤及断肢/指再植患者的处理及护理内容。

一、手足外伤

手足外伤通常由刺伤、切割伤、钝器伤、挤压伤、火器伤等引起，可造成手足皮肤、血管、神经、肌腱、骨和关节不同程度的损伤，严重者可导致深部组织感染坏死、断指、断肢等。

（一）诊断

1.病史、症状与体征

（1）刺伤。尖锐物体，如钉、针、竹尖、小木片、小玻片等刺伤。其特点是伤口小，损伤深，可伤及深部组织，并将污物带入深部组织内，导致异物存留于腱鞘或深部组织而引起感染。

（2）切割伤。因刀、玻璃、切纸机、电锯等切割所致。伤口一般较整齐，污染较轻，伤口出血较多。伤口深浅不一，常造成重要的深部组织如神经、肌腱、血管的切断伤。严重者导致指端缺损、断指或断肢。

（3）钝器伤。钝器砸伤引起组织挫伤和皮肤裂伤，严重者可导致皮肤撕脱，肌腱、神经损

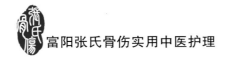

伤和骨折；重物的砸伤可造成手指／足趾或全手／全足各种组织严重毁损；高速旋转的叶片，如轮机、电扇、螺旋桨等，常造成断肢或断指。

（4）挤压伤。门窗挤压可引起指／趾端损伤，如甲下血肿、甲床破裂、远节指／趾骨骨折等；车轮、机器滚轴挤压，可致广泛的皮肤撕脱甚至全手、全足皮肤脱套伤，多发性开放性骨折和关节脱位，以及深部组织严重破坏，有时甚至发生手指／足趾或全手／全足毁损性损伤。

（5）火器伤。由鞭炮、雷管爆炸伤和高速弹片伤所致，伤口极不整齐，损伤范围广泛，常致大面积皮肤及软组织缺损和多发性粉碎性骨折。由于污染严重、坏死组织多，容易发生感染。

2.辅助检查

急诊止血包扎后，需要行 X 线检查，明确有无骨折损伤及损伤严重程度。拍片时应针对具体某一指／趾或关节拍摄正位、侧位和斜位片，以防漏诊。如有需要，还可行 CT 检查，以明确诊断。

（二）治疗

1.急诊处理

事故现场局部进行止血和加压包扎，局部固定，并迅速转运至医院。

2.早期清创

一般争取在事故发生后6~8小时内进行彻底清创，清创后尽可能一期修复受损的组织。手术时避免损伤重要组织，缩短手术时间，减少出血。注意判断损伤皮肤活力，以便决定是否需要切除或保留。受伤时间超过12小时，伤口污染严重，组织损伤广泛，或缺乏必要的条件者，仅作清创，再行延期或二期修复。

3.闭合伤口

手足损伤患者可采取直接缝合、Z字成形术、自体游离皮肤移植修复等方式进行伤口闭合。

（三）护理

手足外伤住院患者的常规护理内容详见本章第一节，疼痛、肿胀、术后出血、感染、深静脉血栓预防、关节僵硬、睡眠形态紊乱、恶心呕吐、肢体麻木等可参考第二节骨折诊疗与专病护理中各部分护理的内容。其他特色护理根据患者不同病情主要有以下内容。

1.焦虑／恐惧

保持病室环境安静，无噪声和强光等刺激。

理解并同情患者的感受，和患者一起分析其焦虑产生的原因及表现，并对其焦虑程度作出评价。

理解并耐心倾听患者的诉说。对患者提出的问题要给予明确、有效和积极的回复，并建立良好的治疗性联系。帮助患者总结以往面对挫折的经验，探讨正确的应对方式。对患者的合作与进步及时给予肯定和鼓励。

耐心向患者解释焦虑对身心健康和人际关系可能产生的不良影响。允许患者通过来回踱步或哭泣发泄情绪。当患者表现愤怒时，除过激行为外，不应加以限制。

限制患者与其他具有焦虑情绪的患者及亲友接触。

协助患者及家属应用听音乐、阅读等松弛疗法舒缓情绪。也可通过头面部推拿、穴位按摩放松身体，缓解焦虑情绪。

2.废用综合征

患者由于肢体长期固定和缺乏功能锻炼导致肌肉萎缩，同时大量钙盐溢出骨骼可导致骨质疏松，关节内纤维粘连致关节僵硬等都可导致废用综合征的发生。

观察患肢末端皮肤颜色、温度、局部感觉和运动情况。

评估患者引起骨骼、肌肉、运动系统功能退化的危险程度。

向患者讲解有关废用综合征的不良后果，鼓励其早期活动，术后第三天开始进行手指、指掌关节、肘关节、肩关节的被动和主动活动。

必要时遵医嘱给予疼痛控制方法，减轻患者痛苦。

做好情志护理，帮助患者树立信心。

（四）康复

指导患者抬高患肢，早期活动，术后第三天开始进行手指/足趾功能锻炼，指掌关节伸屈与肩关节的上举外展及内收屈曲活动，肘关节屈伸活动，踝泵运动，直腿抬高，膝关节屈伸活动，髋关节外展、内收屈曲活动等。功能锻炼时注意活动度，避免血管、神经、肌腱吻合口撕裂。

二、断肢／指再植

断肢／指再植是对离断的肢体／指体采用显微外科技术对其进行清创、血管吻合、骨骼固定以及修复肌腱和神经，将肢体／指体重新缝合到原位，使其完全存活并恢复一定功能的精细手术（图3-3-1至图3-3-3）。

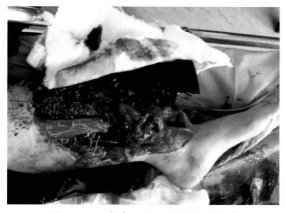
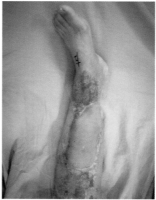
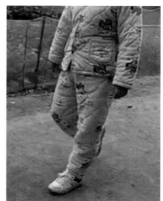

图3-3-1　患者左下肢毁损伤术前情况　　图3-3-2　患者左下肢毁损伤术后情况　　图3-3-3　患者康复后下地行走

（一）诊断

肢体／指体离断多有明显外伤史，根据组织离断程度分为完全性断肢／指体和不完全性离断肢／指体。完全性断肢／指是指没有任何组织相连或虽有残存的少量组织相连，但无法存活或修复，清创时须切除者；不完全性断肢／指是指凡伤肢／指断面有主要血管断裂合并骨折脱位，伤肢断面相连的软组织少于断面总量的1/4，伤指断面相连皮肤不超过周径的1/8，不吻合血管，伤肢／指远端将发生坏死者。

（二）治疗

1.现场急救

（1）止血包扎。肢体离断后由于血管发生回缩痉挛及血凝块常堵塞血管，所以断肢／指完全离断者应先控制出血。根据出血部位选择合适的止血方法，一般选择加压包扎止血法，若大动脉出血时则应使用止血带止血，为避免发生肢体缺血性坏死，止血带应每隔1小时放松5分钟。如果离断部位较高，无法使用止血带，加压包扎后出血仍严重者，可用止血钳夹住血管断端。

（2）断肢／指保存。完全离断的肢／指体，原则上不做任何处理，禁忌使用任何液体冲洗、浸泡或涂药。若事发地距离医院近的，可用无菌敷料或清洁布类包住离断肢／指，与患者一同送往医院。若距离远的，可采用干燥冷藏法保存断肢／指，即用无菌敷料或清洁布类包住离断肢／指后放入塑料袋中，并扎好袋口，做好标记，再将其放入密封容器里，容器外加水和冰各一半，以避免冰块与断肢／指直接接触而冻伤。断肢／指送达医院后应立即检查，刷洗消毒后用肝素盐水从动脉端灌注冲洗后，用无菌敷料包好，放置在无菌盘内，置入4℃冰箱冷藏。

（3）迅速转运。发生肢／指体离断后，应迅速将患者和断肢／指送到医院，尽力在6小时内进行再植手术。运送过程中注意检查患者的生命体征，积极预防并发症、防休克。

2.断肢／指再植（图3-3-4、图3-3-5）

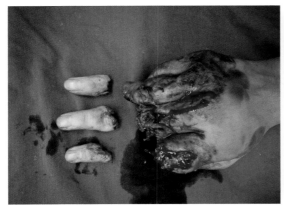 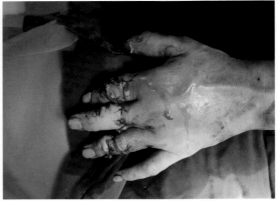

图3-3-4　患者左手第2-4指离断术前情况　　　图3-3-5　患者左手第2-4指离断再植术后情况

（1）彻底清创。既是再植手术的重要步骤，又是对离断肢／指体组织损伤进一步了解的过程。清创顺序一般为肢体的近、远端同时进行。离断肢／指体组织的清创除遵循一般创伤的清创原则外，还应仔细寻找和修整重要组织，如血管、神经、肌腱，并分别予以标记。待肢/指体血液循环恢复后，需再次彻底切除无血供的组织。

（2）重建骨的连续性。修整和缩短骨骼，缩短长度以血管与神经在无张力下缝合、肌腱或肌肉在适当张力下缝合、皮肤及皮下组织能够覆盖为标准。可选用螺丝钉、克氏针、钢丝、髓内针或钢板行骨骼内固定以恢复骨的支架作用，内固定的要求是简便迅速、剥离较少、坚实稳固、愈合较快。

（3）缝合肌腱。重建骨支架后，先缝合肌腱再吻合血管。缝合的肌腱或肌组织作为适当的血管床，有利于调节吻合血管的张力。可避免先吻合血管再缝合肌腱时的牵拉对血管吻合口的刺激和影响。缝合的肌肉和肌腱应以满足断肢/指主要功能为准，不必缝合所有离断的肌腱。

（4）重建血液循环。确认动、静脉的解剖部位，在无张力下吻合，如有血管缺损应行血管移位或移植。一般需要吻合主要血管，如尺、桡动脉和手指的双侧指固有动脉等。吻合血管的数目尽可能多，动静脉比例以1∶2为宜。一般先吻合静脉，再吻合动脉，最好在手术显微镜下进行。

（5）缝合神经。离断神经尽量在无张力状态下行一期缝合，如有缺损应立即行神经移植修复。可采用神经外膜缝合或束膜缝合。

（6）闭合伤口。断肢/指再植的伤口应完全闭合，不应遗留任何创面。皮肤直接缝合时，为避免环形瘢痕，可采用Z字成形术，使直线伤口变为曲线伤口。必要时采用中厚或全厚皮片覆盖创面或采用局部皮瓣转移修复。

（7）包扎。用温生理盐水洗去血迹，以便与健侧对比观察再植肢/指体的皮肤颜色。多层松软敷料包扎，指间分开，指端外露，便于观察血液循环。腕关节功能位石膏托固定，固定范围从手指至前臂近端，必要时超过肘关节或整个上肢。

（三）护理

断肢/指再植住院患者的常规护理内容详见本章第一节，疼痛、肿胀、术后出血、感染、深静脉血栓预防、关节僵硬、睡眠形态紊乱、恶心呕吐、肢体麻木、焦虑/恐惧、废用综合征等可参考前几部分护理的内容。其他特色护理根据患者不同病情主要有以下内容。

1.休克

患者因创伤出血量多、手术时间长，容易出现低血容量性休克。如果肢/指体创伤严重、高平面离断、缺血时间长或严重感染等可使大量毒素吸收引起中毒性休克。

密切监测患者生命体征，尤其是脉搏和血压的变化，观察患者神志、意识、神经系统体征、面色、肢端温度和色泽、尿量及尿比重等变化，以便尽早发现休克迹象。

遵医嘱迅速建立两条以上静脉通路，补充血容量。当周围静脉萎陷或肥胖患者穿刺困难时，应立即进行中心静脉穿刺，并同时监测CVP。

积极采取抗休克的措施，如中凹卧位、吸氧、输血、输液等，维持收缩压在100毫米汞柱以上。

若患者发生中毒性休克而危及生命时，应及时告知医生，做好截除再植肢体的术前准备。

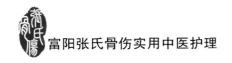

2.潜在并发症：血管危象

术后48小时内，由于血管痉挛和栓塞可导致血管危象的发生，影响再植肢／指体的成活。动脉危象表现为患指／趾皮肤苍白灰暗，皮肤皱纹加深，皮温降低，指／趾腹张力下降、瘪陷，毛细血管充盈时间延长，脉搏减弱或消失，指／趾腹切开不出血或缓慢流出暗红色血液。而静脉危象表现为患指／趾皮肤紫暗，皮纹变浅，皮温下降，指／趾腹张力增加，丰满膨胀，毛细血管充盈，时间缩短，脉搏存在，指／趾腹切开立即流出暗紫色血液，继之流出鲜红色血，且流速快，指／趾腹由紫逐渐变红。长时间静脉危象可导致动脉危象，影响再植肢／指体存活。

（1）预防。术后绝对卧床休息1～2周，抬高患肢10～20厘米，使之略高于心脏水平，以促进静脉回流，减轻肢体肿胀。勿侧卧及起坐，以防患肢血管受压影响血流速度，危及血供。局部用60～100瓦烤灯照射，但注意烤灯应距患肢30～40厘米，不可随意关闭烤灯，使用过程中防止烫伤。但在患肢血液循环较差的情况下不宜照射，避免增加局部组织代谢。一般术后24小时内疼痛最为剧烈，之后逐渐缓解，术后的镇痛不仅可以止痛，还可以防止血管痉挛。可采用耳穴贴压或耳针止痛。适当应用抗凝解痉药物，如低分子右旋糖酐、复方丹参注射液、山莨菪碱等。严禁吸烟，以防刺激患肢／指血管发生痉挛。

（2）病情观察。术后48小时内易发生血管危象，因此应密切观察。观察指标包括皮肤温度及颜色、毛细血管回流试验、指／趾腹张力和指／趾端侧方切开出血等。正常情况下，再植肢体的指／趾腹饱满、颜色红润，早期颜色可比健侧稍红，皮温亦可比健侧稍高，毛细血管回流良好，指／趾端侧方切开1～2秒有鲜红色血液流出。术后应每1～2小时观察一次。

（3）处理。对于动脉危象，一旦发现应立即解压，遵医嘱应用解痉药物如罂粟碱、山莨菪碱、妥拉唑林等，并予高压氧治疗，经短时间观察仍未见好转应立即手术探查取出血栓，切除吻合口重新吻合，以确保再植肢／指体存活。对于静脉危象，首先解除血管外的压迫因素，完全松解包扎，如血液循环无好转，再拆除部分缝线，清除积血降低局部张力，指腹侧方切开放血，必要时行手术探查。

（四）康复

1.伤后0～4周

伤后0～4周为软组织愈合期，康复的重点是预防和控制感染，为软组织愈合创造条件，可采用红外线理疗等方法促进淋巴回流，减轻肿胀，促进一期愈合。将患肢放于功能位，未制动的关节做轻微的伸屈活动。

2.伤后4～6周

伤后4～6周为无负荷功能恢复期，康复的重点是预防关节僵直和肌肉、肌腱粘连及肌肉萎缩，由于骨折端愈合尚不牢固，应以主动活动为主，做再植指／趾主动伸屈功能锻炼。在被动活动时，动作轻柔，并对再植部位进行妥善保护。

3.伤后6周～12周

康复的重点是促进神经功能的恢复，软化瘢痕，减少粘连，加强运动和感觉训练，可用捏皮球的方法锻炼再植指屈伸、内收及对掌肌力。每个动作持续用力3～4秒，重复10～20次，直至局部有疲劳感为止。可配合理疗、中药熏洗等促进肢体运动和感觉功能的恢复。由于神经生长较慢，所以患指感觉恢复时间较长，在患指感觉恢复前，应注意保护再植指体，防止烫伤、冻伤及损伤。

4.伤后12周以后

强化日常生活的手功能，提升手指的灵活性、握力、捏力，如拧瓶盖，解衣扣，系鞋带，拣核桃、火柴杆、花生、黄豆，捏钱币，抓小球，练习写字、开门等日常生活动作等，每天练习3~5次，每次10~20分钟，并逐渐加大活动量。

（五）典型病例介绍
病例四：离断

一、基本信息：

姓名：陈××；性别：女；年龄：48岁；婚姻情况：已婚；籍贯：浙江杭州；文化程度：小学；职业：工人。

入院时间：2022年4月16日；出院时间：2022年4月23日。

出院诊断：西医诊断：开放性足骨折（右足第4趾末节）；中医诊断：骨折病（气滞血瘀）。

二、病例介绍

1.主诉：重物砸伤致右足第4趾出血疼痛、活动困难4小时。

2.简要病史：患者于2022年4月16日10：30劳作时不慎被重物砸伤致右足第4趾末节基本离断，出血不止，可见少许污物，残端血供差，余四趾、关节无疼痛及活动障碍，局部肿胀、疼痛、活动困难，行走站立不能，无肢体麻木，无头痛头晕等不适，遂至我院急诊就医，查X线提示"右足第4趾骨中节及末节缺损"。患方为求进一步诊治，急诊拟"开放性足骨折（右足第4趾末节）"收住入院。入院时生命体征及风险评估：体温36.5℃，脉搏66次/分，呼吸20次/分，血压122/74mmHg，体重47千克，疼痛数字评分法5分，跌倒评分3分，压力性损伤评分19分，ADL评分55分，VTE评分8分。患者既往体健，专科检查显示右足第4趾末节基本离断，创面渗血不止，活动受限，余四趾活动正常，肿胀I级，压痛及叩击痛阳性，可及骨擦音，足背动脉搏动良好，活动正常，末梢血循正常。

3.入院诊断：西医诊断：开放性足骨折（右足第4趾末节）；中医诊断：骨折病（气滞血瘀）

4.中医四诊：望：患者神志清，精神软，面色少华，右趾肿胀I级，形体正常。右足第4趾末节基本离断，活动受限，余四趾活动正常，医疗疾病限制卧病在床。呼吸平稳，无咳嗽，咳痰。舌红，舌苔薄白。闻：患者说话声音如常，对答切题，无恶心呕吐，无咳嗽咳痰，呼吸平稳，二便气味无殊。问：患者寒热无殊，无自汗盗汗，无头晕头痛，右足疼痛5分，二便正常，饮食、睡眠正常，听力、视力正常，无特殊嗜好。切：脉弦，触诊脘腹正常，右足第4趾压痛及叩击痛阳性，双下肢足背动脉搏动正常，末端血循、

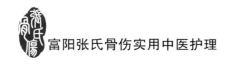

感觉正常。

5.中医辨证分析：患者重物砸伤致骨断筋伤，气滞血瘀。骨为人体支架，故骨断则失杠杆支架作用，则畸形活动不利。骨断则筋伤气血运行不畅，不通则痛。血脉破损，离经之血溢于脉外，故见出血，渗于肌腠之间则肿胀。舌质淡红，苔薄白主其证尚表，脉弦主痛。参会四诊，诊断明确，属中医"骨折病"之范畴，证属气滞血瘀。

病因：重物砸伤，骨断筋伤，肌肉筋膜挫伤肿胀。

病机：骨断筋伤，血离经脉，淤积不散，而致血瘀，阻抑气道，气滞不畅，气血互结，经脉痹阻，气血不得宣通，不通则痛。

病位：病位在足，与肾、肝、脾有关。

病性：实证。

证型：气滞血瘀证

6.辅助检查：X线（4月16日）：右足第4趾骨中节及末节缺损；血化验（4月17日）：红细胞计数3.79克/升；总蛋白53.2克/升，白蛋白29.4克/升，其余指标正常；CT（5月2日）：两肺少许纤维灶，右侧第6～7陈旧性肋骨骨折考虑；B超（4月16日）：双下肢动脉、深静脉（股总、股深起始端、股浅、腘）血流通畅；心电图：窦性心律，正常心电图。

三、治疗护理及预后

（一）治疗护理经过

1.西医治疗：患者4月16日入院后，予破伤风抗毒素注射剂注射，完善急诊术前准备后，于当日12：00在麻醉下行"右第4趾开放性骨折清创＋截趾＋局部皮瓣转移术"。术后予心电监护、低流量鼻导管吸氧，抬高患肢，遵医嘱予二级护理，低脂饮食，抗炎、消肿、止痛、抗凝、抗血管痉挛等对症处理。指导患者进行患肢的功能锻炼，医生予术区切口换药。患者于4月23日康复出院。

2.中药治疗：活血化瘀，消肿止痛，以川膝散合桃红四物汤颗粒剂加减。

3.中医护理操作治疗：根据患者病情需要予耳穴贴压止痛；中医定向透药治疗，以活血化瘀，消肿止痛；吴茱萸穴位敷贴、失眠推拿，缓解焦虑，促进睡眠；穴位按摩预防深静脉血栓形成。

（二）主要护理问题及措施

1.疼痛：与骨折损伤、手术有关。

护理目标：患者主诉疼痛减轻或消除。

辨证施护要点：

（1）密切观察患者疼痛的部位、性质、程度、发生及持续时间、伴随症状、诱发及影响因素等。

（2）保持病房安静整洁，做好情志护理，指导患者深呼吸放松身体，或听轻音乐分散注意力，以达到周身气血流通舒畅，缓解疼痛。

（3）遵医嘱进行耳穴贴压，观察疗效。

（4）遵医嘱使用止痛药物，密切观察药物不良反应及疗效。

辨证施术：耳穴贴压，隔日一次，7天一疗程，每次每穴按压1~2分钟，每日按压3次。取穴：趾（主穴）；神门、枕、皮质下、交感、肝、脾、肾（配穴）。

辨证施教：练习中医养生六字诀中吹（肾）、嘘（肝）、呼（脾）三字。练习要领：在吸气时气沉丹田，随着吸气将全身之气汇聚予丹田。由丹田之气把全身的污浊之气，通过发音排出体外，待丹田气足之后发吹、嘘、呼音，分别调整肾、肝、脾三脏，促进损伤愈合，减轻疼痛。

护理评价：患者主诉疼痛减轻，疼痛评分小于等于3分。

2.焦虑与恐惧。

护理目标：患者能说出对应焦虑、恐惧的原因及自我具体表现；患者焦虑、恐惧有所减轻，生理和心理上的舒适感有所增加；患者能运用应对焦虑、恐惧的有效方法。

辨证施护要点：

（1）保持病室环境安静，无噪声、强光等刺激。

（2）理解同情患者的感受，和患者一起分析其焦虑与恐惧产生的原因及表现，并对其焦虑、恐惧程度作出评价。

（3）理解患者，耐心倾听患者的诉说。对患者提出的问题要给予明确、有效和积极的信息，建立良好的治疗性联系。帮助患者总结以往对付挫折的经验，探讨正确的应对方式。对患者的合作与进步及时给予肯定和鼓励。

（4）耐心向患者说明焦虑与恐惧对身心健康和人际关系可能产生的不良影响。允许患者通过来回踱步或哭泣发泄情绪。当患者表现愤怒时，除过激行为外，不应加以限制。

（5）限制患者与其他具有焦虑、恐惧情绪的患者及亲友接触。

（6）协助患者及家属应用听音乐、阅读等松弛疗法舒缓情绪。也可通过头面部推拿、穴位按摩放松身体，缓解焦虑、恐惧。

辨证施术：

（1）失眠推拿：遵医嘱予失眠推拿，每日睡前1次，3天一疗程。

（2）穴位敷贴：遵医嘱予每日睡前涌泉穴吴茱萸穴位敷贴，3天一疗程，评估患者睡眠情况。

护理评价：患者能说出对应焦虑与恐惧的原因及具体表现；患者焦虑与恐惧有所减轻，能自主入睡。患者能运用应对焦虑、恐惧的有效方法，如听音乐、看视频等。

3.潜在并发症：关节僵硬。

护理目标：患者能说出关节僵硬的后果；患者能正确使用康复训练器具；患者能主动进行康复训练。患者住院期间不出现关节僵硬。

辨证施护要点：

（1）评估患者引起骨骼、肌肉、运动系统功能退化的危险因素与程度，以预防关节僵硬的发生。

（2）向家属及患者反复讲解关节僵硬的不良后果，使之积极主动参与康复锻炼。

（3）计划并实施锻炼。

（4）遵医嘱给予止痛药物，减少患者因疼痛不愿意活动患肢的发生。

（5）遵医嘱予中医定向透药治疗，活血化瘀，消肿止痛。

辨证施术：

中医定向透药治疗。选择张氏经典方中药制剂，每天一次，每次30分钟，3天一疗程，连续2个疗程。取穴：阳陵泉、阴陵泉。

辨证施教：

（1）指导患者穴位按摩，每天一次，每次每穴1~2分钟，3天一疗程，连续2个疗程。取穴：涌泉穴、三阴交、足三里、委中、承山、太冲。

（2）功能锻炼：指导患者抬高患肢，早期活动，待麻醉恢复后，即开始健趾活动，踝泵运动，直腿抬高，膝关节屈伸活动，髋关节外展、内收屈曲活动等。功能锻炼时注意活动度，避免血管、神经、肌腱吻合口撕裂。遵医嘱给予红外线照射治疗。

护理评价：患者能说出关节僵硬的后果；患者能正确使用康复训练器具；患者能主动进行康复训练；患者住院期间未出现关节僵硬。

4.自理缺陷：与骨折术后日常生活不能完全自理有关。

护理目标：患者住院期间能安全进行自理活动；患者住院期间能够达到最佳自力水平。

施护要点：

（1）鼓励协助患者摄入充足的营养，保证自身身体基本需求。

（2）鼓励协助患者坚持自我照顾行为，协助患者主动进行力所能及的活动，如进食、洗脸、梳头、穿衣等，将日常用品放于患者伸手可及处。

（3）鼓励指导患者进行康复锻炼，肯定患者每一点滴进步，增强患者信心。

护理评价：患者住院期间能安全进行自理活动；患者住院期间能够达到最佳自力水平，表现为进食、洗脸、梳头、穿衣等自我照顾行为。

5.潜在并发症：深静脉血栓。

护理目标：患者能自述预防深静脉血栓形成的方法；患者住院期间未发生深静脉血栓。

辨证施护要点：

（1）观察患者双下肢肢体皮肤颜色、温度、活动度、感觉及肿胀情况，观察患者呼吸系统情况，有无胸闷气促，发绀等情况。

（2）告知患者多饮水，建议每天饮水量在2000毫升以上。进食易消化、行气软坚润肠的食物，如橘子、香蕉等，保持大便通畅。

（3）鼓励患者早期活动，功能锻炼，穿宽松衣裤，保持全身气血通畅。

（4）遵医嘱使用抗凝药物，观察药物不良反应。

（5）指导患者正确穿脱弹力袜，观察记录皮肤情况。

（6）遵医嘱使用下肢气压泵治疗。

辨证施术：穴位按摩。取穴：涌泉、太冲、三阴交、足三里、阳陵泉、阴陵泉、梁丘、血海，每个穴位2~3分钟，每日1次，以患者感觉酸胀为宜，3天一疗程，连续2个疗程。

辨证施教：

（1）功能锻炼：详见潜在并发症：关节僵硬的功能锻炼。

（2）经络拍打：指导患者按脾经、肝经、肾经走向从小腿内侧向大腿内侧拍打，每日2次，每次20分钟。

（3）坐位八段锦。通过观看宣教视频，指导患者卧床期间练习坐位八段锦，改善神经体液调节功能，加强血液循环，达到全身气血通畅，预防深静脉血栓的形成。

辨证施膳：骨折早期，宜健脾益胃化瘀食物，如：桃仁、山楂、黑木耳、莲子，新鲜水果蔬菜，忌生冷、油腻、辛辣刺激之品，如：凉瓜、冰激凌、肥肉等。

护理评价：患者能自述预防深静脉血栓形成的方法；患者住院期间未发生静脉血栓形成。

6.有感染的危险：与开放性骨折污染伤口有关。

护理目标：患者能复述感染的危险因素；患者住院期间未发生感染。

施护要点：

（1）做好骨科手术术前皮肤准备，严格执行无菌操作技术。

（2）向患者讲解导致感染发生的危险因素，指导患者掌握预防感染的措施。

（3）保持切口清洁、敷料干燥，骨折术后密切观察手术切口情况，有切口疼痛加重，局部红、肿、热、痛等感染相关的早期征象，应立即告知医生进行处理。

（4）加强营养支持，增强患者抵抗力，指导患者可进食高蛋白、富含维生素的食物，如瘦肉、鱼、蛋、牛奶、蔬菜等。

（5）遵医嘱合理使用抗生素，使用之前做好皮试，观察有无用药不良反应。

护理评价：患者能复述感染的危险因素；患者住院期间未发生感染。

（三）患者转归

患者于4月23日出院，出院时患者神志清，精神好，情志平和，呼吸平稳，舌质淡红，苔薄白，脉弦，胃纳正常，二便调和，术区敷料外观干洁，患肢肢体肿胀Ⅰ级，右第4趾足趾活动欠利，其余四趾活动正常，末梢血循正常，感觉正常。出院时，患者生命体征为：体温36.7℃，脉搏68次/分，呼吸18次/分，血压117/71mmHg，体重47千克。护理评分为：跌倒评分3分，压力性损伤评分20分，ADL评分65分，VTE评分7分，患肢静息时疼痛评分2分。护士进行出院指导，包括出院办理流程、出院带药服用方法及注意事项、制定康复锻炼计划、告知患者遵医嘱定期复查。患者于4月30日来院复查，术区局部皮肤正常，未出现红、肿、热、痛等异常情况，医师予拆除切口缝线。护士于5月7日电话回访，患者手术切口已完全愈合，患趾能进行活动锻炼，患者可健侧扶单拐进行平地行走。

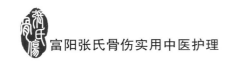

第四节　脱位诊疗与专病护理

脱位又称"脱臼、出臼"，是以构成关节的骨端关节面脱离正常位置，引起关节功能障碍的一种病症。临床上以关节疼痛和压痛、肿胀、功能障碍为主要表现，关节畸形、关节盂空虚、脱出骨端等为特有体征。该病多发生于活动范围较大，频繁活动的关节，如肩、肘、髋等部位。本章重点讨论肩关节脱位、肘关节脱位、髋关节脱位（图3-4-1至图3-4-3）。

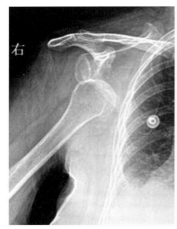
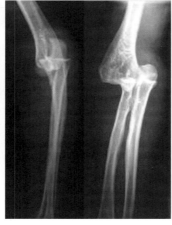
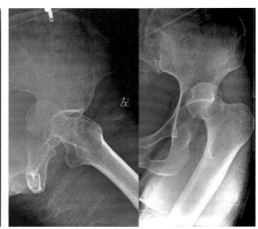

图3-4-1　右肩关节前脱位　　图3-4-2　右肘关节后脱位　　图3-4-3　左髋关节后脱位

一、诊断

(一)病史

1.创伤

有外伤史，主要由于外来直接或间接暴力作用于正常关节而引起的脱位，是导致脱位的最常见原因，多见于青壮年。

2.病理改变

关节结构发生病变，骨端遭受破坏，不能维持关节面的正常对合关系，如关节结核或类风湿关节炎所导致的脱位。

3.先天性关节发育不良

指出生后就发生脱位且逐渐加重，如由于髋臼和股骨头先天发育不良或异常导致的先天性髋关节脱位。

4.习惯性脱位

由于创伤后关节囊及韧带松弛或在骨附着处被撕脱，使关节结构不稳定，轻微外力即可导致再脱位，如此反复，形成习惯性脱位，如习惯性颞下颌关节脱位、习惯性肩关节脱位等。

（二）症状与体征

患者常出现局部疼痛、压痛、关节肿胀、功能障碍等。早期全身可合并复合伤、休克等，局部可合并骨折和神经血管损伤。晚期可发生骨化性肌炎、缺血性骨坏死和创伤性关节炎等。

1.肩关节脱位

伤肢呈弹性固定于轻度外展30°～40°内旋位，肘屈曲，肩外观呈"方肩"畸形，肩峰明显突出，肩峰下空虚。腋下、喙突下或锁骨下可触及肱骨头。搭肩试验和直尺试验阳性。

2.肘关节脱位

后脱位者，肘关节弹性固定于半屈曲位，呈"靴样"畸形，肘窝部饱满，肘后方空虚，鹰嘴向后突出，肘后三角关系改变；侧方脱位者，肘部呈内翻或外翻畸形，肘外径增宽；前脱位者，肘关节过伸，屈曲受限，肘窝部隆起，可触及脱出的尺桡骨上端。

3.髋关节脱位

后脱位者，患侧肢体较健侧缩短，呈屈曲、内收、内旋和短缩畸形。髋关节可有弹性固定，在臀部可触及上移的股骨头。前脱位者，患肢呈典型外展、外旋及轻度屈曲畸形，通常患侧肢体较健侧变长。大转子处平坦，腹股沟中1/3处或闭孔附近可触及股骨头，伤肢呈弹性固定，被动活动时可出现疼痛和肌痉挛。合并有坐骨神经损伤时可出现相应神经支配区的感觉和运动障碍。合并盆腔内脏器损伤可引起腹痛、腹膜炎，甚至导致失血性休克。中心性脱位者，可伴有骨盆骨折症状，腹痛、下肢痛、大小便不利等症状。移位明显的脱位肢体明显短缩，内旋或外旋畸形，股骨大粗隆较健侧平坦或轻度内陷，大腿纵轴叩击痛阳性。有骨盆骨折时，骨盆挤压分离试验阳性。

（三）辅助检查

X线检查可明确脱位类型，并确定有无合并骨折、有无骨化性肌炎或缺血性骨坏死等情况。必要时可行CT检查明确诊断，MRI检查了解软组织受伤情况，若怀疑骨盆骨折合并有盆腔内脏器损伤时，可行B超检查。

二、治疗

（一）非手术治疗

1.早期复位

根据脱位部位，选择适合的张氏正骨手法进行手法复位，最好在脱位3周内进行。复位时手法要轻柔，忌用粗暴手法以免发生骨折或损伤神经、血管等（图3-4-4至图3-4-6）。

2.固定

复位后可局部用金黄散伤膏外敷。肩关节脱位，根据脱位情况将患肢保持在特定位置，用三角巾固定于胸前；肘关节脱位者，可用杉树皮夹板外固定于屈肘90°位；对于髋关节脱位后，患肢可行皮肤牵引，将伤肢保持于屈髋、屈膝20°～40°，中立或稍内收，牵引持续2～3周。

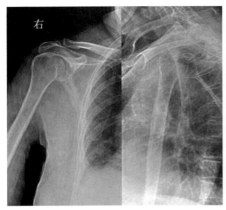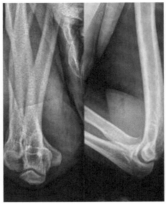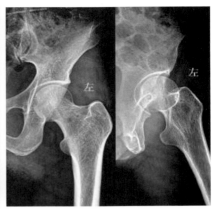

图3-4-4　右肩关节前脱位手法　　图3-4-5　右肘关节后脱位手　　图3-4-6　左髋关节后脱位手法
　　　　　整复后　　　　　　　　　　　　　法整复后　　　　　　　　　　　　整复后

（二）手术治疗

手法复位失败或手法难以复位，合并有神经、血管损伤和明显移位的骨折，或者脱位后关节腔内有骨折碎片或软组织嵌顿影响复位，习惯性脱位患者可考虑手术切开复位或行关节置换或关节融合手术。

三、护理

评估患者的自理能力。将呼叫器和常用物品放置在患者容易拿到的地方。为患者提供适合就餐的体位。告知患者进食软硬度、易消化的食物。及时提供便器，协助并指导陪护做好便后的清洁卫生。鼓励患者逐步完成各项自理活动，如梳头、洗脸和使用餐具等动作。脱位需手术治疗的护理内容，参照本章第二节骨折的护理相关内容。

四、康复

固定期间，进行关节周围肌肉收缩活动和邻近关节主动或被动运动；拆除固定后，逐步进行肢体全范围关节功能锻炼，以防止关节粘连和肌肉萎缩。习惯性脱位患者，必须保持有效固定并严格遵循医生的建议坚持功能锻炼，避免再次发生脱位。

（一）肩关节脱位

肩关节脱位固定期间，严禁上臂外旋。患者可主动活动腕部及手指，待肿胀消退后，可用健肢缓慢推动患肢行外展和内收活动，活动范围以不引起患肩疼痛为宜。解除固定后，开始进行肩关节的锻炼，配合康复师，主动进行肩关节各方向的活动。

（二）肘关节脱位

肘关节脱位固定期间，可做伸掌、握拳、手指屈伸等活动，解除固定后，练习肘关节的屈伸、前臂旋转活动和锻炼肘关节周围肌力，坚持3～6个月。

1.伸掌、握拳法

伸掌时尽可能地伸展五指，保持5~10秒，慢慢收拢用力握拳，保持5~10秒，如此反复为一次，20次为一组，每天3组。

2.肘关节屈伸法

肘部尽量伸直，然后尽力内收使肘关节屈曲，如此反复练习5~20次。

3.前臂旋转法

抬起前臂与肩同高，上肢尽量伸直，然后握拳做前臂内外旋转动作5~20次。

(三)髋关节脱位

髋关节脱位固定后，在卧床期间做踝泵运动、股四头肌收缩动作，2~3周后开始活动关节，4周后可借助助行器下地活动，3个月后可完全承重。

1.踝泵运动

患者取仰卧位或端坐位，下肢伸展，大腿放松，踝关节跖屈到最大限度维持10秒后再背屈至最大限度维持10秒，再做踝关节环绕动作，连续进行5分钟后平卧静息半小时，再进行10分钟动作，完成后再平卧静息半小时，一组为连续动作15分钟，共60套动作，每日晨起及午睡后各进行1次，共120套动作。

2.股四头肌等长收缩运动

患者取端坐位或仰卧位，大腿伸直，将大腿前侧肌肉尽力收缩，维持紧绷状态，同时保证膝关节尽量向前伸直，维持20秒后休息20秒，如此为一次，每组10次，每天3组。

第五节 筋伤诊疗与专病护理

筋伤分急性筋伤和慢性筋伤。筋伤的病因复杂多样，但归纳起来分为两大类：内因和外因，前者包括年龄、体质以及解剖结构等，后者以外力作用与外感邪气为主，如跌打、撞伤、闪扭、牵拉等。

一、韧带损伤

韧带主要分布在关节周围，其主要作用是维持关节稳定。韧带是致密的结缔组织，分布有大量的本体感觉装置，当韧带损伤后未能及时处理导致韧带愈合处于拉长位置，这些本体感觉装置反馈关节活动状态将发生延误，从而使机体不能及时通过相应肌肉收缩来保持关节正确位置，从而发生关节的反复扭伤。

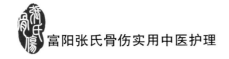
富阳张氏骨伤实用中医护理

（一）诊断

1.病史

有外伤史，膝关节韧带损伤常发生在膝关节各个方向超生理负荷的过度活动损伤；踝关节韧带损伤一般有明确的踝部扭伤病史。

2.症状与体征

（1）膝关节韧带损伤。损伤后膝关节剧烈疼痛，肿胀明显，活动障碍。侧方应力试验、旋转试验、前后应力试验等可为阳性。急性期的检查最好在麻醉下进行，以消除肌肉紧张而造成的误差，并进行双侧对比。

（2）踝关节韧带损伤。损伤后踝关节即出现疼痛，局部肿胀，皮下瘀斑，伴跛行。局部压痛明显，若内翻扭伤者，将足作内翻动作时，外踝前下方剧痛；若外翻扭伤者，将足作外翻动作时，内踝前下方剧痛；下胫腓联合损伤者胫腓前韧带处多有明显压痛。若伴有踝关节脱位则可见足踝部畸形。

3.辅助检查

（1）X线检查。单纯韧带损伤在X片一般无明显表现，但正侧位片可显示因韧带牵拉而造成的撕脱骨折块。应力位X线检查可以做出明确诊断。

（2）CT检查。CT检查或螺旋CT三维重建有助于判断较复杂的伤情，关节造影对内侧结构损伤可以有较好的显示，通过造影剂的渗漏可观察到关节囊韧带的破损所在，而对膝关节交叉韧带损伤则不易判断。

（3）MRI检查。MRI检查对韧带损伤的诊断具有重要意义。

（二）治疗

1.非手术治疗

韧带不完全损伤、韧带撕脱性骨折无移位等，可采用保守治疗，在张氏手法整复后，局部金黄散伤膏外敷，以杉树皮夹板外固定治疗，固定时放置棉垫。根据外固定松紧度，每5~7天进行复查换绑，一般固定时间4~6周。

2.手术治疗

（1）关节镜手术。膝关节韧带损伤可采用关节镜手术既提高诊断准确率，还能减小手术创伤。一般在关节镜下可完成韧带探查、修补、加强、重建、撕脱骨折复位固定等治疗。

（2）开放手术治疗。对严重韧带损伤，如复杂韧带、骨损伤及关节外损伤等，可采用开放手术治疗。

（三）护理

损伤初期注意夹板外固定的松紧度，密切观察皮肤颜色、皮肤温度、动脉搏动、末梢血液循环及足趾活动和感觉等，预防骨突出压疮的发生。膝关节外固定期间应注意观察保护腓总神经，防止继发损伤。患肢肿胀明显，出现张力性水疱患者，应及时告知医生，并观察有无继发性感染征象。此外，还需要做好围手术期护理、情志护理和饮食护理等。韧带损伤需手术治疗的护理内容，参照本章第二节骨折的护理相关内容。

（四）康复

1.踝关节韧带损伤术后

（1）术后1天。用力、缓慢、尽可能大范围地活动足趾，但绝对不可引起踝关节活动，5分钟/组，1组/小时。股四头肌等长收缩练习，即大腿肌肉绷紧及放松，在不增加疼痛的前提下尽可能多做，大于500次/日。

（2）术后2~3周。继续以上练习；可扶双拐、脚不着地行走，但只限于如厕等必要的日常活动。开始进行直抬腿练习，30次/组，组间休息30秒，连续练习4~6组，2~3次/日。逐渐开始腿部肌力练习，旨在恢复固定期萎缩的大腿肌肉，练习腿部绝对力量，选用中等负荷（完成20次动作即感疲劳的负荷量），20次/组，连续练习2~4组，组间休息60秒，直至疲劳为止。

（3）术后4~6周。开始踝关节主动屈伸练习，在无痛或微痛范围内，缓慢、用力、最大限度地绷脚尖和勾脚尖，10~15分钟/次，2次/日，可在练习前热水泡脚20~30分钟，以提高组织温度改善延展性，加强练习效果。由专业医师根据情况决定开始被动踝关节屈伸练习，逐渐加力并增大活动度，10~15分钟/次，2次/日。活动度练习应循序渐进，在1~2个月内使踝关节的活动度达到与健侧相同。

可扶单拐、脚着地行走，开始负重及重心转移练习，使患肢逐渐负重，5~10分钟/次，2次/日，训练2周左右力求达到正常步态行走。

开始静蹲练习，加强腿部力量，以强化下肢功能和控制能力，2分钟/次，休息5秒，10次/组，2~3组/日。

开始加强各项肌力练习；抗阻"勾脚"练习，即对抗橡皮筋阻力完成"勾脚"动作，30次/组，组间休息30秒，连续练习4~6组，2~3次/日。抗阻"绷脚"练习，即对抗橡皮筋阻力完成"绷脚"动作，30次/组，组间休息30秒，连续练习4~6组，2~3次/日。

开始踝关节及下肢功能性练习，包括前后向、侧向跨步练习，力量增强后可双手提重物作为负荷或在踝关节处加沙袋作为负荷以强化练习，20次/组，组间间隔30秒，连续练习2~4组，2~3次/日。要求动作缓慢，并控制上体不晃动。

（4）术后6~8周后。经专业医师复查评定认为韧带愈合良好，可逐渐恢复运动。踝关节内外翻活动度练习，缓慢、用力、最大限度内外翻踝关节，必须在无痛或微痛范围内，并逐渐增加角度和活动强度，10~15分钟/次，2次/日。

可在练习前热水泡脚20~30分钟，以提高组织温度改善延展性，加强练习效果。全面恢复踝关节肌力和控制能力，提踵练习，即用脚尖站立，2分钟/次，休息5秒，10次/组2~3组/日。坐位垂腿"勾脚"练习，通过对扛沙袋等重物的重量为阻力完成动作，30次/组，组间休息30秒，连续练习4~6组，2~3次/日。抗阻内外翻练习，即抗橡皮筋阻力完成动作，30次/组，组间休息30秒，连续练习4~6组，2~3次/日。强化下肢功能，保护下全蹲，双腿平均分配体重，尽可能使臀部接触足跟，3~5分钟/次，1~2次/日。

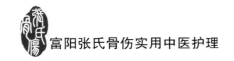

开始单腿蹲起练习，要求动作缓慢，并控制上体不晃动。必要时可双手提重物以增加练习难度，3~5分钟/次，2~3次/组，2~3组/日；台阶前向下练习，力量增强后可双手提重物作为负荷或在踝关节处加沙袋作为负荷以强化练习，20次/组，组间间隔30秒，连续练习2~4组，2~3次/日。要求动作缓慢、有控制，且上体不晃动。

2.膝关节前交叉韧带损伤术后

（1）阶段一（0~2周）。

①术后48~72小时内，当患者麻醉清醒后，予患处进行冷敷，每天三次，每次20分钟。

②在拐杖或铰链式膝关节支撑下，逐渐增加负重，以患者可耐受程度为宜。

③持续被动CPM训练。

④仰卧位足跟滑动训练：患者仰卧，利用健侧腿或毛巾辅助膝关节屈曲。保持屈曲最大位5秒后，伸直膝关节，重复10次为一组，每天2组，目标在2周内膝关节屈曲达到90°。

⑤坐位足跟滑动训练：患者坐在椅子上，将足跟向椅子下面滑动直到最大限度屈曲，保持双足不动，上半身在椅子上向前滑动，增加膝关节屈曲范围，保持5秒，然后伸直腿重复以上动作，每组10次，每天2组，目标在2周内膝关节屈曲达到90°。

⑥股四头肌激活训练：患者仰卧或坐位，用力收缩股四头肌并用力将膝关节伸直保持5秒。足跟下方可放置毛巾卷让膝关节更进一步伸展和激活股四头肌，每组10次，每天2组。

⑦直腿抬高训练：患者仰卧位，收缩股四头肌保持腿部伸直，将整条腿抬离床面，保持在45°位置持续1~2秒，然后缓慢放下，每组10次，每天2组。

⑧踝泵运动：应尽可能多做，以促进血液循环。

（2）阶段二（2~6周）。

①佩戴铰链式膝关节支具下进行可耐受的负重训练，逐渐过渡到脱离拐杖。

②继续仰卧位足跟滑动训练、坐位足跟滑动训练、股四头肌激活训练、直腿抬高训练，每组10次，每天3组，目标是在6周内膝关节屈曲角度达到120°。

③站立位提踵：患者站立位，同时收缩股四头肌保持膝关节伸直，脚尖站立抬起足跟保持1秒，然后慢慢回落。每组20次，每天3组。

④站立位屈膝：患者面向墙壁站立，以墙为支撑，缓慢屈曲患侧膝关节，使足跟靠近臀部，每组20次，每天3组。

⑤髋关节外展运动：患者健侧卧位，保持患侧膝关节伸直位并抬高到45°，保持1秒，然后慢慢放下，每天20次。

⑥靠墙蹲训练：患者背靠墙站立，脚尖朝前，足跟离墙15~30厘米。屈髋屈膝至45°时暂停5秒，然后向上滑回起始站立位置。每组20次，每天3组。

（3）阶段三（6~12周）。

①继续仰卧位足跟滑动训练、坐位足跟滑动训练、股四头肌激活训练、直腿抬高训练，每组20次，每天3组，目标是在12周内膝关节完全屈曲。

②继续站立位提踵、站立位屈膝训练，髋关节外展运动、靠墙蹲训练。

③座椅蹲站：患者站于座椅前方，缓慢蹲下直到臀部接触座椅后立即站起回到起始站立

位。每天3组，每组20次。

④牵伸：除了肌力训练，牵伸训练也十分重要。牵伸动作主要是俯卧位股四头肌牵伸、腘绳肌牵伸和腓肠肌牵伸。每个牵伸动作维持15~20秒，每组重复5次，每天2组。

（4）阶段四（12~24周）。

继续第三阶段的训练，但应减少组数和重复次数（2组，10~15次），以便有更多时间进行肌力训练、心血管训练和运动专项训练。肌力训练与心血管训练或运动专项训练隔天交替进行。

①肌力训练（3天/周）。

继续第三阶段训练：每天2组，每组重复10~15次。

上下台阶：患者将患肢置于一个低、平、稳定的踏板上，健肢离开地面，缓慢屈曲患侧膝关节，使健肢轻触地面。随后伸直患侧下肢回到起始位置。训练过程中保持平衡。踏板高度随患者情况逐渐增加。每组10~15次，每天2组。

单腿靠墙蹲：患者背靠墙站立，足尖向前，足跟离墙15~30厘米。保持健侧肢体离开地面，屈曲患侧肢体髋、膝关节降低身体，直到膝关节屈曲45°，保持5秒后，身体沿着墙壁向上滑动回到起始位置。每组重复5~10次，每天3组。

单腿座椅蹲站：患者站立于座椅前，只弯曲患侧下肢缓慢向座椅蹲下，直到臀部接触到座椅后伸直下肢回到起始位置。每组重复5~10次，每天3组。

②心血管训练/运动专项训练（3天/周）。

在软质、平稳的表面轻微跑动，跑步时间从5分钟起，在4周时间内逐渐增加至30分钟。

速度和敏捷性训练：当患者能轻松完成30分钟直线跑步，且不引起疼痛或肿胀时，可开始考虑速度和敏捷性训练。

（5）阶段五（24周后）。

推荐使用前交叉韧带支具，重返正常的旋转运动。

3.膝关节后交叉韧带损伤

（1）炎性反应期（0~1周）。康复治疗同膝关节前交叉韧带损伤康复治疗。

（2）术后2~4周。加强活动度及肌力练习，提高关节控制能力及稳定性，逐步改善步态。继续并加强以上练习。

根据情况决定开始屈曲练习：微痛范围内，屈曲角度小于60°，练习时不佩戴支具，练习完毕再佩戴支具，1次/日。

（3）术后3周。被动屈曲角度应接近90°，根据膝关节稳定程度，调节支具30°~50°范围内活动。

（4）术后4周。膝关节被动屈曲练习：被动屈曲角度大于90°，逐渐接近100°；后抬腿练习：力量增强后可在踝关节处加沙袋作为负荷以强化练习，30次/组，组间休息30秒，连续练习2~4组，每日练习1~2次；负重及平衡练习：在保护下双腿肌肉绷紧控制动作及身体平衡，逐渐增加患侧下肢的负重及用力程度，逐渐达到患侧单腿完全负重站立，5分钟/次，2次/组，2~3组/日，练习至术后6周可患侧单腿站稳1分钟，即可脱拐行走；调整支具至0°~50°范

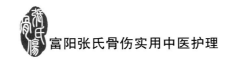

围屈伸。每4~5天加大角度，术后6周时调节至0°~110°。

（5）术后5~12周。强化关节活动度，使其达到与健侧相同水平；并强化肌力，改善关节稳定性；恢复日常生活的各项活动能力。继续并加强以上练习。

①术后5~8周：膝关节被动屈曲练习：被动屈曲角度应达110°~120°。开始前后、侧向跨步练习：要求动作缓慢、有控制、上体不晃动，力量增强后可双手提重物作为负荷或在踝关节处加沙袋作为负荷以强化练习，20次/组，组间间隔30秒，连续练习2~4组，2~3次/日。

静蹲练习：下蹲至无痛角度，调整脚离墙的距离，使膝关节一直垂直手足尖，下蹲角度小于90°，在无痛且可控制的最大角度保持，2分钟/次，间隔5秒，5~10次/组，2组/日。力求达到正常步态行走。

②术后8~10周：膝关节被动屈曲角度达120°~130°；开始单腿蹲起练习：在0°~45°范围蹲起，要求动作缓慢、有控制、上体不晃动，必要时可双手提重物以增加练习难度，20次/组，间隔30秒，连续练习2~4组，每日练习1~2次。

③术后10~12周：被动屈曲角度逐渐达到与健侧相同，同时增加俯卧牵伸以强化膝关节活动度；强化各项肌力练习，坐位抗阻伸膝：使用沙袋等作为负荷练习，30次/组，组间休息30秒，连续练习4~5组，每日练习2~3次。随着肌力水平的提高，以绝对力量的练习为主，选用中等负荷，20次/组，连续练习2~4组，组间休息60秒，至疲劳为止。

（6）术后3~6个月。全面恢复日常生活各项活动；强化肌力及关节稳定；逐渐恢复运动。继续并加强以上练习。

主动屈伸膝角度基本与健侧相同，且无明显疼痛，同时增加俯卧牵伸以强化膝关节活动度，每日俯卧位屈曲使足跟至臀部距离与健腿相同，持续牵伸10分钟/次，每日2~3次。

台阶练习：力量增强后可双手提重物作为负荷或在踝关节处加沙袋作为负荷以强化练习，要求动作缓慢、控制上体不晃动，20次/组，组间间隔30秒，连续练习2~4组，2~3次/日。

保护下全蹲：双腿平均分配体重，尽可能使臀部接触足跟，3~5分钟/次，1~2次/日。

逐渐恢复日常生活活动，如条件允许，关节情况较好，可以开始游泳（早期禁止蛙泳）、跳绳及慢跑。

运动员开始基本动作的专项练习，注意此期间重建的韧带尚不足够坚固，故练习应循序渐进，不可勉强或盲目冒进。且应强化肌力以保证膝关节在运动中的稳定及安全，必要时可戴护膝保护，但只主张在剧烈运动时使用。

（7）术后7个月~1年。全面恢复运动或剧烈活动；强化肌力及跑跳中关节的稳定性；逐渐恢复剧烈活动，或专项训练。

二、半月板损伤

（一）诊断

1.病史

有外伤史，多为间接暴力引起，常见于膝关节半屈状态伴小腿内外旋或内外翻运动损伤所致。

2.症状与体征

伤后关节疼痛，疼痛往往发生在运动的某种体位，且改变体位后疼痛可消失。关节有弹响和交锁现象，交锁往往在半月板纵裂，特别是桶柄状撕裂时，或半月板游离端翻折时发生。

沿关节内外间隙有固定而局限的压痛，在患者伸膝的过程中，检查压痛有时更为明显。旋转挤压试验、半月板弹响试验、研磨试验可阳性，慢性期股四头肌萎缩，以内侧尤为明显。

3.辅助检查

（1）X线检查。X线平片通常无异常，但能排除骨软骨游离体、剥脱性骨软骨炎和可能类似于半月板撕裂的其他膝关节紊乱疾患。

（2）MRI检查。MRI是目前诊断半月板损伤敏感率和准确率最高的影像学检查手段。

（3）关节镜检查。关节镜检查可确诊，但为有创检查，通常与治疗同时进行。

（二）治疗

1.非手术治疗

关节有交锁固定者，应用张氏手法整复手法解除交锁，之后用杉树皮夹板固定膝关节于伸直位4周。如关节有明显积液（或积血），应首先在严格无菌操作下抽出积液。

2.关节镜手术治疗

根据患者半月板损伤区域，进行不同方式修复。

（1）半月板血液供应区损伤。半月板血液供应区的损伤，特别是纵形裂伤，可行缝合手术使其愈合，该手术预后良好。

（2）半月板无血液供应区损伤。半月板无血液供应区较小而规整的损伤，如桶柄样撕裂等，往往行部分切除术，疗效尚可，但这毕竟或多或少损害了半月板的生物力学的生物理学功能。

（3）半月板严重损伤。行全切手术，在关节镜手术操作上应注意减少对滑膜的刺激，以免术后引起滑膜炎，并应注意勿误伤关节软骨。术中及缝合前应注意止血，并在术后加压包扎，减少关节血肿的机会。

（三）护理

外固定后或加压包扎后，密切观察外固定包扎的松紧度、皮肤颜色、皮肤温度、动脉搏动、末梢血液循环及足趾活动和感觉等，预防骨突处压疮的发生。关节有积血、积液患者，注意观察有无继发性感染征象。此外，还需做好围手术期护理、情志护理、饮食护理等。半月板损伤需手术治疗的护理内容，参照本章第二节骨折的护理相关内容。

（四）康复

根据本院接收的半月板损伤患者情况及手术方式，这里详细介绍半月板损伤成形术后康复内容。

1.手术当天

麻醉消失后即指导患者锻炼股四头肌等长收缩及踝泵运动，每次30次，每天2～3次。

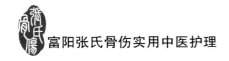

2. 术后第1天

开始可做直腿抬高运动，坚持3~5秒/次，10次/组，3~5组/日。

3. 术后第2~3天

可使用CPM机被动进行膝关节屈曲锻炼，每次30~60分钟，每日1~2次，每天增加屈膝5°~10°，循序渐进。训练目标为：逐渐锻炼屈膝功能1周达90°，2周达100°，3周达120°。

4. 术后第3~5天

可协助患者坐在床边，注意保护患者，防止摔伤。手术1周指导患者扶拐下床，患肢不负重，以后逐渐负重。

（五）典型病例介绍

病例五：筋伤—半月板损伤

一、基本信息：

姓名：张××；性别：女；年龄：61岁；婚姻情况：已婚；籍贯：浙江杭州；文化程度：初中；职业：农民。

入院时间：2023年8月18日；出院时间：2023年8月25日。

出院诊断：西医诊断：右膝半月板损伤；中医诊断：筋伤（气滞血瘀）。

二、病例介绍：

1. 主诉：反复右膝部疼痛伴活动不利6月。

2. 简要病史：患者6月前无明显诱因下出现右膝部肿痛、活动不利，行走或深蹲时疼痛明显，休息时可缓解，经药物膏药等保守治疗效果欠佳，症状反复，遂至我院门诊就诊。患者为求进一步诊疗，门诊拟"右膝半月板损伤"收住入院。入院时生命体征及风险评估：体温36.5℃，呼吸18次/分，脉搏66次/分，血压140/86mmHg，体重52千克，疼痛数字评分法3分，跌倒评分4分，压力性损伤评分23分，ADL评分95分，VTE评分2分。患者既往体健，专科检查显示右膝稍有肿痛，局部压痛（-），浮髌试验（+），半月板弹响试验（+），双侧髌骨内推＜Ⅰ，双下肢纵叩痛（-），右膝活动欠利，右股四头肌内侧萎缩，足背搏动可触及，末梢血运正常。

3. 入院诊断：西医诊断：右膝半月板损伤；中医诊断：筋伤（肝肾亏虚）。

4. 中医四诊：望：患者神志清，精神软，面色少华，右膝部肿胀Ⅰ级，活动不利，右股四头肌内侧萎缩，舌淡红，苔薄白。闻：患者说话声音如常，对答切题，无恶心呕吐，无咳嗽咳痰，呼吸平稳。问：患者寒热无殊，无自汗盗汗，偶有头晕头痛，右膝部疼痛数字评分法3分，二便正常，饮食、睡眠正常，听力、视力正常，偶有耳鸣。切：脉弦细，触诊脘腹正常，局部压痛（-），浮髌试验（+），半月板弹响试验（+），双侧髌骨内推＜Ⅰ，双下肢纵叩痛（-），足背搏动可触及，末梢血运正常。

5. 中医辨证分析：患者年过半百，膝部劳损过度，外伤肌肉筋骨，内伤肝脾肾；过劳则损伤肌肉筋脉，耗伤气血精津，以致精血不足，筋脉失养，经络不通，不荣不通则痛，故见膝部肿痛，关节屈伸不利，动则加重。面色少华、偶有头疼头晕、耳鸣、舌淡苔白、脉细皆为肝肾亏虚之证。

病因：劳损过度。

病机：患者年过半百，膝关节劳损过度，肝肾亏虚，筋骨失养，气血运行不畅，不荣不通则痛。

病位：病位在膝，与肾、肝、脾有关。

病性：虚证。

证型：肝肾亏虚。

6.辅助检查：血化验（8月19日）：乙肝表面抗原阳性，乙肝e抗体阳性，乙肝核心抗体阳性，其余指标正常；MRI（8月21日）：双膝退行性变，右膝半月板撕裂；B超：双下肢动脉、深静脉（股总、股深起始端、股浅、腘）血流通畅；心电图：窦性心律，正常心电图。

三、治疗护理及预后

（一）治疗护理经过

1.西医治疗：患者入院后遵医嘱予二级护理，指导非药物镇痛。完善术前准备，患者于8月22日在全麻麻醉下行右膝关节镜下关节清理术＋半月板成形术＋外侧支持带松解术。术后予心电监护及低流量吸氧，遵医嘱予二级护理，低脂饮食，静脉滴注镇痛、消炎、消肿药物。医生予术区换药，术后复查血化验、B超无明显异常。指导患者进行患肢功能锻炼，进行防跌倒健康宣教，协助患者进行扶拐离床活动。患者于8月25日扶拐出院。

2.中药治疗：术后为损伤早期，气滞血瘀，治宜活血化瘀，消肿止痛治疗，医嘱予川膝散合桃红四物汤加减，配以温补肝肾的中药。

3.中医护理操作治疗：根据患者病情，入院时予耳穴贴压止痛；术后予中医定向透药技术活血化瘀、消肿止痛。

（二）主要护理问题及措施

1.疼痛：与手术有关。

护理目标：患者主诉疼痛减轻或消除。

辨证施护要点：

（1）观察：密切观察患者疼痛的部位、性质、程度、发生及持续时间、伴随症状、诱发及影响因素等。

（2）保持病房安静整洁，做好情志护理，指导患者深呼吸放松身体，或听轻音乐分散注意力，以达到周身气血流通舒畅，缓解疼痛。

（3）告知患者镇痛泵使用方法，观察药物不良反应及局部静脉情况。

（4）遵医嘱进行耳穴贴压，观察疗效。

（5）遵医嘱使用止痛药物，密切观察药物不良反应及疗效。

辨证施术：耳穴贴压，隔日一次，7天一疗程。每次每穴按压1~2分钟，每日按压3次。取穴：膝（主穴）；神门、枕、皮质下、交感、肾、肝、脾（配穴）。

辨证施教：练习中医养生六字诀中吹（肾）、嘘（肝）、呼（脾）三字。练习要领：在吸气时气沉丹田，随着吸气将全身之气汇聚予丹田。由丹田之气把全身的污浊之气，通过发音排出体外，待丹田气足之后发吹、嘘、呼音，分别调整肾、肝、脾三脏，促进损伤愈合，减轻疼痛。

护理评价：患者主诉疼痛减轻，疼痛数字评分法小于等于3分。

2.有外伤的危险：与肢体活动障碍有关。

护理目标：患者及家属能描述潜在的危险因素；患者住院期间未发生意外。

施护要点：

（1）向患者及家属详细介绍医院、病房、病室及周围环境，以及如何使用呼叫系统。

（2）对患者进行跌倒评分，根据跌倒风险高低给予相应护理措施。

（3）保持病室周围环境光线充足，地面干燥无积水，动线无障碍物。

（4）教给患者及家属防跌倒的知识。

（5）将患者的常用物品、呼叫铃置于易拿取的地方。

（6）协助患者改变体位、起居、洗漱、饮食及排泄。

（7）患者卧床期间拉起床栏，防止坠床。

（8）告知患者改变体位时，宜动作缓慢，避免发生直立性低血压，从而导致坠床、跌倒等意外。

（9）指导患者正确使用扶拐，离床活动、上厕所或外出时应有人陪伴。

护理评价：患者及家属能描述潜在的危险因素；患者住院期间未发生意外。

3.有术后股四头肌萎缩的风险。

护理目标：患者住院治疗期间功能训练掌握良好，未出现股四头肌萎缩现象。

施护要点：

（1）病情观察：检查患者功能训练完成情况，定时测量患者大腿周径，检查大腿肌力；

（2）功能训练：指导患者股四头肌训练方法，告知患者术前及术后麻醉恢复后进行股四头肌等长、等张训练。等长训练包括直腿抬高练习和绷腿训练，等张训练包括坐位伸膝训练、蹬自行车训练。

（3）健康宣教：向患者讲解功能训练的重要性，指导患者每项股四头肌训练的正确方法并监督其完成。

（4）中医适宜技术：术后，遵医嘱予患肢张氏经典方中医定向透药技术每日一次，每次30分钟，3天一疗程，连续2个疗程，以活血化瘀、通畅患肢气血，减少肌肉萎缩的发生。

护理评价：患者住院治疗期间功能训练掌握良好，未出现股四头肌萎缩现象。

（三）患者转归

该患者于8月25日康复出院，出院时患者神志清，精神好，呼吸平稳，脉弦，舌质淡红，苔薄白，胃纳正常，二便调和，患肢肢体肿胀Ⅰ级，足趾活动自如，末梢血循正常，感觉正常。出院时，患者生命体征为：体温36.5℃，脉搏68次/分，呼吸18次/分，血压123/77mmHg，体重52千克，患肢活动时疼痛数字评分法2分；风险评估：跌倒评分3分，压力性损伤评分23分，ADL评分95分，VTE评分3分。护士进行出院指导，包括出院办理流程、出院带药服用方法及注意事项、制定康复锻炼计划、告知患者遵医嘱定期复查。护士于9月1日电话回访，患者右膝部术区皮肤正常，未出现红、肿、热、痛等异常情况，患者能自行平地行走及上下楼梯，并按计划进行功能锻炼。

第六节 骨病诊疗与专病护理

骨病是许多骨科疾病的总称，这不是一种简单的骨病，而是一种疾病诊断。临床上最常见的骨病有肩关节周围炎、颈椎病、腰椎间盘突出症、肱骨外上髁炎、膝关节骨性关节炎、成人股骨头缺血性坏死、骨质疏松症和慢性骨髓炎等。不同骨病的临床症状完全不同，成人股骨头缺血性坏死可导致髋关节疼痛和活动范围受限。腰椎间盘突出症可引起腰痛，并伴有下肢麻木、酸胀和其他放射性疼痛。颈椎病可引起颈椎疼痛，伴有头晕、恶心，甚至上肢麻木、疼痛和下肢无力。

一、肩关节周围炎

肩关节周围炎即"肩周炎"，好发于50岁以上中老年人，女性发病率略高于男性，多见于体力劳动者，与肩部受凉、劳累、扭伤、慢性劳损有关。肩关节周围炎是肩周软组织（包括肩周肌、肌腱、滑囊和关节囊等）病变引起的以肩关节疼痛和功能障碍为特征的疾病。

根据其临床表现和古代医籍的描述，可归属于"漏肩风""肩凝"等范畴。

（一）诊断

1.病因病机

肩周炎在祖国医学中属于痹症，为本虚标实或虚实夹杂之证，主要病理因素为风寒、水湿、气滞、血瘀等，主要病机为风寒邪气侵入筋脉，遂致气血阻滞，筋脉凝滞或脾虚生湿，湿凝为痰，湿痰流注肩背，或因动作失度，提重伤筋，经筋受损，气滞血瘀，不通则痛。

2.病位

肩关节周围炎病位在肩部，与肝、肾有关。

3.病性

（1）风寒湿阻证。肩部窜痛，遇风寒痛增，得温而痛缓，畏风恶寒，或肩部有沉重感。舌质淡，苔薄白或腻，脉弦滑或弦紧。此型相当于急性期或早期。

（2）气滞血瘀证。肩部肿痛，疼痛固定不移，拒按，以夜间为甚。舌质暗或有瘀斑，苔白或薄黄，脉弦或细涩。此型相当于中期。

（3）气血亏虚证。肩部酸痛日久，肌肉萎缩，关节活动受限，劳累后疼痛加重，伴头晕目眩，气短懒言，心悸失眠，四肢乏力。舌质淡，苔少或白，脉细弱或沉。此型相当于末期、晚期或恢复期。

（二）治疗

肩关节周围炎虽大多可自愈，但病程可长达1~3年，因此需要积极治疗才能缓解患者的痛苦。治疗主要针对关节疼痛、关节僵硬及功能障碍。

1.药物治疗

（1）内服药。风寒湿阻证患者治宜祛风散寒、通络宣痹，方用独活寄生汤加减；气滞血瘀证患者治宜活血化瘀、行气止痛、舒筋通络，方用身痛逐瘀汤加减；气血亏虚证患者治宜补气养血、舒筋通络，方用当归黄芪五物汤加减。西药一般可用布洛芬、双氯芬酸钠等消炎止痛药物。

（2）外用药。外用百草膏贴敷，配合功能锻炼。

2.注射、封闭治疗

（1）肌肉或肌腱注射。曲安奈德混悬注射液、利多卡因按配比混合，进行痛点或肌腱内浸润注射。

（2）腔内注射。玻璃酸钠注入肩关节腔内或肩峰下滑液囊、肱二头肌长头肌腱鞘内。

3.手法肩关节粘连松解术

患者取坐位，予臂丛神经阻滞麻醉后，进行肩关节外展、上举、内外旋等各方向手法松解活动，以不超过肩关节活动范围为限。

（三）护理

1.一般护理

参照本章第一节详细内容。

2.辨证施护

（1）火龙灸治疗。每日一次，6次一疗程。风寒湿阻证患者予张氏温肾祛湿方火龙灸治疗；气滞血瘀证患者予张氏舒筋通络方火龙灸治疗；气血亏虚证患者予张氏强筋壮肾方火龙灸治疗。

（2）消瘀通络薰条灸治疗。每日一次，每次30分钟，7天一疗程。取穴：阿是穴、肩井穴、肩贞穴、肩髃穴、肩髎穴、大椎穴。

（3）中药熏蒸联合拔罐治疗。拔罐取穴：肩井穴、肩贞穴、肩髃穴、肩髎穴、大椎穴，每次每穴10分钟，隔日一次；张氏祛痹通络方中药熏蒸患侧肩部，每日一次，每次30分钟，7天一疗程。

（4）耳穴贴压治疗。隔日一次，7天一疗程。取穴：肩、枕、神门、皮质下、交感、肝、肾。根据肩关节疼痛及放射痛方向，选择相应经络对应耳穴。如肺经、大肠经、小肠经、三焦经等，增加相应耳穴部位。

3.生活起居护理

避风寒湿邪入侵，局部注意保暖。加强对肩关节保护，以免关节过度负重。

4.饮食护理

根据患者的营养状况和辨证分型的不同，科学合理地指导饮食，使患者达到最大程度的康复。在指导患者饮食期间，动态观察患者胃纳情况和舌苔变化，以便随时调整饮食计划。饮食宜清淡易消化，多食蔬菜水果，忌生冷、发物及煎炸品。风寒湿阻证患者，宜食祛风通络，散寒除湿之品，如姜、蒜、花椒等，趁热食用，以汗出为度，忌生冷、性凉及肥腻食品，如柿子、螃蟹、蚌肉、海带等；气滞血瘀证患者，宜食活血化瘀、疏经通络之品，如桃仁、香蕉、萝卜等；气血亏虚证患者，宜食益气养血，舒筋活络之品，如山药，枸杞等，忌发物、肥腻的食品，如鱼、虾、鸡蛋等。

5.情志护理

了解患者的情绪，采用言语开导法做好安慰工作，保持情绪平和。用移情疗法，转移或改变患者的情绪和意志，舒畅气机，怡养心神，有益于患者的身心健康。疼痛时出现情绪烦躁，使用安神静志法，要患者闭目静心全身放松，平静呼吸，以达到周身气血流通舒畅。

（四）康复

1.内旋后伸

自然站立，在患肢内旋并向后伸的姿势下，屈肘、屈腕，手指指腹触摸脊柱棘突，由下逐渐向上至最大限度后保持1分钟，再缓缓向下回到原处，反复进行，逐渐增加高度。5次一组，每天2组。

2.侧方平举

站立位，患肢伸直，向侧方平举；当患肢与肩膀保持水平位时，保持5秒。20次为一组，每天练3组。

3.肩部外旋

在腋下夹一条毛巾，固定肩部；患侧肘关节屈曲，手心朝上，向外侧旋转90度，保持10秒。5次为一组，每天练2组。

4.前屈上举

伸直患侧上臂，健侧手握住患侧手部，使患肢尽可能上举，至最大限度时，保持20秒。5次为一组，每天练2组（图3-6-1）。

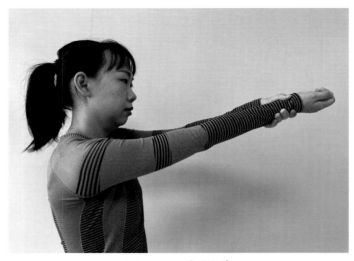

图3-6-1　前屈上举

5.放松心情

保持情绪稳定，心情放松，功能锻炼时，肩关节要尽量放松，动作要缓慢轻柔。同时，根据自身情况，调整动作幅度和练习次数。

（五）典型病例介绍

病例六：肩周炎

一、基本信息：

姓名：华×；性别：女；年龄：54岁；婚姻情况：已婚；籍贯：浙江杭州；文化程度：高中；职业：退休。

入院时间：2023年9月14日。

医学诊断：西医诊断：左肩关节周围炎，左肩袖损伤；中医诊断：肩痹病（风寒湿阻）。

二、病例介绍：

1.主诉：反复左肩部疼痛1年伴加重3天。

2.简要病史：患者于1年前因运动时拉伤致左肩部疼痛，休息后疼痛缓解，活动后加重，自行口服镇痛药缓解，未进行系统治疗。患者于3日前吹风扇午睡致左肩部受凉，起床后自觉左肩部疼痛加重，得热则缓，左肩关节屈伸不利，无肢体麻木。患者为求进一步诊治，遂来本院门诊就诊。入院时生命体征：体温36.4℃，脉搏74次/分，呼吸18次/分，血压147/81mmHg，体重65千克，疼痛数字评分法3分。患者既往有高血压病史，口服苯磺酸氨氯地平片一片，每日一次，血压控制良好。专科检查显示患者左肩关节周围压痛（+），无叩击痛，无明显肿胀，无局部畸形，左肩部肌肉萎缩，左肩关节外展、上举、内外旋主动和被动活动均受限。左上肢肌力4级，肌张力正常，手指末梢血运、感觉正常。

3.中医四诊：望：患者神志清，精神好，面色如常，左肩关节活动受限、肌肉萎缩，舌质黯红，苔白腻；闻：患者说话声音如常，对答切题，无恶心呕吐，无咳嗽咳痰，呼吸平稳；问：患者畏冷，左肩部疼痛遇冷则加重，得热缓解，无自汗盗汗，无头晕头痛，左肩部疼痛数字评分法3分，疼痛性质为冷痛，二便正常，饮食正常，睡眠正常，听力、视力正常；切：患者脉弦紧，触诊脘腹正常，左肩关节周围有压痛，无叩击痛，左肩关节外展、上举、内外旋主动和被动活动均受限，左上肢肌力4级，肌张力正常，手指末梢血运、感觉正常。

4.中医辨证分析：患者年过五十，身体渐亏，又运动损伤，耗伤气血，瘀血留滞，后因风寒侵袭，经脉痹阻，不通则痛，故见左肩部冷痛；寒湿主凝滞、收引，故发为肩关节屈伸不利。血遇寒则凝，得热则行，故患者肩痛遇冷加重，得热缓解；舌黯红，苔白腻，脉弦紧皆为寒湿气滞、血瘀痹阻表现。

病因：急性损伤加长期劳损，风寒湿邪侵袭。

病机：急性劳损，损伤肩关节肌肉筋脉，经络不畅，气滞血瘀，又风寒湿邪侵袭，瘀血凝滞，痹阻经脉，不通则痛。

病位：病位在肩关节，与肝、肾有关。

病性：实证。

证型：风寒湿阻证。

5. 辅助检查：MRI检查示：左肩袖损伤、左肩关节周围炎。

三、治疗护理及预后

（一）治疗护理经过及转归

中医治疗：予手法理筋、针灸治疗。

中药治疗：予张氏祛瘀通络方加减，活血化瘀、通络止痛，每日早晚饭后各1次。

中医护理操作治疗：9月14—29日，患者来本院治未病门诊就诊，根据患者证型，诊断为风寒湿阻型肩痹，给予辨证施护，祛风除湿、散寒止痛。

（1）予左肩部张氏温肾祛湿方火龙灸治疗，每日一次，3天一疗程，连续4个疗程，每个疗程结束后休息一天。

（2）予耳穴贴压，取穴肩、肝、肾、脾、神门、枕、皮质下、交感，3天一疗程，连续4个疗程，每个疗程结束后休息一天。

（3）9月29日治疗结束，患者左肩部疼痛静息时数字评分法0分，左肩关节周围压痛（-），左肩关节外展、上举、内外旋主动不受限，左上肢肌力正常。

（二）主要护理措施

1.生活起居护理：急性期限制肩关节的活动，尽量不做引起疼痛的动作。避风寒湿邪入侵，局部注意保暖。加强对肩关节保护，以免关节过度负重。

2.饮食护理：该患者为风寒湿阻证，饮食应以清淡素食、易消化为主，宜多食祛风通络，散寒除湿之品，如姜、蒜、花椒等，趁热食用，以汗出为度，忌生冷、性凉及肥腻食品，如柿子、螃蟹、蚌肉、海带等。指导患者饮食期间，动态观察患者的胃纳情况

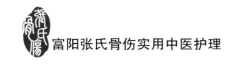

和舌苔变化，随时更改饮食计划。

3.情志调护：肩周炎病情反复，患者易产生焦虑、悲观的情绪，护理时，可通过普及肩周炎的治疗方法及介绍成功案例等方式，引导患者增强抗病的信心，保持情绪平和、神气清净。患者疼痛时出现情绪烦躁，可使用安神静志法，告知患者闭目静心，全身放松，平静呼吸，以达到周身气血流通舒畅，从而缓解疼痛。

4.用药护理：用药前仔细询问过敏史，对过敏体质者，提醒医生关注。内服中药宜趁热服用，以汗出为度。用药期间忌生冷、寒凉食物。告知患者常见的药物不良反应，如有异常，及时到就近医院就诊。

5.功能锻炼：加强肩关节抵抗疲劳和损伤的功能锻炼，要注意持之以恒。内容详见本章第六节第一部分肩关节周围炎康复内容。根据患者的具体情况进行指导。

二、颈椎病

颈椎病以颈椎椎间盘退变为主要病变基础，包括颈周围肌肉、关节继发性改变和相邻椎体退变增生直到压迫神经血管等，并诱发与之相关临床症状和体征。其临床表现为颈项部强硬疼痛、上肢疼痛、重着、麻木等，或有猝倒发作，并伴颈源性眩晕等。颈椎病的西医分型主要包括颈型颈椎病、神经根型颈椎病、脊髓型颈椎病、椎动脉型颈椎病、交感神经型颈椎病。本书主要以神经根型颈椎病为主。

（一）诊断

1.病因病机

神经根型颈椎病在中国传统医学无对应的名称，相应描述散见于"痹症""项强""头痛""项肩痛""项痹病"等范畴。其基本病机为本虚标实，病因主要为外邪侵袭、长期劳损、跌扑损伤及脏腑虚弱等，风寒湿等邪气侵袭机体，有损脉络，使气血痹阻不畅，不通则痛；正气不足、肝肾虚损，使气血不能濡养，不荣则痛。

2.病位

颈椎病病位在颈、肩部，与肝肾有关。

3.病性

（1）风寒阻络证。患肢窜痛及麻木，以疼痛为主；颈部活动受限，僵硬，怕风畏寒，有汗或无汗。舌苔薄白，脉浮紧或缓。

（2）寒湿阻络证。患肢沉重无力或疼痛麻木，手指屈伸不利；伴头疼、胸闷、纳呆，颈部活动受限。舌苔胖大，边有齿痕，脉沉或弦滑。

（3）气滞血瘀证。头、颈、肩、背以及上肢疼痛麻木，呈胀闷感；疼痛呈刺痛样，痛有定处，拒按，夜间痛甚。舌质紫暗有瘀斑瘀点，脉弦涩。

（4）肝肾不足证。患肢麻木疼痛，腰膝酸软，两目干涩，头晕眼花，耳鸣，失眠多梦，咽干口燥。舌体瘦，舌质红绛，少苔或无苔，脉弦细或细数。

（5）气血亏虚证。患肢及指端麻木，手部肌肉萎缩；指甲凹陷无光泽，皮肤枯燥发痒，头晕眼花，面色不华，惊惕不安。脉弦细或细涩。

（二）治疗

1.药物治疗

（1）内服药。风寒阻络证患者宜疏风解表、散寒通络，常用桂枝加葛根汤加减；寒湿阻络证患者宜祛湿散寒、舒筋活络，常用羌活胜湿汤加减；气滞血瘀证患者宜祛瘀通络，常用血府逐瘀汤或桃红四物汤加减；肝肾不足证患者宜滋补肝肾，通络活络，常用独活寄生汤加减；气血亏虚证患者宜补益气血、通络止痛，常用黄芪桂枝五物汤加减。西药主要有消炎止痛药、扩张血管药、利尿脱水药、营养神经及促进神经生长类药物等。

（2）外用药。百草伤膏贴敷有行气散瘀、温经散寒、舒筋活络作用。

2.牵引治疗

常用枕颌布带牵引法。连续牵引每次20分钟，间歇牵引每次20～30分钟，每日一次，20次为一个疗程。

牵引禁忌证：牵引后有明显不适或症状加重，经调整牵引参数后仍无改善患者；脊髓受压明显、节段不稳严重者；年迈椎骨关节退行性变严重、椎管明显狭窄、韧带及关节囊钙化骨化严重者。

3.矫形支具应用

颈椎的矫形支具最常见的有颈托和颈围，可应用于各种类型颈椎病急性发作期或者症状严重患者，可固定和保护颈椎，避免造成脊髓、神经进一步损伤。但不应长期使用，以免导致颈部肌肉无力及颈椎活动度不良。

4.手法正骨和推拿、针灸

颈椎正骨手法宜柔和，切忌暴力。常用的基本手法有摩法、揉法、点法、按法、扳法及提旋手法等。针灸包括针法和灸法，具有一定疗效。

5.手术治疗

经非手术治疗无效，反复发作或症状日益加重患者，可通过前路、后路、微创等手术方式，解除由于椎间盘突出、骨赘形成或韧带钙化导致的对脊髓或血管的严重压迫，以及重新建立颈椎稳定性。

（三）护理

1.一般护理

参照本章第一节详细内容。

2.辨证施护

（1）火龙灸治疗。每日一次，6次一疗程。风寒阻络、寒湿阻络证患者予张氏温肾祛湿方火龙灸治疗；气滞血瘀证患者予张氏舒筋通络方火龙灸治疗；肝肾不足、气血亏虚证患者予张

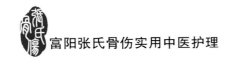

氏强筋壮肾方火龙灸治疗。

（2）消瘀通络薰条灸治疗。每日一次，每次30分钟，7天为一疗程。取穴：阿是穴、肩中俞、肩外俞、肩井穴、天宗穴，有手指麻木或上肢活动不利患者，加手三里穴、合谷穴、列缺穴等；外邪内侵者，配风府；气滞血瘀者配内关、膈俞穴；肝肾不足者配肝俞、肾俞、气海穴。

（3）中药熏蒸联合药物罐治疗。药物罐取穴：阿是穴、风池穴、肩中俞、肩外俞、肩井穴、天宗穴，每次每穴10分钟，隔日一次；张氏祛痹通络方中药熏蒸患侧肩颈部，每日一次，每次30分钟，7天一疗程。

（4）耳穴贴压治疗。隔日一次，7天一疗程。取穴：颈、颈椎、神门、枕、皮质下、交感、肝、肾。根据颈部疼痛及放射痛方向，选择相应经络对应耳穴。如肺经、大肠经、小肠经、三焦经增加相应耳穴部位。

（5）中药热罨包治疗。每日一次，每次30分钟。将艾绒与粗盐一起用布包好，放于50°～70°恒温箱内加热后，在局部热熨缓解疼痛。热熨时注意观察有无烫伤等情况。

（6）刮痧治疗。用刮痧板沿颈部肌肉走向及经络走向进行刮痧，并在肩井穴、天宗穴、夹脊穴进行点刮，加强疗效。气滞血瘀患者加膈俞、合谷、血海穴，风寒湿阻患者加风门、风府穴。实证患者刮痧宜重手法，虚证患者刮痧手法宜轻。间隔4～5天刮痧一次，连续4次为一个疗程。

3.生活起居护理

居室宜安静舒适，温湿度适宜。注意颈部保暖，避免冷风直吹致使病情加重。选择高度适合的枕头及睡眠姿势，以仰卧位为最佳；维持良好的姿态，避免长时间埋头伏案及低头玩手机等；风寒湿痹患者宜选择阳光充足的居室。

4.饮食护理

饮食宜清淡易消化，营养丰富，多吃温性食物及滋补肝肾之品，如羊肉、海参、木耳、甲鱼等，忌生冷、发物及煎炸品。风寒湿痹阻患者，宜食祛风散寒、除湿通络之品，如狗肉、花椒、胡椒等，趁热食用，以汗出为度，忌生冷、性凉及肥腻食品，如柿子、螃蟹、蚌肉、海带等；气滞血瘀证患者，宜食活血化瘀、疏经通络之品，如山楂、桃仁、香蕉、萝卜等；肝肾不足证患者宜食滋养肝肾之品，如枸杞、黑豆、腰果等；气血亏虚证患者，宜食益气养血，舒筋活络之品，如桂圆、红枣、莲子等。

5.情志护理

本病病程较长，疼痛反复发作，患者易产生焦虑、抑郁等不良情绪，应向患者耐心解释病情并做好安慰工作，消除不必要的忧虑和烦恼，保持情绪平和、心情舒畅，以达到周身气血流通舒畅。

（四）康复

1.颈部放松

拇指张开，其余四指并拢，相向用力，沿颈椎棘突两旁肌肉自上而下揉捏，左手捏揉颈旁右侧肌肉，右手揉捏颈旁左侧肌肉。反复揉捏3分钟，还可以相同手法揉捏患侧上肢和肩部两侧肌肉，反复交替，边揉边捏。触及酸痛与条索状处，可重点捏揉。手法宜连贯、持续、循序渐进，以有酸胀感为佳（图3-6-2、图3-6-3）。

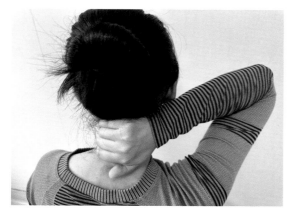
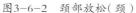
图3-6-2　颈部放松（颈）

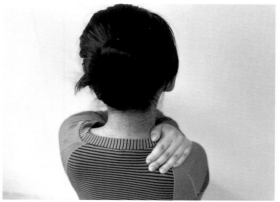
图3-6-3　颈部放松（肩）

2. 前后点头

头部保持直立，慢慢低头至下巴尽量贴胸，回到原位，然后慢慢抬头望天（图3-6-4、图3-6-5）。重复10次。

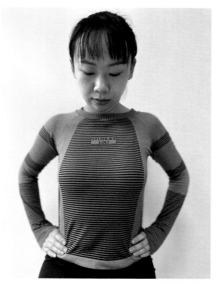
图3-6-4　前后点头（前）

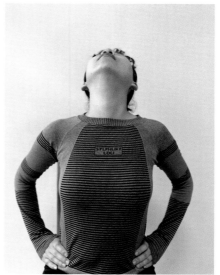
图3-6-5　前后点头（后）

3. 往后观瞧

头部保持直立，慢慢向左转，眼看前方，保持10秒，回到原位，然后用相同的方式向右转（图3-6-6、图3-6-7）。重复10次。

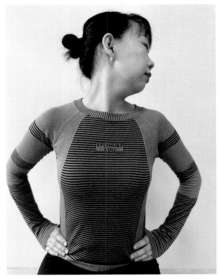
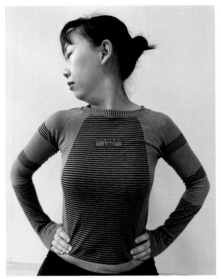

图3-6-6　往后观瞧（左）　　　　图3-6-7　往后观瞧（右）

4.颈项侧弯

头部保持直立，慢慢向左侧弯，保持10秒，回到原位，然后用相同的方式向右侧弯（图3-6-8、图3-6-9）。重复10次。

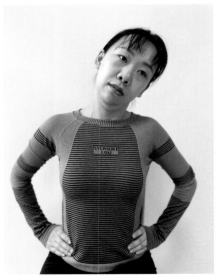
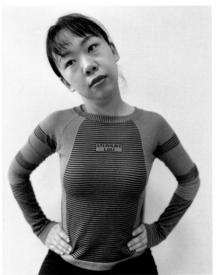

图3-6-8　颈项侧弯（左）　　　　图3-6-9　颈项侧弯（右）

5.前伸探海

头颈前伸并转向左前下方，眼看前下方似海底窥探，保持10秒，还原，然后用相同的方式向右转向。转动时吸气，还原时呼气（图3-6-10、图3-6-11）。重复10次。

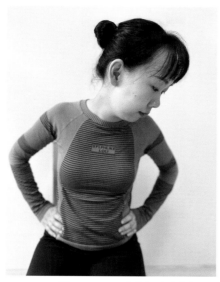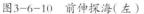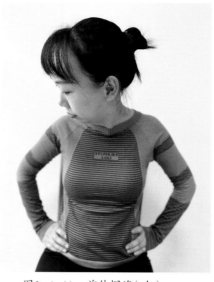

图3-6-10　前伸探海(左)　　　　　图3-6-11　前伸探海(右)

6.回头望月

头颈前伸并尽力转向左后上方,眼看左后上方,似望月,保持10秒,还原,然后用相同的方式向右后上方。转动时吸气,还原时呼气,头颈转动时不必向前伸出(图3-6-12、图3-6-13)。重复10次。

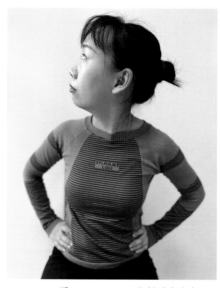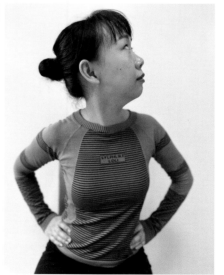

图3-6-12　回头望月(右)　　　　　图3-6-13　回头望月(左)

7.仰头望掌

双手上举过头,手指交叉,掌心向上。将头仰起看向手背(图3-6-14、图3-6-15)。重复10次。

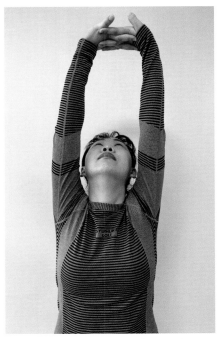
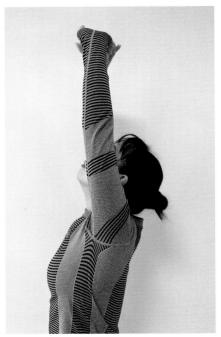

图3-6-14　仰头望掌（正视）　　　　图3-6-15　仰头望掌（侧视）

8.小燕飞

双手十指交叉于腰后，仰头向后下方拉伸，双上肢缓慢抬起，重复10次。（图3-6-16、图3-6-17）

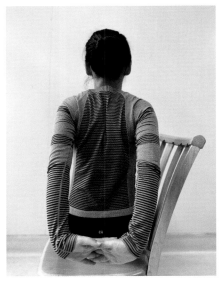
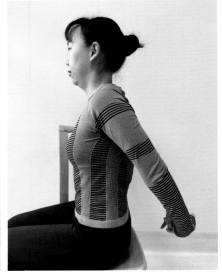

图3-6-16　小燕飞（后视）　　　　图3-6-17　小燕飞（侧视）

9.头项相争

头部保持直立时，两手交叉于头枕部，头颈向后仰，双手向前使力，相互对抗，疲劳后休息（图3-6-18）。重复10次。

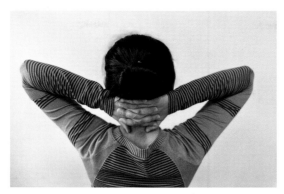

图3-6-18　头项相争

（五）典型病例介绍

病例七：颈椎病

一、基本信息：

姓名：包××；性别：男；年龄：53岁；婚姻情况：已婚；籍贯：浙江杭州；文化程度：高中；职业：个体经营。

入院时间：2022年10月13日。

医学诊断：西医诊断：颈椎间盘突出症；中医诊断：项痹（寒湿阻络）。

二、病例介绍

1.主诉：颈项部胀痛伴活动不利1月余，加重伴左上肢活动受限、麻木2天。

2.简要病史：患者于2022年10月13日因长期劳损致颈项部疼痛1月，近2日症状加重，伴有颈项部肌肉僵硬、活动受限，左上肢不能抬举伴麻木，经休息后症状不能缓解，为求进一步诊治，遂来本院门诊就诊。入院时生命体征：体温36.7℃，脉搏82次/分，呼吸18次/分，血压127/63mmHg，体重65千克，疼痛数字评分法5分。患者既往体健，长期水上工作，酷爱游泳。专科检查显示颈部活动受限，颈项部、左肩胛骨内上角压痛，左上肢不能抬举伴麻木，肌力2级，右上肢正常，臂丛牵拉试验阳性，压头试验阳性，旋颈试验阳性。

3.中医四诊：望：患者神志清，精神软，面色如常，医疗疾病限制颈项部转侧不利，左上肢上举不能，舌淡红苔白腻。闻：患者说话声音如常，对答切题，无恶心呕吐，无咳嗽咳痰，呼吸平稳，二便气味无殊。问：患者寒热无殊，无自汗盗汗，无头晕头痛，颈项部胀痛5分，左上肢有麻木，二便正常，饮食正常，因疼痛影响睡眠，听力、视力正常。切：患者脉弦涩，触诊脘腹正常，颈项部、左肩胛骨内上角有压痛，左上肢不能抬举，肌力2级，右上肢正常，臂丛牵拉试验阳性，压头试验阳性，旋颈试验阳性。

4.中医辨证分析：患者因长期劳损，损伤颈项部筋脉气血，致局部气血运行不畅，壅滞不通，不通则痛。再加长期水上工作、游泳等易感寒湿，损伤脉络，寒凝阻络，经络痹阻，发为颈项胀痛、肢体麻木。轻则转侧不利，重则连带上肢抬举不能，肌肉萎缩。舌淡苔白腻，脉弦涩均为寒湿阻络之证。

病因：长期劳损、外感寒湿。

病机：长期劳损颈项部筋脉气血，致使气血运行不畅，壅滞不通，不通则痛。加之外感寒湿侵袭，着于颈部，经络痹阻，活动欠利、肢体麻木。

病位：病位在颈项部，与肝、肾有关。

病性：实证。

证型：寒湿阻络证。

5.辅助检查：MRI检查示：颈4/5、颈5/6椎间盘变性突出，颈4/5水平左侧神经根受压。

三、治疗护理及预后

（一）治疗护理经过及转归

1.西医治疗：医嘱予西乐葆口服止痛，一片每日一次。

2.中药治疗：予张氏经典方祛寒除湿、疏通经络，每日早晚饭后各1次。

3.中医护理操作治疗：10月13—27日，患者来本院门诊治未病科就诊，根据患者证型，给予辨证施护、祛寒除湿、舒筋通络。

（1）予颈项部张氏温肾祛湿方火龙灸治疗，每日一次，3次一疗程，连续4个疗程。

（2）予耳穴贴压，取穴颈、颈椎、肝、肾、神门、枕、皮质下、交感，隔日一次，7天一疗程，连续2个疗程。

入院时：患者颈椎功能障碍指数评分（NDI）45分，数字分级法评分（NRS）5分，左上肢肌力2级，抬举不能。

第1天治疗结束：患者自述颈项部温暖舒适。

第3天治疗结束：患者诉颈肩部疼痛重着感觉明显减轻。

第4天治疗结束：协助患者将其左上肢上举过头，患者能自行保持左上肢不落下。

第5天治疗结束：患者能自行将左上肢上举过头而不落下，颈部能轻松转动。

2个疗程结束：患者颈肩部仅有轻度酸胀，数字分级法评分（NRS）活动时2分，颈椎功能障碍指数评分（NDI）9分，左上肢肌力5级，上肢抬举正常。压头试验阴性，旋颈试验阴性。

（二）主要护理措施

1.生活起居护理：居室宜安静舒适，温湿度适宜，风寒湿痹患者宜更换到阳光充足的居室；注意颈部保暖，避免冷风直吹，减少长时间处于寒湿环境，致使病情加重；选择高度适合的枕头及睡眠姿势，以仰卧位为最佳；维持良好的姿态，不长时间埋头伏案，低头玩手机等。

2.饮食护理：饮食宜清淡易消化，营养丰富。患者为风寒湿痹阻证，宜食祛风散寒、除湿通络之品，如狗肉、花椒、胡椒等，趁热食用，以汗出为度，忌生冷、性凉及肥腻食品，如柿子、螃蟹、蚌肉、海带等。

3.情志调护：本病病程较长，疼痛反复发作，患者易产生焦虑、抑郁等不良情绪，应向患者耐心解释病情并做好安慰工作，保持情绪平和，消除不必要的忧虑和烦恼，保持心情舒畅，以达到周身气血流通舒畅。

4.用药护理：用药前仔细询问过敏史，对过敏体质者，应特别关注。内服中药宜温热服用，用药期间忌生冷、寒凉食物。告知患者常见的药物不良反应，如有异常，及时到就近医院就诊。

5.功能锻炼：加强颈项部肌肉功能锻炼，要注意循序渐进，持之以恒。更换游泳锻炼为八段锦、太极拳、五禽戏等有氧运动。详细动作要领见本章第六节颈椎病康复内容及第二章第三节运动养生内容。

三、腰椎间盘突出症

腰椎间盘突出症是指由于外力作用、劳损或感受风寒湿邪引起腰椎骨关节旋转、倾斜、错位，导致椎间盘突出椎间孔或椎管，刺激脊神经或脊髓；或因骨关节错位、椎间孔移位，导致神经根位移与椎间盘产生卡压，引起腰椎活动障碍、腰痛和下肢放射性疼痛。

(一)诊断

1.病因病机

腰椎间盘突出症，属中医"腰腿痛""腰髋痛"范畴。中医认为，腰椎间盘突出症是由于肝肾亏虚、肾气不足导致卫外不固，加之外感风邪的侵袭，致使筋骨、肌肉、关节、经络痹阻，气血运行不畅，故令筋脉拘急、腰腿疼痛。

2.病位

腰椎间盘突出症病位在腰、腿部，与肝、肾有关。

3.病性

(1)气滞血瘀证。腰腿痛如刺，痛有定处，日轻夜重，腰部板硬，俯仰旋转受限，痛处拒按。舌质暗紫，或有瘀斑，脉弦紧或涩。

(2)风寒湿痹证。腰腿冷痛重着，转侧不利，静卧痛不减，受寒及阴雨加重，肢体发凉。舌质淡，苔白或腻，脉沉紧或缓。

(3)湿热痹阻证。腰部疼痛，腿软无力，痛处伴有热感，遇热或雨天痛增，活动后痛减，恶热口渴，小便短赤。苔黄腻，脉濡数或弦数。

(4)肝肾亏虚证。腰酸痛，腿膝乏力，劳累更甚，静卧则痛减轻。偏阳虚者面色㿠白，手足不温，少气懒言，腰腿发凉，或有阳痿、早泄，妇女带下清稀，舌质淡，脉沉细。偏阴虚者，面色潮红，咽干口渴，倦怠乏力，失眠多梦或有遗精，妇女带下色黄味臭，舌红少苔，脉弦细数。

(二)治疗

1.药物治疗

(1)中药治疗。气滞血瘀证患者治宜活血化瘀；风寒湿痹证患者治宜疏风散寒、温经止痛；

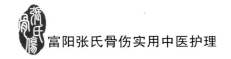

湿热痹阻证患者治宜清热祛湿，舒筋通络；肝肾亏虚证患者治宜温补肝肾、养血健腰。

（2）西药治疗。常用脱水药、激素药等减轻神经水肿及炎症反应。

2.物理治疗

（1）绝对卧床。急性期绝对卧床，解除椎间盘压力。一般卧硬板床3周后可明显好转。即可锻炼腰背肌肉，并佩戴腰围下床适度活动。

（2）腰椎牵引（图3-6-19）。腰椎牵引能进一步减轻椎间盘内的压力，对早期患者疗效较好。

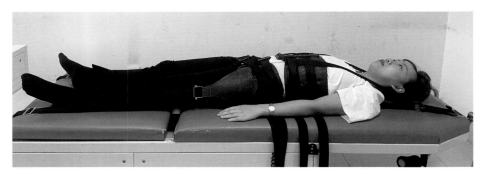

图3-6-19　腰椎牵引

（3）推拿按摩。手法宜轻柔，不宜使用暴力。

3.手术治疗

部分严重患者，因突出的髓核很大，神经压迫严重，需早期手术治疗解除神经压迫。根据患者病情，可选择传统开放性手术、显微外科椎间盘摘除术、微创椎间盘摘除术、植骨融合术、人工椎间盘置换术等。

（三）护理

1.一般护理

参照本章第一节详细内容。

2.辨证施护

（1）火龙灸治疗。每日一次，6次一疗程。风寒湿痹络证患者予张氏温肾祛湿方火龙灸治疗；气滞血瘀证患者予张氏舒筋通络方火龙灸治疗；肝肾亏虚证患者予张氏强筋壮肾方火龙灸治疗。

（2）消瘀通络熏条灸治疗。每日一次，每次30分钟，7天一疗程。取穴：阿是穴、腰阳关、肾俞穴、命门穴，有下肢麻木或活动不利患者，可加委中穴、承山穴，并沿放射方向循经熏灸。

（3）中药熏蒸联合拔罐治疗。拔罐取穴：阿是穴、腰阳关穴、命门穴、肾俞穴、承山穴、委中穴，每次每穴10分钟，隔日一次，气滞血瘀证、湿热痹阻证患者可刺络拔罐，增加疗效；张氏祛痹通络方中药熏蒸患侧腰部，每日一次，每次30分钟，7天一疗程。

（4）耳穴贴压治疗。隔日一次，7天一疗程。取穴：腰骶椎、神门、枕、皮质下、交感、肝、肾。根据腰部疼痛及放射痛方向，选择相应经络对应耳穴。如膀胱经、胃经、胆经及坐骨神经增加相应耳穴部位。

（5）蜡疗联合张氏经典方治疗。每日一次，每次30分钟，3天一疗程。予腰痛局部张氏经典方药饼外敷，联合蜡疗，活血化瘀、舒筋活络、祛湿散寒、补益肝肾。风寒湿痹络证患者予张氏温肾祛湿方联合蜡疗；气滞血瘀证患者予张氏舒筋通络方联合蜡疗；肝肾亏虚证患者予张氏强筋壮肾方联合蜡疗。

3. 生活起居护理

居室温湿度适宜，寒湿痹阻患者宜选择阳光充沛的房间，湿热痹阻患者居室宜通风阴凉。急性期患者宜取仰卧位，平卧硬板床，卧床休息为主。下床活动时戴腰托加以保护和支撑，不宜久坐。腰部注意保暖，避免外邪侵袭。尽量不弯腰提重物，减轻腰部负荷。告知患者捡拾地上的物品时宜双腿下蹲腰部挺直，动作要缓。指导患者在日常生活与工作中，注意对腰部的保健，提倡坐硬板凳。工作时要做到腰部姿势正确，劳逸结合，防止过度疲劳。指导患者正确咳嗽、打喷嚏的方法，注意保护腰部，避免诱发和加重疼痛。

4. 饮食护理

根据患者的营养状况和辨证分型的不同，科学合理指导饮食，使患者达到最大程度的康复，在指导患者饮食期间，动态观察患者的胃纳情况和舌苔变化，随时更改饮食计划。

（1）血瘀气滞型。饮食宜活血化瘀之品，如黑木耳、金针菇、桃仁等。

（2）寒湿痹阻型。饮食宜温经散寒、祛湿通络之品，如砂仁、羊肉、蛇酒等，药膳方：肉桂瘦肉汤、鳝鱼汤、当归红枣煲羊肉。忌凉性食物及生冷瓜果、冷饮。

（3）湿热痹阻型。饮食宜清热利湿通络之品，如丝瓜、冬瓜、赤小豆、玉米须等。药膳方：丝瓜瘦肉汤。忌辛辣燥热之品，如葱、蒜、胡椒等。

（4）肝肾亏虚型。肝肾阴虚者宜进食滋阴填精、滋养肝肾之品，如枸杞子、黑芝麻、黑白木耳等。药膳方：莲子百合煲瘦肉汤，忌辛辣香燥之品；肝肾阳虚者宜进食温壮肾阳，补精髓之品，如黑豆、核桃、杏仁、腰果、黑芝麻等，忌生冷瓜果及寒凉食物。

5. 情志护理

腰椎间盘突出症病程长、恢复慢，鼓励患者应保持愉快的心情，用积极乐观的人生态度对待疾病。疼痛时出现情绪烦躁，使用安神静志法，患者应闭目静心全身放松，平静呼吸，以达到周身气血流通舒畅。

（四）康复

加强腰背肌功能锻炼，要注意持之以恒。主要锻炼方法有：卧位直腿抬高，交叉蹬腿及五点支撑、飞燕式的腰背肌功能锻炼，根据患者的具体情况进行指导。

1. 直腿抬高

取仰卧位，一侧下肢自然屈髋、屈膝，或者直伸。训练侧下肢伸直，足背伸，在膝关节伸直状态下抬起下肢。距离床面15～20厘米，维持该位置10～15秒，随后缓慢放下。休息10秒

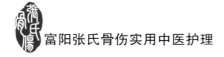

后，重复上述动作（图3-6-20）。根据患者具体情况，每天100～300次，分次完成。

2. 交叉蹬腿

取仰卧位，双手放于身体两侧，双下肢缓慢上抬至与地面垂直，弯曲膝关节使小腿与地面平行。交替蹬腿，反复进行（图3-6-21）。每组持续30秒至1分钟，根据患者自身情况进行调整。锻炼时避免憋气，保持呼吸均匀。

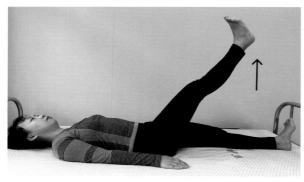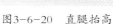

图3-6-20　直腿抬高

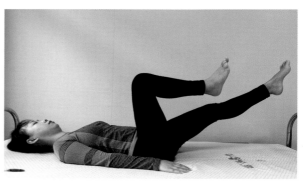

图3-6-21　交叉蹬腿

3. 飞燕式锻炼

取俯卧位，双下肢伸直，两手放于身体两旁，保持下半身不动，抬头时上半身向后背伸，坚持10秒，每日3组，每组做10次。逐渐增加为抬头上半身后伸与双下肢直腿后伸同时进行。腰部尽量背伸形似飞燕，每日5～10组，每组20次。锻炼时避免憋气，保持呼吸均匀（图3-6-22）。

4. 五点支撑锻炼

取仰卧位，以双手叉腰作支撑点，两腿屈膝90°，脚掌置于床上，以头后部及双肘支撑上半身，双脚支撑下半身，缓慢抬起臀部，成半拱桥形。当挺起躯干架桥时，膝部稍向两旁分开，速度由慢而快，每日3～5组，每组10～20次。适应后增加至每日10～20组，每组30～50次。以增强腰、背、腹部肌肉力量（图3-6-23）。

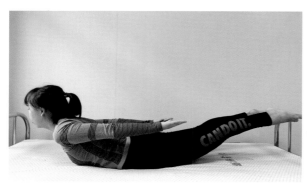

图3-6-22　飞燕式锻炼

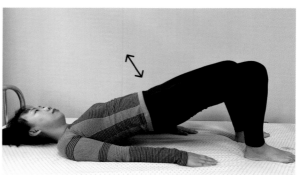

图3-6-23　五点支撑锻炼

（五）典型病例介绍

病例八：腰椎间盘突出症

一、基本信息：

姓名：郎×；性别：男；年龄：33岁；婚姻情况：已婚；籍贯：浙江杭州；文化程度：大专；职业：工人。

入院时间：2023年8月3日。

医学诊断：西医诊断：腰椎间盘突出症；中医诊断：腰腿痛（气滞血瘀）。

二、病例介绍

1.主诉：腰背部刺痛伴活动不利1周。

2.简要病史：患者于2023年8月3日因旋转扭伤致腰背部疼痛伴活动不利1周，经休息后能缓解，稍事劳作后反复，为求进一步诊治，遂来本院门诊就诊。入院时生命体征：体温36.9℃，脉搏86次／分，呼吸18次／分，血压118/54mmHg，体重63千克，疼痛数字评分法4分。患者既往体健，专科检查显示腰部活动受限，腰骶部压痛，双下肢感觉正常，肌力正常。直腿抬高试验及加强试验阳性，巴氏症未引出，生理反射存，会阴部及肛周感觉无异常。

3.中医四诊：望：患者神志清，精神好，面色如常，医疗疾病限制腰部转侧不利，舌紫黯，苔薄白。闻：患者说话声音如常，对答切题，无恶心呕吐，无咳嗽咳痰，呼吸平稳，二便气味无殊。问：患者寒热无殊，无自汗盗汗，无头晕头痛，腰骶部刺痛4分，疼痛部位固定，二便正常，饮食正常，因腰部疼痛影响睡眠，听力、视力正常。切：患者脉弦，触诊脘腹正常，腰骶部有压痛，双下肢感觉正常，肌力正常，巴氏症未引出，生理反射存，会阴部及肛周感觉无异常。

4.中医辨证分析：患者旋转扭伤，损伤腰部筋脉气血，致使气血运行不畅，壅滞不通，经络痹阻，不通则痛，则见腰痛如刺，痛有定处。轻则俯仰不利，重则卧床不起，转侧困难；舌紫黯，脉弦均为气血阻滞之证。

病因：扭伤。

病机：外伤损伤腰部筋脉气血，致使气血运行不畅，壅滞不通，经络痹阻，着于腰部，不通则痛，则见腰痛如刺，痛有定处。

病位：病位在腰部，与肝、肾有关。

病性：实证。

证型：气滞血瘀证。

5.辅助检查：CT检查：L2/L3椎间盘膨出，L3/L4椎间盘突性膨出，L4/L5椎间盘突性膨出，伴椎管狭窄，L5/S1椎间盘变性伴轻度膨出。

三、治疗护理及预后

（一）治疗护理经过及转归

1.西医治疗：医嘱予西乐葆口服止痛，一片每日一次。

2.中药治疗：予张氏经典方活血化瘀、疏通经络，每日早晚饭后各1次。

3.中医护理操作治疗：8月3～12日，患者来本院门诊治未病科就诊，根据患者证型，给予辨证施护、活血化瘀、舒筋通络。

（1）予腰骶部火罐疗法联合张氏祛痹通络方中药熏蒸，隔日一次。拔罐取穴阿是穴、腰俞、腰阳关、肾俞、承山、委中穴等，每次10分钟；中药熏蒸腰骶部，每次30分钟。

（2）予消瘀通络薰条灸，熏灸阿是穴、命门穴、腰阳关穴、肾俞穴、承山穴、委中穴等，每次30分钟。与拔罐联合中药熏蒸交替，隔日一次。

（3）予耳穴贴压，取穴腰骶椎、肝、肾、脾、神门、枕、皮质下、交感，隔日一次。

8月12日治疗结束，患者腰部转侧不利明显好转，腰背部疼痛评分静息时0分，睡眠好转，直腿抬高试验阴性，能从事轻体力活动。

（二）主要护理措施

1.生活起居护理：

（1）急性期患者以卧床休息为主，采取舒适体位。下床活动时佩戴腰托加以保护和支撑，不宜久坐。

（2）做好腰部保护，防止腰部受到外伤，尽量不弯腰提重物，减轻腰部负荷。告知患者捡拾地上的物品时宜双腿下蹲腰部挺直，动作要缓。

（3）指导患者在日常生活与工作中，注意对腰部的保健，提倡坐硬板凳，宜卧硬板床。工作时要做到腰部姿势正确，劳逸结合，防止过度疲劳，同时还要防止寒冷等不良因素的刺激。

（4）指导患者正确咳嗽、打喷嚏的方法，注意保护腰部，避免诱发和加重疼痛。

（5）腰托的选用及佩戴：腰托规格要与自身腰的长度、周径相适应，其上缘须达肋下缘，下缘至臀裂，松紧以不产生不适感为宜。佩戴时间可根据病情掌握佩戴时间，腰部症状较重时应随时佩戴，轻症患者可在外出或较长时间站立及固定姿势坐位时使用，睡眠及休息时取下。使用腰托期间应逐渐增加腰背肌锻炼，防止和减轻腰部肌肉萎缩。

2.饮食护理：根据患者的营养状况和辨证分型的不同，科学合理指导饮食，使患者达到最大程度的康复，在指导患者饮食期间，动态观察患者的胃纳情况和舌苔变化，随时更改饮食计划。该患者为气滞血瘀证，饮食应以清淡素食、易消化为主，宜多食行气活血化瘀之品，如黑木耳、金针菇、桃仁、香蕉、萝卜等，忌凉性食物及生冷瓜果、冷饮。

3.情志调护：了解患者的情绪，使用言语开导法做好安慰工作，保持情绪平和、神气清净。用移情疗法，转移或改变患者的情绪和意志，舒畅气机、怡养心神，有益患者的身心健康。疼痛时出现情绪烦躁，使用安神静志法，告知患者可闭目静心全身放松，平静呼吸，以达到周身气血流通舒畅。

4.用药护理：用药前仔细询问过敏史，对过敏体质者，提醒医生关注。内服中药宜温热服用，用药期间忌生冷、寒凉食物。告知患者常见的药物不良反应，如有异常，及时到就近医院就诊。

5.功能锻炼：加强腰背肌功能锻炼，要注意持之以恒。主要锻炼方法有：卧位直腿抬高，交叉蹬腿及五点支撑、飞燕式的腰背肌功能锻炼，根据患者的具体情况进行指导。详细内容见本章第六节腰椎间盘突出症康复内容。

四、肱骨外上髁炎

肱骨外上髁炎亦称肱桡关节滑囊炎或肱骨外髁骨膜炎，是一种前臂伸肌起点的慢性牵拉伤导致肘关节外上髁局限性疼痛，并影响臂腕功能的慢性劳损性疾病。因网球运动员较常见，故又称"网球肘"。

（一）诊断

1.病因病机

肱骨外上髁炎中医名为"臂痹"，属于中医学"筋伤""肘痛""肘劳"范畴，其主要病因病机为肘部长期反复劳作，外伤肌肉筋骨，筋脉失养，经络不通，气滞血瘀，不荣则痛；久劳内伤肝脾肾，则易感风寒湿邪为痹，客于肘部，则肘关节或冷痛，或热痛，或窜痛，或着痛，迁延不愈。这两种导致疼痛的病机常同时存在，互为因果。

2.病位

肱骨外上髁炎病位在肘部，与肝、肾有关。

3.病性

（1）风寒阻络证。肘部酸痛麻木，屈伸不利，遇寒加重，得温痛缓。舌苔薄白或白滑，脉弦紧或浮紧。

（2）湿热内蕴证。肘外侧疼痛，伴有灼热感，局部压痛明显，活动后疼痛减轻，伴口渴不欲饮。舌苔黄腻，脉濡数。

（3）气血亏虚证。起病时间较长，肘部酸痛反复发作，提物无力，肘外侧压痛，喜揉喜按，并见少气懒言，面色苍白。舌质淡，苔白，脉沉细。

（二）治疗

1.中药治疗

（1）内服。风寒阻络证患者，治宜祛风散寒、通络宣痹，方用独活寄生汤加减；湿热内蕴证患者，治宜清热除湿，方用加味二妙散加减；气血亏虚证患者，治宜补气补血、养血荣筋，方用当归黄芪五物汤加减。

（2）外治。局部贴敷伤膏，早期可用金黄散伤膏外敷以活血止痛；中后期宜用百草伤膏贴敷，温经通络、化瘀止痛。亦可以张氏经典方中药熏洗患处。

2.手法与针灸治疗

采用一指禅推法、点揉法、弹拨法、摇肘法等推拿手法进行治疗。针灸治疗有体针、穴位埋针、灸法、温针、穴位注射等。

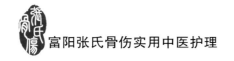

3. 局部封闭

用局麻药、激素混合液在痛点局部注射，对病程较短者有明显疗效。

4. 小针刀治疗

利用小针刀松解腕伸肌总腱附着处的粘连以及解除总腱的营养血管神经的卡压，具有一定的疗效。

5. 手术治疗

极少数患者非手术治疗无效，症状明显，影响正常生活及工作，可考虑行前臂伸肌起点切开术，切除自伸肌总腱穿出的血管、神经束，或作桡侧腕伸短肌肌腱延长术。

(三)护理

1. 一般护理

参照本章第一节详细内容。

2. 辨证施护

（1）火龙灸治疗。每日一次，6次一疗程。风寒阻络证患者予张氏温肾祛湿方火龙灸治疗；气血亏虚证患者予张氏强筋壮肾方火龙灸治疗。

（2）消瘀通络薰条灸治疗。每日一次，每次30分钟，7天一疗程。取穴：阿是穴、肘髎穴、曲池穴、手三里穴、尺泽穴、外关穴、合谷穴。

（3）中药熏蒸联合药物罐治疗。药物罐取穴：阿是穴、肘髎穴、曲池穴、手三里穴、尺泽穴及肘部疼痛周围组织，每次每穴10分钟，隔日一次；张氏祛痹通络方中药熏蒸患侧肘部，每日一次，每次30分钟，7天一疗程。

（4）耳穴贴压治疗。隔日一次，7天一疗程。取穴：肘、神门、枕、皮质下、交感、肝、肾。

（5）刮痧治疗。在患肢肘部周围用刮痧板进行刮痧，并在阿是穴、肘髎穴、曲池穴、手三里穴、尺泽穴、外关穴、合谷穴进行点刮，加强疗效。实证患者刮痧宜重手法，虚证患者刮痧手法宜轻。间隔4~5天刮痧一次，连续4次为一个疗程。

（6）穴位注射治疗。用香丹注射液、利多卡因按配比混合，在阿是穴、肘髎穴、曲池穴、手三里穴进行注射。隔日一次，10次一个疗程。

3. 生活起居护理

居室宜安静舒适，温湿度适宜。风寒阻络患者宜选择阳光充足的居室；湿热内蕴患者居室宜通风阴凉。注意肘部保暖，避免冷风直吹致使病情加重。注意日常生活或工作上的某些动作，否则可使病情再恶化，如高度重复性的动作等，应尽量减少或避免此类动作，也可尝试改善手腕姿势，或改良工具、工作的安排等。长期患病者，可使用护带以控制肌肉收缩时的膨胀，避免牵拉导致的创伤。

4. 饮食护理

饮食宜清淡易消化，营养丰富，多吃温性食物及滋补肝肾之品，如羊肉、海参、木耳、甲鱼等，忌生冷、发物及煎炸品。风寒阻络患者，宜食祛风散寒、舒筋活络之品，如狗肉、花椒、胡椒等，趁热食用，以汗出为度。忌生冷、性凉及肥腻食品，如柿子、螃蟹、蚌肉、海带等；湿热内蕴患者，宜食清热祛湿、疏经通络之品，如丝瓜、薏苡仁、绿豆等；气血亏虚证患者，宜食益气养血，舒筋活络之品，如桂圆、红枣、莲子等。

5.情志护理

本病病程缠绵，严重者影响正常生活及工作。患者易产生悲观情绪，应向患者耐心解释病情并做好安慰工作，疏导情绪，增加患者治疗信心，积极配合，消除不必要的忧虑和烦恼。

（四）康复

1.前后伸推法

站立位，双手握拳，拳心向上置于肋下。然后手立掌，掌心向前，并向正前方推出，双手交替（图3-6-24）。

2.双臂云旋法

取半蹲位，两上肢及手做旋转云手活动，旋转范围由小至大，至最大限度为止（图3-6-25、图3-6-26）。

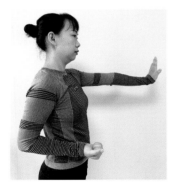 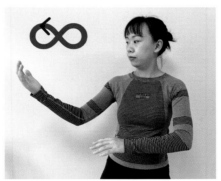 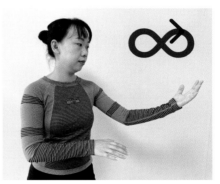

图3-6-24　前后伸推法　　　　图3-6-25　双臂云旋法（右）　　　　图3-6-26　双臂云旋法（左）

3.旋前旋后法

屈肘，上臂贴于胸侧，双手握拳。前臂反复做旋前旋后运动，如同摇扇子动作一样。

4.握力锻炼

用最大力气握住握力球，然后放松。每日一组，一组做10次，每次维持1~2秒。

5.负重屈腕锻炼

手握500~1000克重哑铃，腕关节缓慢屈伸活动。每日一组，一组做10次，每次维持1~2秒。

6.负重伸腕锻炼

手握500~1000克重哑铃，另外一只手辅助背伸后，腕关节缓慢屈曲。每日一组，一组做10次，每次维持1~2秒。

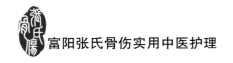

7.张力锻炼

用最大力气撑开一橡皮圈，然后放松。每日一组，一组做10次，每次维持1~2秒。

（五）典型病例介绍

病例九：肱骨外上髁炎

一、基本信息：

姓名：罗××；性别：女；年龄：50岁；婚姻情况：已婚；籍贯：浙江杭州；文化程度：高中；职业：农民。

入院时间：2023年8月3日。

医学诊断：

西医诊断：1.（右）肱骨外上髁炎。

2.躯干浅表损伤。

3.神经炎。

中医诊断：臂痹（风寒阻络）。

二、病例介绍：

1.主诉：反复右肘外侧疼痛6月，加重1周。

2.简要病史：患者6月前因劳作时扭伤致右肘外侧疼痛，拧毛巾、拎重物时疼痛加重，自行口服镇痛药缓解，未进行系统治疗。患者于1周前因受凉致右肘疼痛加重，得热则缓，右肘局部肿胀，无明显活动受限，无皮温升高，无明显畸形，无肌肉萎缩，患者为求进一步诊治，遂来本院门诊就诊。入院时生命体征：体温36.6℃，脉搏69次/分，呼吸16次/分，血压132/61mmHg，体重58千克，疼痛数字评分法3分。患者既往体健，专科检查显示患者右肱骨外上髁压痛（＋），无明显活动受限，右肘部局部肿胀，无局部畸形，Mills征（＋），前臂伸肌紧张试验（＋），肌力正常，肌张力正常，深浅感觉正常，手指末梢血运正常。

3.中医四诊：望：患者神志清，精神好，面色如常，右肘局部肿胀，舌质淡红，苔薄白；闻：患者说话声音如常，对答切题，无恶心呕吐，无咳嗽咳痰，呼吸平稳；问：患者寒热无殊，无自汗盗汗，无头晕头痛，右肘外侧疼痛3分，得热则缓，遇寒、拧毛巾、拎重物时疼痛明显，二便正常，饮食正常，睡眠正常，听力、视力正常；切：患者脉弦，触诊脘腹正常，右肘外侧有压痛，Mills征（＋），前臂伸肌紧张试验（＋），肌力正常，肌张力正常。

4.中医辨证分析：患者劳作时用力过度，损伤肌肉筋脉，耗伤气血，筋脉失养，经络不畅，不通则痛，故见肘部肿胀、疼痛，动则加重；又遇寒邪侵袭，客于肘部，故见肘部酸痛麻木，得热则缓；舌淡红，苔薄白，脉弦为风寒阻络病起初期表现。

病因：急性劳损。

病机：急性劳损，损伤肘部肌肉筋脉，经络不畅，气滞血瘀，不通则痛。

病位：病位在肘部，与肝、肾有关。

病性：实证。

证型：风寒阻络证。

三、治疗护理及预后

（一）治疗护理经过及转归

中医治疗：予手法理筋治疗。

中药治疗：予张氏经典方祛寒除湿、通络止痛，每日早晚饭后各1次。

中医护理操作治疗：8月3～16日：患者来我院治未病门诊就诊，根据患者风寒阻络的证型，给予辨证施护，祛寒除湿、舒筋通络止痛。

（1）8月3～9日：

①予肘部张氏祛痹通络方中药熏蒸，每日一次，每次30分钟，3天一疗程，连续2个疗程。

②予穴位按摩，按摩患侧肘髎穴、手三里穴、曲池穴、合谷穴以及肘部阿是穴，每次30分钟，每日一次。

③予耳穴贴压，取穴肘、肝、肾、脾、神门、枕、皮质下、交感，3天一疗程，连续2个疗程，每个疗程结束后休息1天。

（2）8月10～16日：

①予消瘀通络薰条，熏灸阿是穴、曲池穴、上廉穴、下廉穴、肘髎穴、手三里穴等，每日一次，每次30分钟，3天一疗程，连续2个疗程。

②予耳穴贴压，取穴肘、肝、肾、脾、神门、枕、皮质下、交感，3天一疗程，连续2个疗程，每个疗程结束后休息1天。

（3）8月16日治疗结束，患者右肘部外侧肿胀消退，疼痛静息时数字评分法0分，Mills征（-），前臂伸肌紧张试验（-）。

（二）主要护理措施

1.生活起居护理：急性期限制手肘的活动，尽量不做引起疼痛的动作。指导患者在日常生活与工作中，注重劳逸结合，做好肘部保护，减少长期反复地使用前臂旋前和旋后等动作。

2.饮食护理：该患者为风寒阻络证，饮食应多食祛风散寒、舒筋活络之品，如狗肉、花椒、葱白、香菜、羊肉等，忌凉性食物及生冷瓜果、冷饮。指导患者饮食期间，动态观察患者的胃纳情况和舌苔变化，随时更改饮食计划。

3.情志调护：了解患者的情绪，使用言语开导法做好安慰工作，保持情绪平和、神气清净。用移情疗法，转移或改变患者的情绪和意志，舒畅气机、怡养心神，有益患者的身心健康。疼痛时出现情绪烦躁，使用安神静志法，告知患者可闭目静心全身放松，平静呼吸，以达到周身气血流通舒畅。

4.用药护理：用药前仔细询问过敏史，对过敏体质者，应特别关注。内服中药宜温热服用，用药期间忌生冷、寒凉食物。告知患者常见的药物不良反应，如有异常，及时到就近医院就诊。

5.功能锻炼：加强肘关节抵抗疲劳和损伤的功能锻炼，要注意持之以恒。主要锻炼方法有：前后伸推法、双臂云旋法、旋前旋后法、握力锻炼、负重屈腕锻炼、负重伸腕锻炼、张力锻炼等，根据患者的具体情况进行指导。详细动作要领详见本章第六节肱骨外上髁炎康复内容。

五、膝关节骨性关节炎

骨性关节炎又称退行性关节病、软骨骨化性关节炎、增生性骨关节炎，是一种以关节软骨的变性、破坏及骨质增生为特征的慢性关节病。本病起病缓慢，发病部位多在负重关节、小关节、脊柱关节。随年龄增长，55～64岁的人群中，膝关节炎的发病率达40%，其中女性的发病率高于男性。

（一）诊断

1.病因病机

中医将膝骨关节炎归属"痹症"范畴，发病内因是肝肾亏虚，而风寒湿邪外袭以及跌倒损伤则是其发病的外在因素，人进入中年后，肝肾逐渐亏虚，筋脉失去濡养，血不荣筋导致骨萎筋弱；加之风寒湿邪乘虚侵袭留驻关节，或跌扑扭伤或长期劳损，导致经络痹阻，骨脉瘀滞，不通则痛。病在筋骨，本在肝肾，以肝肾亏虚、筋骨失养致痿为本，以腠理空虚易感风寒湿之邪致痹为标，即"本痿标痹"。

2.病位

膝关节骨性关节炎病位在膝部，与肝肾有关。

3.病性

（1）热痹（风湿热痹证）。起病较急，病变关节红肿、灼热、疼痛，甚至痛不可触，得冷则舒为特征，可伴有全身发热，或皮肤红斑、硬结，舌质红，苔黄，脉滑数。辨证要点：邪热壅于经脉、关节，气血淤滞不通，致局部红肿灼热，关节疼痛不能屈伸。病位在里，其性属热。

（2）痛痹（瘀血痹阻证）。以肢体关节疼痛较剧，痛有定处，得热则减，遇寒加重为特征。局部肤色不变，苔薄白，脉紧。辨证要点：寒邪偏胜，寒为阴邪，其性凝滞，故痛有定处，得热则气血流畅，故疼痛减轻，遇寒血凝益甚，则疼痛加剧，病位在里，其性属寒。

（3）着痹（风寒湿痹证）。以关节沉重、麻木、酸痛或肿胀为特征。一般病程较长，缠绵难愈，苔白腻，脉沉涩或濡缓。辨证要点：多属湿邪偏盛，因湿性重浊黏滞，故见痛有定处，麻木不仁。湿邪留滞经脉，阻滞关节，故手足沉重，活动不便。病位在里，其性偏寒。

（4）尪痹（肝肾亏虚证）。临床以关节强直、骨性肿大畸形、屈伸功能受限为特征。患者肌肉萎缩，形体消瘦，舌淡，苔薄，脉弱。辨证要点：各种痹症迁移不愈，正虚邪恋，瘀阻经脉，津凝为痰，痰瘀痹阻，致关节肿大，甚至强直畸形，屈伸不利，病位在肝肾，其性属虚，或虚实夹杂。

（二）治疗

1.中药治疗

（1）内服。热痹患者治宜清热利湿、活络止痛；痛痹患者治宜温经通络、散寒止痛；着痹患者治宜祛风除湿，舒筋活络；尪痹患者治宜补益肝肾、养血舒筋。

（2）外治。热痹、痛痹早期可用金黄散伤膏外敷，活血化瘀止痛，中晚期及着痹、尪痹等用百草膏外敷治疗。此外还可用针灸、推拿、针刀等治疗。

2.西药及其他治疗

热痹患者除中药内服外，多需使用抗生素治疗；痛痹患者，保守治疗常用患肢关节内注射、膝关节冲洗疗法，也可行关节镜、截骨术和单髁置换术等；着痹患者多采用保守治疗，通过关节穿刺抽液，既有助于诊断也可缓解病情。也可使用膝关节冲洗、膝关节镜冲洗或清理术；尪痹患者常需人工膝关节表面置换或全膝关节置换术等治疗。

（三）护理

1.一般护理

参照本章第一节详细内容。

2.辨证施护

（1）火龙灸治疗。每日一次，6次一疗程。着痹患者予张氏温肾祛湿方火龙灸治疗；痛痹患者予张氏舒筋通络方火龙灸治疗；尪痹患者予张氏强筋壮肾方火龙灸治疗。

（2）消瘀通络薰条灸治疗。每日一次，每次30分钟，7天一疗程。取穴：阿是穴、内外膝眼、阳陵泉穴、犊鼻穴、血海穴等。

（3）中药熏蒸联合药物罐治疗。药物罐取穴：阿是穴、内外膝眼、阳陵泉穴、犊鼻穴、血海穴及膝部疼痛周围组织，每次每穴10分钟，隔日一次；张氏祛痹通络方中药熏蒸患侧膝部，每日一次，每次30分钟，7天一疗程。

（4）耳穴贴压治疗。隔日一次，7天一疗程。取穴：膝、神门、枕、皮质下、交感、肝、肾。

（5）中药外敷治疗。热痹、痛痹早期可用金黄散伤膏外敷，活血化瘀止痛，中晚期及着痹、尪痹等用百草膏外敷治疗。3天更换一次，连续2次为一个疗程。

3.生活起居护理

居室宜安静舒适，温湿度适宜。风寒阻络患者宜选择阳光充足的居室，湿热内蕴患者居室宜通风阴凉。注意肘部保暖，避免冷风直吹致使病情加重。注意日常生活或工作上的某些动作，否则可使病情再恶化，如高度重复性的动作等，应尽量减少或避免此类动作，也可尝试改善手腕姿势，或改良工具、工作的安排等。长期患病者，可使用护带以控制肌肉收缩时的膨胀，避免牵拉导致的创伤。

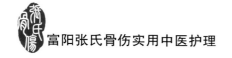

4.饮食护理

饮食宜清淡易消化，以清热疏利食品为主，如丝瓜、苋菜、绿豆、冬瓜等。着痹患者应进食健脾除湿之品，如薏苡仁、山药、扁豆等；痛痹患者，宜食羊肉、狗肉、乌头粥等，或选用具有温阳性质的食物，如羊肉、狗肉等；尪痹患者可适当配合药膳，如木瓜粥、羊肉汤等。

5.情志护理

本病病程缠绵，行动不便，严重时需卧床休养，降低生活质量。且后期关节会出现变形、肌肉萎缩等后遗症，易导致患者焦虑、抑郁。应给予情绪疏导，介绍成功案例，增加患者治疗信心，缓解患者焦虑和烦恼。

（四）康复

1.伸膝

取坐位，双足平放于地面，健肢保持不动，患膝逐渐抬起伸直，至与地面平行时维持5～10秒，回归原位，换健肢进行伸屈训练，15～20次/组，重复2～4组。

2.空蹬自行车

取仰卧位，腰臀部紧贴床面（或地板），抬起双腿，在空中模拟做蹬自行车运动，20～30次/组，重复2～4组（图3-6-27）。

3.股四头肌等张收缩

取仰卧位，双腿并拢，尽力向上抬起，维持15～30秒后放下，20～30次/组，重复3～5组（图3-6-28）。

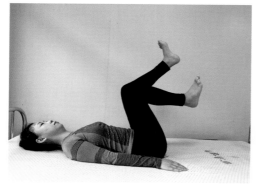 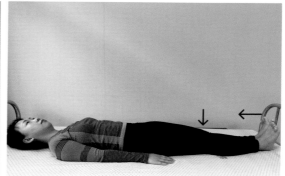

图3-6-27　空蹬自行车　　　　　图3-6-28　股四头肌等长收缩

4.股四头肌等长收缩

取仰卧位，两腿伸直保持不动，尽力勾脚，踝关节背伸绷紧，使腘窝尽量贴近床面（或地面），维持5～10秒后放松，10～20次/组，重复3～5组。

5.有氧运动训练

根据患者耐受能力，指导其进行慢跑、打太极拳、八段锦、五禽戏等锻炼。

（五）典型病例介绍

病例十：膝关节骨性关节炎

一、基本信息：

姓名：陆阿友；性别：女；年龄：79 岁；婚姻情况：丧偶；籍贯：浙江杭州；文化程度：小学；职业：无。

入院时间：2021 年 7 月 5 日；出院时间：2021 年 7 月 25 日。

出院诊断：西医诊断：右膝骨性关节炎；中医诊断：膝痹（营血不调）。

二、病例介绍

1.主诉：反复右膝关节疼痛 1 年余，无法行走 5 天。

2.简要病史：患者 1 年前无明显诱因下出现右膝疼痛，休息时缓解，上下楼梯、爬山等活动后或阴雨天加重，无肢体麻木，无放射痛，无腰部疼痛，未行治疗，症状反复发作。3 个月前症状明显加重，5 天前患者因疼痛无法正常行走，遂至我院门诊就诊，X 线示"右膝关节退变，关节间隙狭窄，大量骨赘增生"，患者为求进一步诊疗，门诊拟"右膝骨性关节炎"收住入院。入院时生命体征及风险评估：体温 36.9℃，脉搏 77 次/分，呼吸 20 次/分，血压 120/70mmHg，体重 58 千克，疼痛数字评分法 3 分，跌倒评分 4 分，压力性损伤评分 19 分，ADL 评分 90 分，VTE 评分 11 分。患者既往有房颤病史 3 个月，口服美托洛尔 1 片每日一次，利伐沙班 1 片每日一次。20 年前右胫腓骨骨折手术治疗，10 年前胆囊切除术，8 年前行卵巢切除术，5 年前行左肱骨上端骨折手术治疗。专科检查显示双膝关节轻度肿胀，外翻畸形，右膝明显，膝关节周围压痛阳性，尤以内侧明显，屈伸活动度 5°～100°，足背动脉搏动存在，足趾血运、活动良，皮肤感觉无异常。脊柱骨盆余肢体关节无畸形压痛。病理征未引出。

3.入院诊断：西医诊断：右膝骨性关节炎；中医诊断：膝痹（肝肾亏虚）

4.中医四诊：望：患者神志清，精神软，面色少华，右膝关节肿大、外翻畸形，屈伸关节受限，肢体肿胀 I 级，舌淡苔薄白。闻：患者说话声音如常，对答切题，无恶心呕吐，无咳嗽咳痰，呼吸平稳，二便气味无殊。问：患者畏冷，遇冷后患处疼痛加重。无自汗，偶有盗汗，偶有头晕耳鸣，右膝部疼痛 3 分，反复发作，时轻时重。尿少便溏，饮食、睡眠正常，听力、视力下降，无特殊嗜好。切：脉沉细，触诊脘腹正常，右膝关节周围压痛及叩击痛阳性，双下肢足背动脉搏动正常，末端血循、感觉正常。

5.中医辨证分析：患者年过半百，肝肾亏虚，筋脉失去濡养，血不荣筋导致骨萎筋弱，加之风寒湿邪乘虚侵袭留驻关节，或长期劳损，导致经络痹阻，骨脉瘀滞，变性增生，不通则痛。以肝肾亏虚、筋骨失养致痿为本，以腠理空虚易感风寒湿之邪致痹为标，即"本痿标痹"。

病因：发病内因是肝肾亏虚，而风寒湿邪外袭则是其发病的外在因素。

病机：患者年老体弱，肝肾亏虚，筋脉失去濡养，血不荣筋导致骨萎筋弱，加之风寒湿邪乘虚侵袭留驻关节，长期劳损，导致经络痹阻，不通则痛。各种痹症迁移不愈，正虚邪恋，瘀阻经脉，津凝为痰，痰瘀痹阻，致关节肿大，甚至强直畸形，屈伸不利。

病位：病位在膝，与肾、肝有关。

病性：本虚标实。

证型：尪痹，肝肾亏虚证。

6.辅助检查：X线（7月5日）：右膝关节退变，关节间隙狭窄，大量骨赘增生；血化验（7月6日）：凝血酶原时间（PT），正常的PT值为15.6秒，部分凝血活酶时间（APTT）为46秒，血小板计数89×10⁹/L，其余指标正常；CT（7月6日）：双侧膝关节退行性变；B超（7月6日）：双下肢动脉、深静脉（股总、股深起始端、股浅、腘）血流通畅；心电图（7月6日）：窦性心动过速，阵发性心房颤动，ST-T改变。

三、治疗护理及预后

（一）治疗护理经过

1.西医治疗：患者入院后遵医嘱予二级护理，低脂饮食，药物镇痛。完善术前准备，患者于2021年7月9日在全麻下行"右全膝关节置换+关节清理术"，术后予心电监护及鼻导管低流量吸氧，妥善固定伤口引流管及留置导尿管，记录引流液及尿液的性质、颜色、量。指导患者进行患肢的功能锻炼。术后遵医嘱予一级护理，低脂饮食，消肿、止痛、抗炎、抗凝等对症处理。术后第一天，医生予拔除切口引流管并予换药，复查血化验及X线。术后第二日拔除留置导尿管后，患者小便自解。术后第三日患者症状好转，遵医嘱改二级护理。指导患者正确使用助行器并开始离床活动，告知防跌倒的注意事项。患者于7月25日康复出院。

2.中药治疗：补益肝肾，养血舒筋，以张氏经典方加减治之。

3.中医护理操作治疗：根据患者病情予耳穴贴压止痛；吴茱萸穴位敷贴、失眠推拿治疗术前焦虑导致的失眠；姜半夏穴位敷贴联合艾灸调理脾胃，温中止呕；芒硝中药外敷、中医定向透药、穴位按摩，予以活血化瘀、消肿止痛、预防关节僵硬。

（二）主要护理问题及措施

1.疼痛：与骨性关节炎、手术有关。

护理目标：患者主诉疼痛减轻或消除。

辨证施护要点：

（1）密切观察患者疼痛的部位、性质、程度、发生及持续时间、伴随症状、诱发及影响因素等。

（2）保持病房安静整洁，做好情志护理，指导患者深呼吸放松身体，或听轻音乐分散注意力，以达到周身气血流通舒畅，缓解疼痛。

（3）术后告知患者镇痛泵使用方法，观察药物不良反应及局部静脉情况。

（4）遵医嘱进行耳穴贴压，观察疗效。

（5）遵医嘱使用止痛药物，密切观察药物不良反应及疗效。

辨证施术：耳穴贴压，隔日一次，7天一疗程。每次每穴按压1~2分钟，每日按压3次。取穴：膝（主穴）；神门、枕、皮质下、交感、脾、肾、肝（配穴）。

辨证施膳：患者为肝肾不足、外感六淫导致的膝痹，宜进食滋养肝肾之品，如枸杞、腰果、核桃、羊肉、木耳等。饮食宜清淡、易消化，忌生冷肥腻之品。

辨证施教：练习中医养生六字诀中吹（肾）、嘘（肝）三字。练习要领：在吸气时气沉丹田，随着吸气将全身之气汇聚予丹田。由丹田之气把全身的污浊之气，通过发音排出体外，待丹田气足之后发吹、嘘音，分别调整肾、肝两脏，促进损伤愈合，减轻疼痛。

护理评价：患者主诉疼痛减轻，疼痛评分小于等于3分。

2.焦虑：与疾病导致不适、担忧、环境的改变有关。

护理目标：患者能说出对应焦虑、恐惧的原因及自我具体表现；患者焦虑、恐惧有所减轻，生理和心理上的舒适感有所增加；患者能运用应对焦虑、恐惧的有效方法。

辨证施护要点：

（1）保持病室环境安静，光线柔和，温湿度适宜，为患者创造良好的环境。保持床单干净、整洁。督促患者按时就寝，养成良好的作息规律，睡前可泡足以促进睡眠。

（2）理解同情患者的感受，和患者一起分析其焦虑与恐惧产生的原因及表现，并对其焦虑、恐惧程度作出评价。

（3）理解患者，耐心倾听患者的诉说。对患者提出的问题要给予明确、有效和积极的信息，建立良好的治疗性联系。帮助患者总结以往对付挫折的经验，探讨正确的应对方式。对患者的合作与进步及时给予肯定和鼓励。

（4）耐心向患者说明焦虑与恐惧对身心健康和人际关系可能产生的不良影响。允许患者通过来回踱步或哭泣发泄情绪。当患者表现愤怒时，除过激行为外，不应加以限制。

（5）患者焦虑、恐惧严重导致失眠情况，观察患者睡眠规律，包括睡眠时间、睡眠深度、睡眠质量等，评估患者失眠的原因、严重程度、伴随症状等，及时调整护理计划，采取相应护理措施。

（6）遵医嘱予耳穴贴压、失眠推拿、穴位敷贴等适宜技术，促进患者睡眠。

（7）协助患者及家属应用听音乐、阅读等松弛疗法舒缓情绪，放松身体，缓解焦虑、恐惧。

（8）患者由于疼痛导致入睡困难，遵医嘱应用止痛药物，缓解疼痛，使患者舒适入眠，观察疗效及药物不良反应。

辨证施膳：饮食宜清淡易消化，睡前少饮水，晚餐不宜过饱。入睡前忌浓茶、咖啡、可乐等。患者心虚胆怯、肝肾不足，可多食山药、大枣等补益气血、益气安神之物及百合、莲子、腰果、枸杞、桑葚等补益肝肾、养阴降火之品。

辨证施术：

（1）耳穴贴压：遵医嘱予耳穴贴压，隔日一次，3次一疗程。每次每穴按压1～2分钟，每日按压3次。取神门、枕、心、皮质下、交感、胆、肝、肾等穴，观察治疗效果。

（2）失眠推拿：焦虑、恐惧严重导致失眠患者，遵医嘱予失眠推拿，每日睡前1次，3天一疗程。

（3）穴位敷贴：遵医嘱予每日睡前涌泉穴吴茱萸穴位敷贴，3天一疗程，评估患者睡眠情况。

护理评价：患者能说出对应焦虑与恐惧的原因及具体表现；患者焦虑与恐惧有所减轻，能自主入睡。患者能运用应对焦虑、恐惧的有效方法，如听音乐、看视频等。

3.有体液不足的危险：与手术失血、呕吐导致体液丢失有关。

护理目标：患者呕吐、出血减少，体液平衡得以维持，循环系统功能稳定。

辨证施护要点：

（1）术前做好宣教，麻醉及静脉自控镇痛泵会出现恶心、呕吐等麻醉反应情况。

（2）患者发生呕吐时，协助头偏一侧，及时清除呕吐物，做好口腔护理。使用镇痛泵的患者，暂停使用。

（3）术后关注手术切口及引流管情况，切口敷料外观渗血明显或引流管引流血液短时间内明显增多，立即告知医生，检查切口以明确出血状况和原因。

（4）密切观察记录引流液的性状、量和颜色的变化。

（5）术后密切观察患者生命体征、神志、尿量的变化，评估有无低血容量休克的早期表现。

（6）遵医嘱予穴位敷贴、耳穴贴压、艾灸等适宜技术，治疗术后恶心呕吐症状，并观察治疗效果。

（7）呕吐严重患者，遵医嘱使用止吐药物，并观察有无药物不良反应及疗效。

辨证施术：

术后恶心、呕吐属于外邪侵扰，引起脏腑气机紊乱导致胃气上逆、三焦气化升降失常，胃气逆于上则嗳气欲吐。

（1）耳穴贴压：遵医嘱予耳穴贴压，隔日一次，3次一疗程，每次每穴按压1~2分钟，每日按压3次。取神门、交感、脾、胃、贲门、食道等穴，观察治疗效果及耳廓皮肤情况。

（2）艾灸：遵医嘱予艾灸中脘穴、内关穴、足三里穴（健侧），每日一次，每次10~15分钟，3天一疗程，观察疗效及局部皮肤情况。

（3）穴位敷贴：遵医嘱予姜半夏神阙穴穴位敷贴，每日一次，3天一疗程，观察治疗效果。

护理评价：患者呕吐、出血减少，患者体液平衡得以维持，循环系统功能稳定。

4.有废用综合征和关节僵硬的危险：与关节疼痛、长期卧床缺乏锻炼有关。

护理目标：患者住院期间不出现关节僵硬；患者住院期间能主动进行康复训练。

施护要点：

（1）评估患者引起骨骼、肌肉、运动系统功能退化的危险程度。

（2）向患者反复讲解有关关节僵硬的不良后果，帮助患者树立信心，调动患者主动参与功能锻炼。

（3）将患肢处于功能位，卧床时患肢可用软枕垫起，减轻受伤组织的张力。

（4）根据患者的病情，在不影响骨折愈合的前提下，遵医嘱制定并实施功能锻炼计划，嘱患者及家属锻炼时注意循序渐进，以防发生错位，影响功能恢复。

（5）遵医嘱予穴位按摩，如肱骨骨折可按摩肩井穴、肩贞穴、肩髃穴、阿是穴等，并观察治疗效果。

（6）必要时按计划给予疼痛控制方法，减轻患者痛苦。

（7）康复锻炼：

①术后当天，抬高患肢，待麻醉消失后即可开始活动足趾。

②术后第1天，进行踝泵练习、股四头肌及腘绳肌等长收缩练习，以促进血液循环，防止肌肉萎缩。

③术后第2天，遵医嘱予CPM0°～35°患侧膝关节屈伸训练。

④术后第3天，CPN 0～45°屈伸，直腿抬高练习，训练卧位到坐位的转移。

⑤术后第4天，CPM 0°～55°屈伸，抗阻踝泵练习，主动ROM练习，髌骨松动治疗，从床上到椅子转移。

⑥术后第5天，CPM 0°～65°屈伸，开始平衡、协调性练习，下地站立练习。

⑦术后第6天，增加主动ROM练习。

⑧术后第7天，CPM 0°～70°屈伸，关节本体感觉、平衡、协调性练习，练习扶双拐或步行器行走。

⑨术后第2周，CPM屈伸逐步增加至0～90°，器械抗阻进行股四头肌、腘绳肌的等张收缩肌力练习，酌情练习上下楼。

⑩术后第3周，继续上述练习，根据患者情况增加频度，增加下蹲练习。

辨证施术：

患者术后局部气血瘀滞，经络痹阻，导致患处疼痛剧烈，肿胀明显。长期卧床，气血周流不畅，筋脉失去濡养，血不荣筋，导致骨萎筋弱、肌肉萎缩、关节屈伸不利。

①芒硝中药封包：遵医嘱予患肢肿胀处芒硝中药封包外敷，每日更换至肿胀消退，出现皮纹皱褶。

②中医定向透药。遵医嘱使用张氏经典方中医定向透药，取穴：阳陵泉、阴陵泉。每天一次，每次30分钟，3天一疗程，共2个疗程。

③穴位按摩：遵医嘱予穴位按摩，每天一次，每次每穴1～2分钟，3天一疗程，共2个疗程。取穴：涌泉穴、太冲、三阴交、承山、足三里、委中、血海等穴。

护理评价：患者住院期间能主动进行康复训练且未出现关节僵硬。

5.有外伤的危险：与肢体活动障碍有关。

护理目标：患者及家属能描述潜在的危险因素；患者住院期间未发生意外。

施护要点：

（1）向患者及家属详细介绍医院、病房、病室及周围环境，以及如何使用呼叫系统。

（2）对患者进行跌倒评分，根据跌倒风险高低给予相应护理措施。

（3）保持病室周围环境光线充足，地面干燥无积水，动线无障碍物。

（4）教会患者及家属防跌倒的相关知识。

（5）将患者的常用物品、呼叫铃置于易拿取的地方。

（6）协助患者改变体位、起居、洗漱、饮食及排泄。

（7）患者卧床期间拉起床栏，防止坠床。

（8）对长期卧床的患者，嘱其缓慢改变姿势，避免突然改变体位，导致直立性低血压，发生意外。

（9）指导患者正确使用助行器，离床活动、上厕所或外出时应有人陪伴，并给予搀扶。

（10）患者术后发生谵妄，遵医嘱运用保护性约束带，观察并记录。

护理评价：患者及家属能描述潜在的危险因素；患者住院期间未发生意外。

6.自理缺陷：与骨折术后日常生活不能完全自理有关。

护理目标：患者能坚持自我照顾行为。

施护要点：

（1）鼓励协助患者摄入充足的营养，保证自身身体基本需求。

（2）鼓励协助患者坚持自我照顾行为，协助患者主动进行力所能及的活动，如进食、洗脸、梳头、穿衣等，将日常用品放于患者伸手可及处。

（3）鼓励指导患者进行康复锻炼，肯定患者每一点滴进步，增强患者信心。

护理效果：患者住院期间生活需要得到满足，能完成基本日常行为。

7.潜在并发症：深静脉血栓。

护理目标：患者住院期间未发生深静脉血栓。

辨证施护要点：

（1）观察患者双下肢肢体皮肤颜色、温度、活动度、感觉及肿胀情况，观察患者呼吸系统情况，有无胸闷气促，发绀等情况。

（2）告知患者多饮水，建议每天饮水量在2000毫升以上。进食易消化、行气软坚润肠的食物，如橘子、香蕉等，保持大便通畅。

（3）鼓励患者早期活动，功能锻炼，穿宽松衣裤，保持全身气血通畅。

（4）遵医嘱使用抗凝药物，观察药物不良反应。

（5）指导患者正确穿脱弹力袜，观察记录皮肤情况。

（6）遵医嘱使用下肢气压泵治疗。

辨证施术：穴位按摩。取穴：涌泉、太冲、三阴交、足三里、阳陵泉、阴陵泉、梁丘、血海，每个穴位2~3分钟，每日1次，3天一疗程，共2个疗程。以患者感觉酸胀为宜。

辨证施教：

（1）功能锻炼：详细内容见"有废用综合征和关节僵硬的危险"康复锻炼内容。

（2）经络拍打：指导患者按脾经、肝经、肾经走向从小腿内侧向大腿内侧拍打，每日2次，每次20分钟。

（3）坐位八段锦（观看教学视频）。

辨证施膳：关节置换术后，早期局部气滞血瘀，宜食健脾益胃化瘀食物，如桃仁、山楂、黑木耳、莲子，新鲜水果蔬菜，忌生冷、油腻、辛辣刺激之品，如：凉瓜、冰激凌、肥肉等。中晚期可进食适量滋补肝肾食物，如枸杞、腰果、羊肉、海参等食物。

护理效果：患者住院期间未发生深静脉血栓。

（三）患者转归

患者于7月25日拆线出院，出院时患者神志清，精神好，情志平和，呼吸平稳，胃纳正常，二便调和，脉弦，舌质淡红、舌苔薄白。膝部切口外观干洁，肢体肿胀Ⅰ级，足趾活动自如，末梢血循正常，感觉正常，右膝关节活动度受限，CPM屈伸角度0°～80°。患者能在助行器的辅助下平地行走50米，无不适主诉。出院时，患者生命体征为：体温36.7℃，脉搏74次/分，呼吸18次/分，血压114/67mmHg，体重57千克。护理评分：右膝部活动时疼痛评分3分，跌倒评分4分，压力性损伤评分20分，VTE评分10分，ADL评分60分。护士进行出院指导，包括出院办理流程、出院带药服用方法及注意事项、制定康复锻炼计划、告知继续深静脉血栓的预防、告知患者定期复查。护士于8月1日电话回访，患者切口干燥，无红、肿、热、痛等异常，患者在助行器的辅助下平地行走，能扶扶手缓慢上下楼梯。

六、成人股骨头缺血性坏死

成人股骨头坏死又称成人股骨头无菌性坏死，是临床最常见的骨坏死。病因是由于血液循环障碍，导致股骨头因局部缺血而发生的坏死。晚期可因股骨头塌陷而引起严重的髋关节骨性关节炎。主要临床表现为腹股沟疼痛和髋关节活动受限。发病年龄以青壮年多见，男性多于女性。

（一）诊断

1.病因病机

成人股骨头缺血性坏死，中医归于"骨蚀"范畴，其致病因素包括跌扑损伤、先天禀赋不足，两者可以相互为因。外伤致机体受损，脉络淤阻，气滞血瘀，骨失濡养，发为骨蚀，或因长期酗酒、饮食膏粱厚味，致痰湿蕴结，气血淤滞，筋耗髓伤，骨失濡养发为骨蚀。

2.病位

成人股骨头坏死病位在骨骺，与肝肾有关。

3.病性

（1）气滞血瘀证。多为创伤所致，以髋部疼痛、跛行为主症，舌紫黯或有瘀斑，脉弦涩。

（2）筋骨劳损证。多为慢性劳作所致，以髋关节功能障碍、髋周固定疼痛为主症，伴有下肢无力、酸软等症，舌淡苔薄，脉沉细弦。

（3）寒湿凝滞证。多为感受寒湿所致，以髋部剧烈疼痛、局部漫肿、关节活动功能明显受限为主症，恶寒怕湿，冬春季节加重，舌苔白腻，脉弦滑。

（4）骨蚀痰湿证。多为长期使用激素所致，以髋部疼痛、关节僵硬变形、跛行为主症，面色苍白、浮肿，神疲乏力，气短，舌淡，苔白腻，脉细涩。

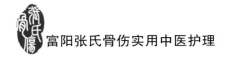

（5）内损酒精证。多为长期酗酒所致湿热内蕴，痰瘀阻滞。以髋部疼痛、漫肿、关节活动受限为主症，肢体萎软无力，小便赤涩热痛，舌红或紫黯，苔黄腻，脉濡数或细涩。

（6）气血两虚，肝肾亏虚证。多为久病所致。以髋部间歇性疼痛、下肢乏力、关节屈伸不利为主症，伴有神疲气短等虚象，舌苔薄白，脉细滑。

（二）治疗

1.中药治疗

（1）内服。气滞血瘀证患者治宜活血化瘀、行气止痛、舒筋通络；寒湿凝滞患者治宜祛风散寒、温通经络；骨蚀痰湿患者治宜化痰除湿，益气摄血；内损酒精患者治宜清热利湿，活血通络；筋骨劳损，气血两虚、肝肾亏虚患者治宜补益肝肾、养血舒筋。

（2）外治。股骨头坏死早期可用金黄散伤膏外敷，活血化瘀止痛，中晚期用百草膏外敷治疗。此外也可用针灸、推拿、针刀等治疗。

2.西药及其他治疗

股骨头坏死的治疗方法一般有保护性负重、药物治疗、物理治疗、组织工程治疗、手术治疗。保护性负重如使用双拐辅助行走，可减轻患髋负重，有效缓解疼痛，改善功能，并可能在骨坏死修复期避免股骨头塌陷。西药治疗常选用抗凝、抗血小板、扩血管与降脂药联合应用，或联合抑制破骨细胞功能和促进成骨细胞功能的药物。常见的物理治疗有体外冲击波、脉冲电及高压氧治疗等。组织工程技术应用于坏死股骨头时可促进坏死骨组织再生和血管系统的修复，同时为坏死区域提供生物力学稳定性，并且利用生物活性因子促进种子细胞的修复作用，完成坏死区新生骨的再生，但目前仍处于动物实验阶段，但有望成为保髋治疗的希望。非手术治疗效果不佳患者可根据病情选择微创手术、保髋手术及关节置换术等手术治疗。

（三）护理

1.一般护理

参照本章第一节详细内容。

2.辨证施护

（1）消瘀通络薰条灸治疗。每日一次，每次30分钟，7天一疗程。取穴：阿是穴、环跳穴、阳陵泉穴、肾俞穴等。可沿足三阳经循经艾灸，胆经腧穴祛风散寒，交会表里阴阳，通达气血；膀胱经腧穴可助阳行气，柔筋通络，散寒祛湿；胃经腧穴可益气补血，润宗筋利关节，且此三条经络都经过股骨头。

（2）中药熏蒸联合刺络拔罐治疗。拔罐取穴：阿是穴、居髎穴、秩边穴、环跳穴，每次每穴10分钟，3～5日一次；张氏祛痹通络方中药熏蒸患侧髋部，每日一次，每次30分钟，7天一疗程。

（3）耳穴贴压治疗：隔日一次，7天一疗程。取穴：髋、神门、枕、皮质下、交感、肝、肾。

3.生活起居护理

患者疼痛较甚时需卧床休息，下床时扶拐或坐轮椅。肾阴虚者室温宜略低，凉爽湿润；肾阳虚者住向阳病室为宜。教会患者正确的睡姿、坐姿，避免下蹲、坐矮凳子、弯腰拾物、前倾系鞋带等动作。告知患者助行对疾病康复的重要性，教会正确使用助行器的方法。单侧患病坚持扶拐不负重行走，双侧患病则需坐轮椅，避免股骨头塌陷。

4.饮食护理

患者饮食宜清淡易消化，营养丰富。气滞血瘀证患者宜食行气止痛，活血化瘀之品，如白萝卜、鲈鱼、红糖、山楂、生姜、桃仁、百合等；筋骨劳损证患者宜食强筋壮骨之品，如牛奶、鸡蛋、鱼、排骨等；寒湿凝滞证患者宜食祛湿散寒、舒筋活络之品，如羊肉、狗肉、薏苡仁、冬瓜等；骨蚀痰湿证患者宜食健脾除湿、行气活血化瘀之品，如白萝卜、山药、薏苡仁、赤小豆、木耳等；内损酒精证患者应戒酒并多食滋养肝肾之品，如枸杞子、黑芝麻、木耳、腰果等；肾阴虚患者宜食滋养肾阴之品，如大枣、枸杞子、黑芝麻、甲鱼肉、桃仁等；肾阳虚患者宜食温壮肾阳，补精髓之品，如黑豆、核桃、杏仁、腰果、黑芝麻等。

5.情志护理

向患者介绍本病的发生、发展及转归，取得患者理解和配合。告知患者及家属，本病病程迁延，治疗时间长，鼓励家属陪伴，给予患者情感支持。介绍成功病例，树立战胜疾病的信心。

（四）康复

保守治疗患者康复锻炼内容如下：

1.扶物下蹲法

单手或双手扶住固定物，身体保持直立状态，分开双脚，与肩同宽，缓慢下蹲再站立起来，持续3~5分钟（图3-6-29）。

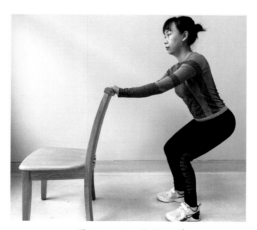

图3-6-29　扶物下蹲

2.患肢摆动法

单手或双手向前伸或扶住固定物，单脚保持负重站立，患肢做内收、后伸、前屈及外展摆动动作，持续3~5分钟（图3-6-30、图3-6-31）。

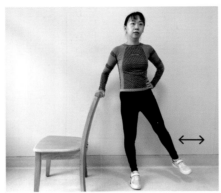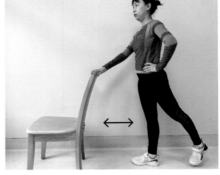

图3-6-30　患肢摆动法（内收、外展）　　图3-6-31　患肢摆动法（前屈、后伸）

3. 内外旋转法

手扶住固定物，单脚向前外伸，足跟着地，做内旋及外旋动作，持续3~5分钟（图3-6-32、图3-6-33）。

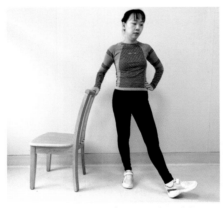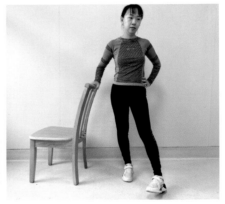

图3-6-32　内外旋转法（旋外）　　　　图3-6-33　内外旋转法（旋内）

4. 股四头肌功能锻炼方法

在床上进行运动，足跟与床面之间的距离应控制在20厘米，停顿10秒之后放松5秒，30次/组，每天5组。

5. 屈髋法

患者端正坐在椅子或床边，下肢保持自然分开状态，反复进行屈髋屈膝运动，持续3~5分钟（图3-6-34）。

6. 抱膝法

患者坐在椅子、沙发或床边，下肢保持自然分开状态，双手叉指合掌抱住胫骨近端前方，屈肘后做屈髋运动，持续3~5分钟（图3-6-35）。

7.开合法

患者端正坐在凳子或椅子上，踝关节和髋膝关节各为90°，双足并轴，轴心为双足间，做双膝内收及外展动作，持续3~5分钟（图3-6-36）。

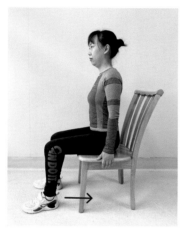
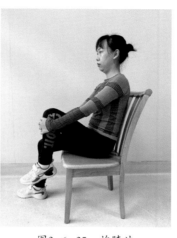
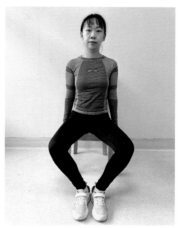

图3-6-34　屈髋法　　　　　　　图3-6-35　抱膝法　　　　　　　图3-6-36　开合法

（五）典型病例介绍

病例十一：股骨头坏死

一、基本信息：

姓名：陈××；性别：男；年龄：62岁；婚姻情况：已婚；籍贯：浙江杭州；文化程度：小学；职业：农民。

入院时间：2021年4月18日；出院时间：2021年4月29日。

出院诊断：西医诊断：左股骨头无菌性坏死；中医诊断：骨蚀（气滞血瘀）。

二、病例介绍

1.主诉：反复左髋部疼痛、活动不利3年，伴加重2月。

2.简要病史：患者3年前无明显诱因下出现左髋部肿痛，无放射性，尤以久行后明显，疼痛发作时局部皮温升高，伴左髋关节活动欠利，就近医院就诊，摄片示：左髋关节炎伴股骨头坏死，予以中药内服等对症治疗，疼痛好转；期间疼痛反复发作，休息后缓解，近2月来疼痛明显加剧，休息及药物治疗，疼痛无好转，甚至出现跛行，遂于2021年4月18日至本院门诊就诊，患者为求进一步治疗，门诊拟"左股骨头无菌性坏死"收住入院。入院时生命体征及风险评估：体温36.4℃，脉搏61次/分，呼吸20次/分，血压143/91mmHg，体重65千克，疼痛数字评分法4分，跌倒评分3分，压力性损伤评分22分，ADL评分90分，VTE评分6分。患者既往体健，专科检查显示左髋关节稍肿胀，患髋皮温较健侧高，左腹股沟处深压痛及叩击痛（+），左髋关节活动障碍，左下肢较右下肢短缩明显，足背动脉搏动存在，足趾血运、活动正常，皮肤感觉无异常，左下肢肌力4级。

3.入院诊断：西医诊断：左股骨头无菌性坏死；中医诊断：骨蚀（内损酒精）。

4.中医四诊：望：患者神志清，精神软，情志平和，面色少华，左髋部稍肿胀，髋关节屈伸受限，间歇性跛行，左下肢较右下肢短缩明显，舌黯红，苔黄腻；闻：患者说话声音如常，对答切题，无恶心呕吐，无咳嗽咳痰，呼吸平稳；问：寒热无殊，无自汗盗汗，偶有头晕耳鸣，左髋部疼痛3分，髋痛重着，时轻时重，久行后疼痛加重，尿少便溏，饮食正常，因左髋部疼痛导致睡眠欠佳，听力、视力正常，平素吸烟饮酒；切：脉细涩，触诊脘腹正常，左髋关节周围压痛及叩击痛阳性，双下肢足背动脉搏动正常，末端血循、感觉正常，左下肢肌力4级。

5.中医辨证分析：患者长期饮食烟酒，腐蚀骨骼，侵袭髋部，痹阻经络，关节不利，不通则痛；肾主骨生髓，饮食烟酒致筋萎骨痹，骨枯髓空，发为骨蚀；病情日久，内伤于肾，则肾虚。舌黯红、苔黄腻、脉细涩皆为内损酒精、肾精亏虚之象。

病因：发病内因是肝肾亏虚，而饮食烟酒则是其发病的外在因素。

病机：长期饮食烟酒，腐蚀骨骼，瘀血痹阻，病久伤肾。

病位：病位在髋，与肝、肾有关。

病性：本虚标实。

证型：内损酒精证。

6.辅助检查：X线（4月18日）：左髋关节间隙狭窄，髋臼边缘骨赘增生明显，左股骨头坏死；血化验（4月19日）：谷丙转氨酶39U/L，谷氨酰基转肽酶62U/L，谷草转氨酶39U/L，其余指标正常；B超：双下肢动脉、深静脉（股总、股深起始端、股浅、腘）血流通畅；心电图：窦性心律，正常心电图。

三、治疗护理及预后

（一）治疗护理经过

1.西医治疗：患者入院后予二级护理，低脂饮食，药物镇痛。完善术前准备，患者于2021年4月22日在全麻麻醉下行后外侧入路"左全髋置换术＋关节清理术"，术后予心电监护及鼻导管低流量吸氧，妥善固定伤口引流管及留置导尿管，记录引流液及尿液的性质、颜色、量。指导患者进行患肢的功能锻炼。遵医嘱予一级护理，低脂饮食，抗炎、消肿、止痛、抗凝等对症处理。术后第一天，医生予拔除切口引流管并予换药，复查血化验及X线。术后第二日拔除留置导尿管后，患者小便自解，遵医嘱改二级护理。术后第3日，在医生指导下，患者使用助行器离床活动，进行患者预防跌倒宣教。患者于4月29日扶助行器出院。

2.中药治疗：术后局部气滞血瘀，治宜活血化瘀，行气止痛，以川膝散合桃红四物汤加减治之。

3.中医护理操作治疗：根据患者病情予耳穴贴压止痛；中医定向透药、芒硝外敷，活血化瘀，消肿止痛，预防关节僵硬；耳穴贴压、失眠推拿、吴茱萸穴位敷贴治疗术前焦虑导致的失眠。

（二）主要护理问题及措施

1.疼痛：与股骨头坏死、手术有关。

护理目标：疼痛评分小于等于3分。

辨证施护要点：

（1）观察：密切观察患者疼痛的部位、性质、程度、发生及持续时间、伴随症状、诱发及影响因素等。

（2）保持病房安静整洁，做好情志护理，指导患者深呼吸放松身体，或听轻音乐分散注意力，以达到周身气血流通舒畅，缓解疼痛。

（3）遵医嘱进行耳穴贴压，观察疗效。遵医嘱使用止痛药物，密切观察药物不良反应及疗效。

辨证施术：耳穴贴压，隔日一次，7天一疗程。每次每穴按压1~2分钟，每日按压3次。取穴：髋（主穴）；神门、枕、脾、肾、肝、交感、皮质下（配穴）。

辨证施教：练习中医养生六字诀中吹（肾）、嘘（肝）三字。练习要领：在吸气时气沉丹田，随着吸气将全身之气汇聚予丹田。由丹田之气把全身的污浊之气，通过发音排出体外，待丹田气足之后发吹、嘘音，分别调整肾、肝两脏，促进损伤愈合，减轻疼痛。

护理效果：患者疼痛减轻，疼痛数字评分法小于等于3分。

2.睡眠形态紊乱：与手术焦虑有关。

护理目标：患者能描述有利于促进睡眠的方法；患者住院期间主诉能得到充足的睡眠。

辨证施护要点：

（1）保持病房安静，光线柔和，温湿度适宜，为患者创造良好的睡眠环境。保持床单干净、整洁。督促患者按时就寝，养成良好的作息规律，睡前热水泡足以促进睡眠。

（2）观察患者睡眠规律，包括睡眠时间、睡眠深度、睡眠质量等，评估患者失眠的原因、严重程度、伴随症状等，及时调整护理计划，采取相应护理措施。

（3）向患者详细讲解病情的相关医学知识及诊疗方法，减少患者对手术的担忧，介绍成功案例，增强患者抗病的信心。

（4）饮食调护：饮食宜清淡易消化，睡前少饮水，晚餐不宜过饱。入睡前忌浓茶、咖啡、可乐等。

（5）遵医嘱予耳穴贴压、失眠推拿、穴位敷贴等技术，以安神助眠。

辨证施膳：患者为心虚胆怯导致失眠，应多食山药、大枣等补益气血、益气安神之物。

辨证施术：

（1）耳穴贴压：心虚胆怯型不寐，耳穴取心、胆、神门、枕、皮质下等穴，隔日一次，7天一疗程。每次每穴按压1~2分钟，每日按压3次。观察治疗效果。

（2）失眠推拿：焦虑、恐惧严重导致患者失眠，遵医嘱予失眠推拿，每日睡前1次，3次一疗程。

（3）穴位敷贴：吴茱萸穴位敷贴涌泉穴，安神助眠，每晚睡前1次，3天一疗程。

护理评价：患者能描述有利于促进睡眠的方法；患者住院期间主诉能得到充足的睡

眠，表现出睡眠后精力充沛。

3.潜在并发症：关节僵硬。

护理目标：患者住院期间不出现关节僵硬；患者能主动进行康复训练。

辨证施护要点：

（1）评估患者引起骨骼、肌肉、运动系统功能退化的危险因素与程度，以预测关节僵硬的发生。

（2）向家属及患者反复讲解关节僵硬的不良后果，使之积极主动参与康复锻炼。

（3）计划并实施锻炼。

（4）遵医嘱给予止痛药物，减少患者因疼痛不愿意活动患肢的发生。

（5）遵医嘱予芒硝中药封包、中医定向透药，减轻组织水肿，活血化瘀，软坚散结。

辨证施术：

（1）芒硝中药封包。敷于患处肢肿胀处，每日更换至皮肤出现皱褶。

（2）中医定向透药。遵医嘱使用张氏经典方中医定向透药，取穴：阳陵泉、阴陵泉。每天一次，每次30分钟，3天一疗程，连续2个疗程。

辨证施教：

（1）术前指导患者进行踝泵运动及股四头肌等长收缩训练。

（2）术后返回病房，协助安置患者体位，双下肢外展中立。告知患者及家属变换体位时注意防止假体脱位。麻醉恢复后，即可进行足趾活动及踝泵运动；术后第2日开始行臀中肌、股四头肌等长收缩训练及髋膝关节屈伸练习；术后第3日，患者病情好转，在医生指导下，扶助行器开始离床活动，但活动时间不宜过久，避免加重下肢水肿。

（3）术后2~8周，继续之前的训练动作，并进行开合运动、站立位肢体摆动、提踵练习等。增加臀中肌力量训练，以增加髋关节稳定性，逐渐过渡到脱离助行器行走。

（4）术后9~14周，在康复医师指导下，进行静态脚踏车训练、登台训练等，逐渐过渡到自行上下楼梯。

护理评价：患者住院期间不出现关节僵硬，并能主动进行康复训练。

4.有外伤的危险：与肢体活动障碍有关。

护理目标：患者及家属能描述潜在的危险因素；患者住院期间未发生意外。

施护要点：

（1）向患者及家属详细介绍医院、病房、病室及周围环境，以及如何使用呼叫系统。

（2）对患者进行跌倒评分，根据跌倒风险高低给予相应护理措施。

（3）保持病室周围环境光线充足，地面干燥无积水，动线无障碍物。

（4）教给患者及家属防跌倒的知识。

（5）将患者的常用物品、呼叫铃置于易拿取的地方。

（6）协助患者改变体位、起居、洗漱、饮食及排泄。

（7）患者卧床期间拉起床栏，防止坠床。

（8）告知患者缓慢改变体位，避免因直立性低血压，发生跌倒、坠床等意外。

（9）指导患者正确使用助行器，离床活动、上厕所或外出时应有人陪伴，并给予搀扶。

护理评价：患者及家属能描述潜在的危险因素；患者住院期间未发生意外。

（三）患者转归

患者于4月29日扶助行器出院，出院时患者神志清，精神好，情志平和，呼吸平稳，胃纳正常，二便调和，脉弦，舌质淡红、舌苔薄白。髋部切口外观干洁，肢体肿胀Ⅰ级，足趾活动自如，末梢血循正常，感觉正常，右髋关节活动度受限。患者能在助行器的辅助下平地行走20米，无不适主诉。出院时，患者生命体征为：体温36.9℃，脉搏66次/分，呼吸18次/分，血压128/79mmHg，体重65千克，右髋部活动时疼痛数字评分法3分。风险评估：跌倒评分3分，压力性损伤评分21分，VTE评分3分，ADL评分75分。护士进行出院指导，包括出院办理流程、出院带药服用方法及注意事项、制定康复锻炼计划、告知患者预防假体脱位注意事项及定期复查。护士于5月6日电话回访，患者已于当地卫生服务站拆线，术区干燥，无红、肿、热、痛等异常，患者能在助行器的辅助下平地行走50米。

七、骨质疏松症

骨质疏松症是一种代谢性骨疾病，是指全身性骨量减少，骨骼结构破坏和骨强度降低，即单位体积内骨组织含量低于正常，导致骨脆性增加，易发生骨折为特征的疾病。其病因和发病机制较复杂，与年龄、性别、内分泌改变、营养不良、遗传、免疫、某些药物因素等有密切关系，这些因素的作用使骨代谢处于负平衡，骨吸收大于骨形成，单位体积内骨组织量减少，骨组织微细结构受损，导致骨脆性增加。其病理学特征为骨基质和骨矿含量减少。临床表现为颈腰背疼痛，驼背畸形、骨折及呼吸功能受损，好发于绝经后妇女和老年男性。

（一）诊断

1.病因病机

骨质疏松症属于中医学的"骨痹""骨痿"范畴，中医认为骨质疏松症的基本病机是由于本虚，以肝、脾、肾三脏虚弱，尤以肾虚为本，寒湿、血瘀为标，本虚标实。由于年老肾虚精亏，气血不足，或因寒湿之邪侵袭，使气血凝滞，脉络不通，筋骨失养，导致"骨痹""骨痿"的发生。营养失调，脾胃损伤，无以化生精血以滋肾充骨，也可致病。

2.病位

骨质疏松症病位在骨骼系统，与肾、肝、脾有关。

3.病性

（1）阳虚湿阻证。腰部冷痛重着，转侧不利，渐渐加重，虽静卧亦不减或反加重，遇寒冷及阴雨天疼痛加剧，舌淡，苔白腻，脉沉而迟缓。

（2）气滞血瘀证。骨节疼痛，痛有定处，痛处拒按，筋肉挛缩，骨折，多有外伤或久病史，舌质紫暗，有瘀点或瘀斑，脉涩。

（3）脾气虚弱证。腰背酸痛，肢体倦怠无力，消瘦，少气懒言，纳少，大便溏薄，舌淡苔白，脉缓弱无力。

（4）肝肾阴虚证。腰膝酸痛，膝软无力，驼背弯腰，患部萎软微热，形体消瘦，眩晕耳鸣，或五心烦热，失眠多梦，男子遗精，女子经少经闭，舌红少津，少苔，脉沉细数。

（5）肾阳虚衰证。腰背冷痛，酸软乏力，甚则驼背弯腰，活动受限，畏寒喜暖，遇冷加重，尤以下肢为甚，小便频多，或大便久泄不止，或浮肿，腰以下为甚，按之凹陷不起，舌淡苔白，脉沉细或弦。

（6）肾精不足证。患部酸楚隐痛，筋骨疾弱无力，动作迟缓，早衰，发脱齿摇，耳鸣健忘，男子精少，女子经闭，舌淡红，脉细弱。

（7）气血两虚证：腰背酸痛，肢体麻木软弱，患部肿胀，神倦乏力，面白无华，食少便溏，舌淡苔白，脉细弱无力。

（二）治疗

1. 基础措施

调整生活方式，戒烟戒酒，合理膳食，适度运动如太极拳、八段锦等。

2. 药物干预

（1）西药干预。西医主要以抗再吸收药物、促进骨合成药物及激素替代等为主要治疗手段。抗再吸收药物以双膦酸盐类药物为主，服用疗程一般不超过5年；促进骨合成药物目前以特立帕肽为代表药物，服用疗程不超过两年；激素替代疗法包括雌激素补充疗法和雌、孕激素补充疗法。

（2）中药治疗。阳虚湿阻患者治宜壮阳化湿；气滞血瘀患者治宜活血补血，散瘀通络止痛；脾气虚弱患者治宜补益脾胃，以养后天气血；肝肾阴虚患者宜滋养肝肾；肾阳虚衰、肾精不足患者治宜补肾强骨；气血两虚患者治宜补益气血。

（三）护理

1. 一般护理

参照本章第一节详细内容。

2. 辨证施护

（1）消瘀通络薰条灸治疗。每日一次，每次30分钟，7天一疗程。取穴：阿是穴、肾俞穴、肝俞穴、脾俞穴等。可沿督脉、肾经、肝经、脾经循经艾灸。

（2）中药熏蒸治疗。张氏祛痹通络方中药熏蒸酸痛局部，每日一次，每次30分钟，7天一疗程。

（3）耳穴贴压治疗：隔日一次，7天一疗程。取穴：疼痛相应部位、肝、肾、脾、神门、交感。

（4）中药湿热敷治疗：每日一次，每次30分钟，7天一疗程。予张氏经典方用包布装好煎煮，待温度降至45～50℃时，将纱布垫浸满药液，捞出拧干，敷于腰背部。

3.生活起居护理

患者疼痛较甚时卧床休息，宜平卧硬板床。肾阴虚者室温宜略低，凉爽湿润；肾阳虚者住向阳病室为宜。纠正不良生活习惯，保持腰背正确姿势，教会患者正确的睡姿、坐姿，避免下蹲、坐矮凳子、弯腰拾物、前倾系鞋带等动作。注意腰背部保暖，避免风寒侵袭。

4.饮食护理

患者饮食宜清淡易消化，营养丰富。阳虚湿阻患者治宜壮阳化湿；气滞血瘀患者治宜活血补血，散瘀通络止痛；脾气虚弱患者治宜补益脾胃，以养后天气血；肝肾阴虚患者宜滋养肝肾；肾阳虚衰、肾精不足患者治宜补肾强骨；气血两虚患者治宜益气养血，舒筋活络之品，如山药，枸杞等。

5.情志护理

向患者介绍本病的发生、发展及转归，取得患者理解和配合。告知患者及家属，本病病程迁延，治疗时间长，鼓励家属陪伴，给予患者情感支持。介绍成功病例，树立战胜疾病的信心。

（四）康复

1.有氧运动

主要包括慢走、慢跑、游泳训练、跳绳、太极拳、八段锦等，即可消耗体内脂肪又可减轻体重以减轻骨骼过度负荷，促进肠道蠕动，有利于肠道黏膜细胞对钙剂和维生素D的吸收，从而进一步改善骨质疏松。患者应根据自身情况，适度运动，一般有氧运动时间为每天30～60分钟。

2.无氧运动

主要包括引体向上、深蹲、哑铃等运动，能够促进肌肉生长，通过肌肉的反复牵拉来加强骨质密度，改善骨质疏松引起的临床症状，并且可以预防骨质疏松引起的病理性骨折，每天锻炼时间一般为30分钟以上。

3.柔韧度训练

主要包括瑜伽、伸展运动等，加强身体柔韧度，以减少骨折或压缩性骨折的风险。

八、慢性骨髓炎

慢性骨髓炎又称附骨疽，是整个骨组织的慢性化脓性疾病。本病特点是感染的骨组织增生、硬化、坏死、无效腔、包壳、瘘孔、窦道、脓肿并存，反复化脓，迁延难愈。

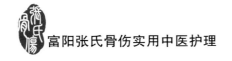

（一）诊断

1.病因病机

慢性骨髓炎一般可归属于附骨疽或附骨痛范畴，中医学认为主要是由于火热邪毒壅遏附骨，导致经络阻塞，气血阻滞，邪毒化热，腐肌伤骨，蕴脓积骨而致本病。其病因病机常见有邪毒侵袭机体入里化热；或因外伤导致气滞血瘀，瘀久化热；或因正气亏虚，毒邪蕴滞不能外散而入里及骨致发病。

2.病位

慢性骨髓炎病位在骨，与肝肾有关。

3.病性

（1）血虚寒凝证。患肢长期隐痛或酸痛，时轻时重；局部压痛、叩击痛，皮肤上有长期不愈或反复发作的窦道，脓水稀薄，创口肉色组织，舌淡、苔薄白，脉细弱。

（2）气血两虚证。病变经年累月，局部窦道经久不愈，局部肌肉萎缩，形体消瘦，面色㿠白，神疲乏力，食欲减退，舌淡，苔薄白，脉虚弱。

（3）肝肾不足证。皮肤上有凹陷性窦道，紧贴骨面，周围有色素沉着，可触及病骨表面凹凸不光，肢软无力，低热盗汗或自汗，舌红少苔，脉细数；或面色㿠白，畏寒怕冷，膝酸肢软。舌淡胖、苔薄，脉虚弱。

（4）热毒蕴结证。疮口愈合数月或数年后，或窦道脓液排出不畅，局部突发肿痛、红热，全身恶寒发热，脓出稠厚、量多，舌红苔黄，脉数。

（二）治疗

1.支持疗法

纠正全身情况，一般予输血、补液、高蛋白饮食，增强身体抵抗力。

2.抗生素疗法

根据细菌培养及药敏试验，采用有效抗菌药物，避免发生感染局部扩散或血行播散。

3.制动牵引

患者卧床休息，患肢用夹板固定或持续皮肤牵引。

4.中医疗法

（1）中药内服。血虚寒凝证患者治宜清热解毒、温经养血；气血两虚证患者治宜清热解毒、补益气血；肝肾不足证患者治宜清热解毒、补益肝肾；热毒蕴结证患者治宜清热解毒、托里透脓。

（2）中药外治。使用具有排脓、腐蚀的中药，自内而外破坏窦道和死骨，促进排脓，使肉芽鲜红形成新鲜创面；采用具有去腐生肌、长肉敛疮作用的中药，自内而外促进骨髓、骨质、肌肉及皮肤组织再生和修复，使窦道愈合；对于大块死骨及病灶无法排出时，可采用清创方法进行病灶清理、死骨清除、连续灌洗术。

5.手术治疗

根据患者病情需求，采取病灶清除术、带蒂肌瓣填充术、滴注引流法、病灶内留置药物、病骨切除、截肢术等手术治疗。

（三）护理

1.一般护理

参照本章第一节详细内容。

2.辨证施护

（1）艾灸治疗。每日一次，每次30分钟，7天一疗程。取穴：阿是穴、肾俞穴、肝俞穴、脾俞穴等。可沿督脉、肾经、肝经、脾经循经艾灸，也可艾灸窦道局部，促进疮口愈合。

（2）中药熏蒸治疗。张氏经典方中药熏蒸局部，每日一次，每次30分钟，7天一疗程。

（3）耳穴贴压治疗。隔日一次，7天一疗程。取穴：病变侵犯部位、肝、肾、脾、神门、交感、肾上腺。

（4）穴位按摩。每日一次，每次每穴1~2分钟，7天一疗程。主穴：百会、内关、神门穴。血虚寒凝配穴为：大椎穴、脾俞、肝俞、膈俞穴；热毒蕴结配穴为：委中穴、内庭穴、太冲穴、合谷穴；气血两虚配穴：膻中穴、膈俞穴、足三里穴、中脘穴；肝肾不足配穴为：太溪、三阴交、肝俞、肾俞。

3.生活起居护理

患者疼痛较甚时卧床休息，宜平卧硬板床。肾阴虚者室温宜略低，凉爽湿润；肾阳虚者住向阳病室为宜。纠正不良生活习惯，保持腰背正确姿势，教会患者正确的睡姿、坐姿，避免下蹲、坐矮凳子、弯腰拾物、前倾系鞋带等动作。注意腰背部保暖，避免风寒侵袭。

4.饮食护理

患者饮食宜营养丰富、富含蛋白、维生素。血虚寒凝患者宜食清热解毒、温经养血之品，如菠菜、红枣等；气血两虚患者治宜清热解毒、补益气血之品，如山药，枸杞等；肝肾不足患者宜食清热解毒、补益肝肾之品，如甲鱼、腰果、木耳等；热毒蕴结证患者治宜清热解毒之品，如苦瓜、梨、百合等。

5.情志护理

由于本病病程迁延，反复发作，且疮口、窦道难愈，影响美观，大大降低生活质量。因此，应向患者及家属讲解疾病的发生发展，介绍成功病例，树立患者战胜疾病的信心，使患者积极配合治疗，缓解焦虑、抑郁等不良情绪。

（四）康复

不同部位的骨髓炎损伤康复锻炼，参考本章节相关骨折损伤、骨病康复内容。

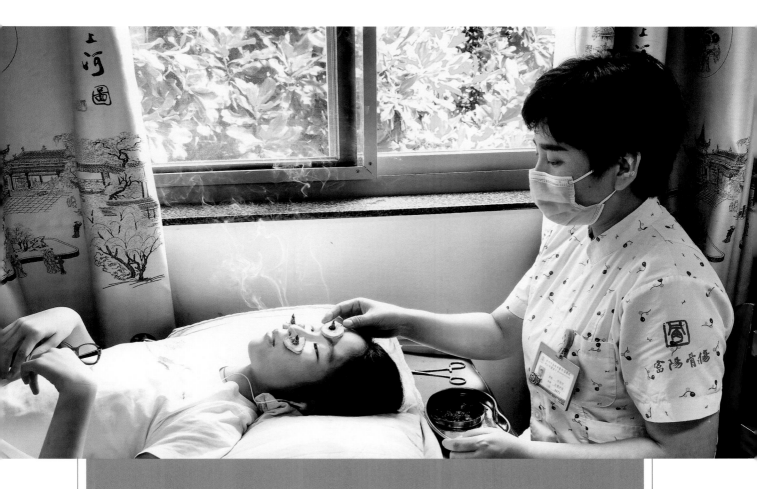

第四章　富阳张氏骨伤中医护理特色技术

富阳张氏骨伤中医护理特色技术是治疗骨伤相关疾病时所使用的中医护理方法，包括刮痧、拔罐、灸法、中医定向透药、药棒按摩等二十项技术，是在理论基础上传承创新，临床中不断实践与完善，对张氏骨伤中医护理进行的整理与规范，促进了张氏骨伤的进一步发展。

第一节　刮痧技术

刮痧技术是在中医经络腧穴理论指导下，应用边缘钝滑的器具，如铜砭、牛角类、砭石类等刮板或匙，蘸上刮痧油、水或润滑剂等介质，在体表一定部位反复刮动，使局部出现瘀斑，通过其疏通腠理，驱邪外出；疏通经络，通调营卫，和谐脏腑功能，达到防治疾病的一种中医外治技术。

一、适用范围

适用于外感性疾病所致的不适，如高热头痛、咳嗽咳痰、恶心呕吐、腹痛腹泻等；各类骨关节病引起的疼痛，如颈肩腰腿痛、强直性脊柱炎、扭挫伤等症状；失眠、焦虑、便秘、慢性疲劳综合征及亚健康调理等。

二、评估与告知

(一)评估

病室环境，温湿度适宜；主要症状、既往史，是否有出血性疾病、妊娠或月经期；体质及对疼痛的耐受程度；刮痧部位皮肤情况；精神状态；进食情况。

(二)告知

刮痧的作用、简单的操作方法及局部感觉。刮痧部位的皮肤有轻微疼痛、灼热感，刮痧过程中如有不适及时告知护士。刮痧部位出现红紫色痧点或瘀斑，为正常表现，数日可消除。

刮痧结束后最好饮用一杯温水，不宜即刻食用生冷食物，大面积刮痧后4小时内不宜洗澡，当天宜短时间热水淋浴。冬季应避免感受风寒；夏季避免风扇、空调直吹刮痧部位；刮痧后避免艾灸，可灸后再刮。

三、用物准备

治疗盘、刮痧板(牛角类、砭石类等刮痧类板或匙)，介质(刮痧油、清水、润肤乳等)，毛巾、卷纸、必要时备浴巾、屏风等物。

四、基本操作方法

核对医嘱，评估患者，遵照医嘱确定刮痧部位，排空大小便，做好解释。检查刮具边缘有无缺损。备齐用物，携至床旁。协助患者取合理体位，暴露刮痧部位，注意保护隐私及保暖。

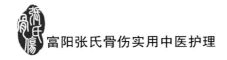

用刮痧板蘸取适量介质涂抹于刮痧部位。单手握板，将刮痧板放置掌心，用拇指和食指、中指夹住刮痧板，无名指小指紧贴刮痧板边角，从三个角度固定刮痧板。刮痧时利用指力和腕力调整刮痧板角度，使刮痧板与皮肤之间夹角约为45°，以肘关节为轴心，前臂做有规律的移动。

刮痧顺序一般为先头面后手足，先腰背后胸腹，先上肢后下肢，先内侧后外侧逐步按顺序刮痧。刮痧时用力要均匀，由轻到重，以患者能耐受为度，单一方向，不要来回刮。一般刮至皮肤出现红紫为度，或出现粟粒状、丘疹样斑点，或条索状斑块等形态变化，并伴有局部热感或轻微疼痛。对一些不易出痧或出痧较少的患者，不可强求出痧。观察病情及局部皮肤颜色变化，询问患者有无不适，调节手法力度。每个部位一般刮20～30次，局部刮痧一般5～10分钟。

刮痧完毕，清洁局部皮肤，协助患者穿衣，安置舒适体位，整理床单位。

常用刮痧手法：

(一)轻刮法

刮痧板接触皮肤下压刮拭的力量小，被刮者无疼痛及其他不适感。轻刮后皮肤仅出现微红，无瘀斑。本法宜用于老年体弱者、疼痛敏感部位及虚证的患者。

(二)重刮法

刮痧板接触皮肤下压刮拭的力量较大，以患者能承受为度。本法宜用于腰背部脊柱两侧、下肢软组织较丰富处、青壮年体质较强及实证、热证、痛证患者。

(三)快刮法

刮拭的频率在每分钟30次以上。此法宜用于体质强壮者，主要用于刮拭背部、四肢，以及辨证属于急性、外感病证的患者。

(四)慢刮法

刮拭的频率在每分钟30次以内。本法主要用于刮拭头面部、胸部、下肢内侧等部位，以及辨证属于内科、体虚的慢性的患者。

(五)直线刮法

又称直板刮法。用刮痧板在人体体表进行有一定长度的直线刮拭。本法宜用于身体比较平坦的部位，如背部、胸腹部、四肢部位(图4-1-1)。

(六)弧线刮法

刮拭方向呈弧线形，刮拭后体表出现弧线形的痧痕，操作时刮痧方向多循肌肉走行或根据骨骼结构特点而定。本法宜用于胸背部肋间隙、肩关节和膝关节周围等部位(图4-1-2)。

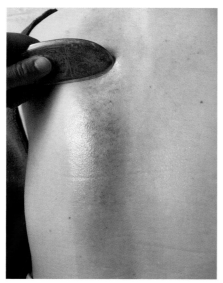
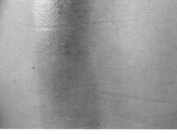
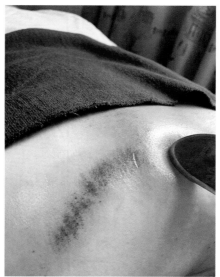

图4-1-1 刮痧 – 直线刮法　　　　　图4-1-2 刮痧 – 弧线刮法

（七）摩擦法

将刮痧板与皮肤直接紧贴，或隔衣布进行有规律的旋转移动，或直线式往返移动，使皮肤产生热感。此法适宜用于麻木或绵绵隐痛的部位，如肩胛内侧、腰部和腹部；也可用于刮痧前，使患者放松（图4-1-3）。

（八）梳刮法

使用刮痧板或刮痧梳从前额发际处，即双侧太阳穴处向后发际处做有规律的单向刮拭，如梳头状。此法适宜用于头痛、头晕、疲劳、失眠和精神紧张等病症（图4-1-4）。

（九）点压法（点穴法）

用刮痧板的边角直接点压穴位，力量逐渐加重，以患者能承受为度，保持数秒后快速抬起，重复操作5～10次。此法适宜用于肌肉丰满处的穴位，或刮痧力量不能深达，或不宜直接刮拭的骨关节凹陷部位，如环跳、委中、犊鼻、水沟和背部脊柱棘突之间等（图4-1-5）。

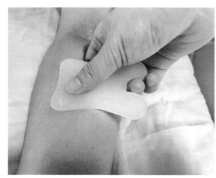
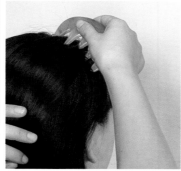
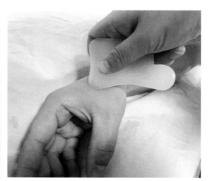

图4-1-3 刮痧 – 摩擦法　　　图4-1-4 刮痧 – 梳刮法　　　图4-1-5 刮痧 – 点压法、按揉法

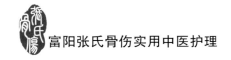

（十）按揉法

刮痧板在穴位处做点压按揉，点压后做往返或顺逆旋转。操作时刮痧板应紧贴皮肤不滑动，每分钟按揉50～100次。此法适宜用于太阳、曲池、足三里、内关、太冲、涌泉、三阴交等穴位（图4-1-5）。

（十一）角刮法

使用角形刮痧板或让刮痧板的棱角接触皮肤，与体表成45°角，自上而下或由里向外刮拭。此法适宜用于四肢关节、脊柱两侧、骨骼之间和肩关节周围，如风池、内关、合谷、中府等穴位（图4-1-6）。

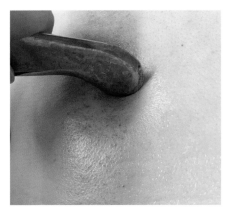
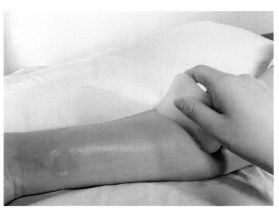

图4-1-6　刮痧－角刮法　　　　图4-1-7　刮痧－边刮法

（十二）边刮法

用刮痧板的长条棱边进行刮拭。此法适宜用于面积较大部位，如腹部、背部和下肢等（图4-1-7）。

五、注意事项

操作前应了解病情，特别注意下列疾病者不宜进行刮痧，如严重心血管疾病、肝肾功能不全、出血倾向疾病、感染性疾病、极度虚弱、皮肤疖肿包块、皮肤过敏者不宜进行刮痧术。空腹及饱食后不宜进行刮痧术。急性扭挫伤、皮肤出现肿胀破溃者不宜进行刮痧术。刮痧不配合者，如醉酒、精神分裂症、抽搐者不宜进行刮痧术。孕妇的腹部、腰骶部不宜进行刮痧术。

刮痧过程中若出现头晕、目眩、心慌、出冷汗、面色苍白、恶心欲吐，甚至神昏扑倒等晕刮现象，应立即停止刮痧，取平卧位，头部垫高，立刻通知医生，并点按（刮）内关穴或极泉穴，喝温热水或红糖水。

附: 刮痧技术操作流程

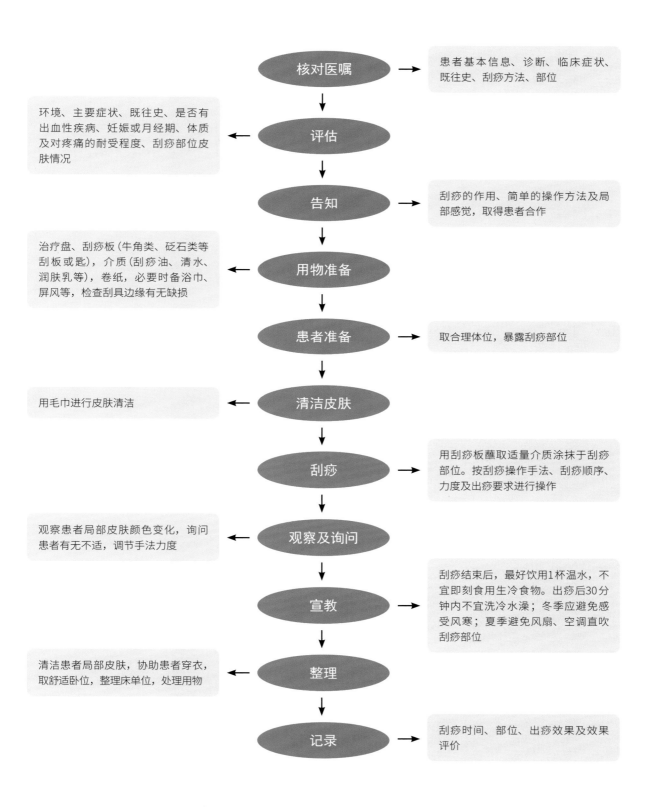

核对医嘱 → 患者基本信息、诊断、临床症状、既往史、刮痧方法、部位

环境、主要症状、既往史、是否有出血性疾病、妊娠或月经期、体质及对疼痛的耐受程度、刮痧部位皮肤情况 ← **评估**

告知 → 刮痧的作用、简单的操作方法及局部感觉，取得患者合作

治疗盘、刮痧板(牛角类、砭石类等刮板或匙)，介质(刮痧油、清水、润肤乳等)，卷纸，必要时备浴巾、屏风等，检查刮具边缘有无缺损 ← **用物准备**

患者准备 → 取合理体位，暴露刮痧部位

用毛巾进行皮肤清洁 ← **清洁皮肤**

刮痧 → 用刮痧板蘸取适量介质涂抹于刮痧部位。按刮痧操作手法、刮痧顺序、力度及出痧要求进行操作

观察患者局部皮肤颜色变化，询问患者有无不适，调节手法力度 ← **观察及询问**

宣教 → 刮痧结束后，最好饮用1杯温水，不宜即刻食用生冷食物。出痧后30分钟内不宜洗冷水澡；冬季应避免感受风寒；夏季避免风扇、空调直吹刮痧部位

清洁患者局部皮肤，协助患者穿衣，取舒适卧位，整理床单位，处理用物 ← **整理**

记录 → 刮痧时间、部位、出痧效果及效果评价

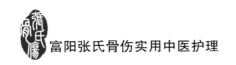

第二节　拔罐技术

拔罐技术又称癣血疗法，古称"角法""吸筒法"，是以罐为工具，利用燃烧、抽吸、蒸汽等方法形成罐内负压，使罐吸附于腧穴或相应体表部位，使局部皮肤充血或瘀血，达到温通经络、祛风散寒、消肿止痛、吸毒排脓等防治疾病的中医外治技术。

一、火罐法

（一）适应范围

适应于头痛、腰背痛、颈肩痛、关节痛、失眠、中暑及感冒所致咳嗽、咳痰等症状；疮疡、毒蛇咬伤的急救排毒，乳腺增生、疲劳综合征等。

（二）评估与告知

1.评估

病室环境及温度；主要症状、既往史、凝血机制、是否妊娠或月经期；患者体质及对疼痛的耐受程度；拔罐部位的皮肤情况；对拔罐操作的接受程度；精神状态等。

2.告知

拔罐的作用、操作方法，留罐时间一般为10~15分钟。应考虑个体差异，儿童和年老体弱者酌情递减。由于罐内空气负压吸引的作用，局部皮肤会出现与罐口相当大小的紫红色瘀斑，此为正常表现，数日方可消除。治疗当中如果出现不适，及时通知护士。拔罐过程中如出现小水疱不必处理，可自行吸收，如水疱较大，护士会做相应处理。拔罐后可饮一杯温开水，夏季拔罐部位忌风扇或空调直吹。

（三）用物准备

治疗盘、罐数个（包括玻璃罐、陶罐、竹罐等）、润滑剂、止血钳、95%乙醇棉球、打火机、广口瓶、清洁纱布或自备毛巾，必要时备屏风、毛毯。

（四）基本操作方法（以玻璃罐为例）

核对医嘱，根据拔罐部位选择火罐的大小及数量，检查罐口周围是否光滑，有无缺损裂痕。排空大小便，做好解释。备齐用物，携至床旁。协助患者取合理、舒适体位。充分暴露拔罐部位，注意保护隐私及保暖。以玻璃罐为例：使用闪火法、投火法或贴棉法将罐体吸附在选定部位上（见图4-2-1）。观察罐体吸附情况和皮肤颜色，询问有无不适感。起罐时，左手轻按罐具，向左倾斜，右手食指或拇指

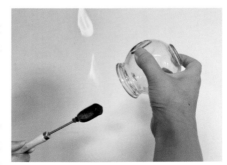

图4-2-1　拔罐－火罐

按住罐口右侧皮肤，使罐口与皮肤之间形成空隙，空气进入罐内，顺势将罐取下。不可硬行上提或旋转提拔。操作完毕，协助患者整理衣着，安置舒适体位，整理床单位。

1.闪罐

以闪火法或抽气法使罐吸附于皮肤后，立即拔起，反复吸拔多次，直至皮肤潮红发热的拔罐方法，以皮肤潮红、充血或瘀血为度。适用于感冒、皮肤麻木、面部病症、脾胃不和、急性荨麻疹、中风后遗症或虚弱病症。

闪罐操作手法娴熟，动作轻、快、准；至少选择3个口径相同的火罐轮换使用，以免罐口烧热烫伤皮肤。

2.走罐

走罐又称推罐，先在罐口或吸拔部位上涂一层润滑剂，将罐吸拔于皮肤上，再以手握住罐底，稍倾斜罐体，前后推拉，或做环形旋转运动，如此反复数次，至皮肤潮红、深红或起痧点为止。适用于急性热病或深部组织气血瘀滞之疼痛、外感风寒、神经痛、风湿痹痛及较大范围疼痛等（图4-2-2）。

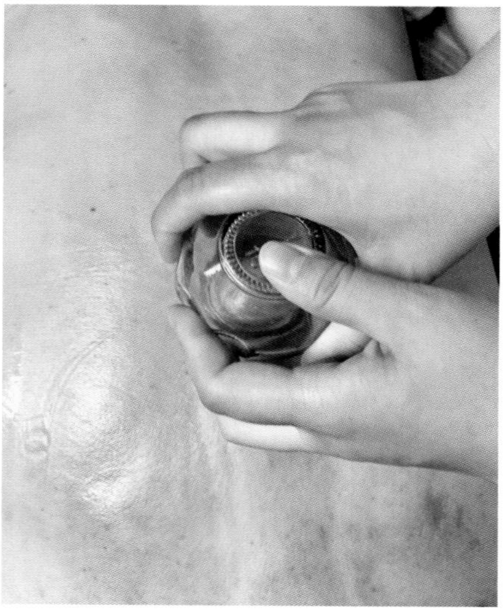

走罐选用口径较大、罐壁较厚且光滑的玻璃罐；施术部位应面积宽大、肌肉丰厚，如胸背、腰部、腹部、大腿等。

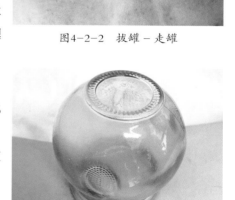

图4-2-2　拔罐－走罐

3.留罐

留罐又称坐罐，即火罐吸拔在应拔部位后留置10～15分钟。适用于临床大部分病症（图4-2-3）。

儿童和体弱者拔罐力量不宜过大，时间不宜过长；在肌肉薄弱处或吸拔力较强时，则留罐时间不宜过长。

图4-2-3　留罐

（五）注意事项

凝血机制障碍、呼吸衰竭、重度心脏病、严重消瘦、孕妇的腹部、腰骶部及严重水肿等不宜拔罐。拔罐时要选择适当体位和肌肉丰满的部位，骨骼凹凸不平及毛发较多的部位均不适宜。面部、儿童、年老体弱者拔罐的吸附力不宜过大。拔罐时要根据不同部位选择大小适宜的罐，检查罐口周围是否光滑，罐体有无裂痕。拔罐和留罐中要注意观察患者的反应，患者如有不适感，应立即起罐；严重者可让患者平卧，保暖并饮热水或糖水，还可揉内关、合谷、太阳、足三里等穴。起罐后，皮肤会出现与罐口相当大小的紫红色瘀斑，为正常表现，数日方可消除，如出现小水疱不必处理，可自行吸收，如水疱较大，消毒局部皮肤后，用注射器吸出液体，予局部温和灸至创面干洁，必要时覆盖消毒敷料。拔罐过程中嘱患者保持体位相对固定；保证罐口光滑无破损；操作中防止点燃后乙醇下滴烫伤皮肤；点燃乙醇棉球后，切勿较长时间停留于罐口及罐内，以免将火罐烧热烫伤皮肤。拔罐过程中注意防火。

附：拔罐技术操作流程

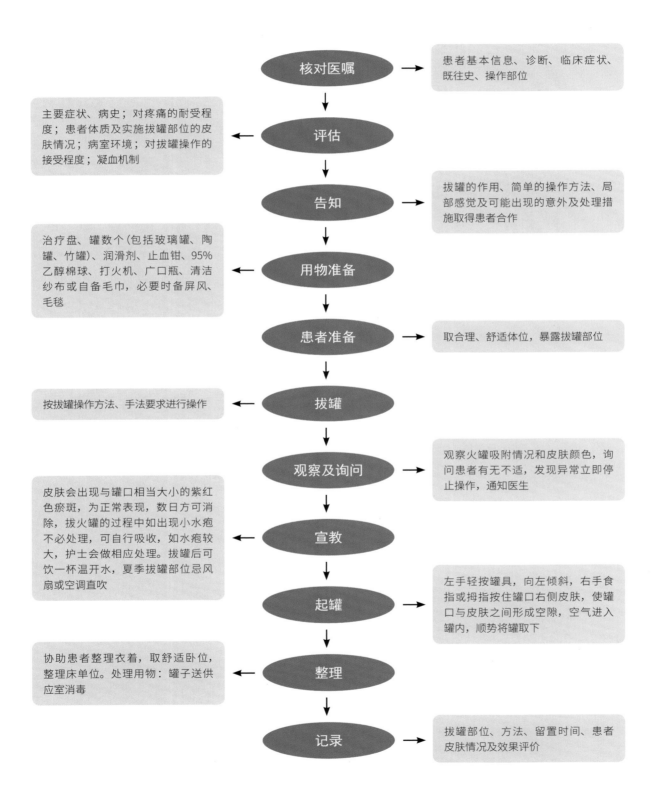

核对医嘱 → 患者基本信息、诊断、临床症状、既往史、操作部位

主要症状、病史；对疼痛的耐受程度；患者体质及实施拔罐部位的皮肤情况；病室环境；对拔罐操作的接受程度；凝血机制 ← **评估**

告知 → 拔罐的作用、简单的操作方法、局部感觉及可能出现的意外及处理措施取得患者合作

治疗盘、罐数个（包括玻璃罐、陶罐、竹罐）、润滑剂、止血钳、95%乙醇棉球、打火机、广口瓶、清洁纱布或自备毛巾，必要时备屏风、毛毯 ← **用物准备**

患者准备 → 取合理、舒适体位，暴露拔罐部位

按拔罐操作方法、手法要求进行操作 ← **拔罐**

观察及询问 → 观察火罐吸附情况和皮肤颜色，询问患者有无不适，发现异常立即停止操作，通知医生

皮肤会出现与罐口相当大小的紫红色瘀斑，为正常表现，数日方可消除，拔火罐的过程中如出现小水疱不必处理，可自行吸收，如水疱较大，护士会做相应处理。拔罐后可饮一杯温开水，夏季拔罐部位忌风扇或空调直吹 ← **宣教**

起罐 → 左手轻按罐具，向左倾斜，右手食指或拇指按住罐口右侧皮肤，使罐口与皮肤之间形成空隙，空气进入罐内，顺势将罐取下

协助患者整理衣着，取舒适卧位，整理床单位。处理用物：罐子送供应室消毒 ← **整理**

记录 → 拔罐部位、方法、留置时间、患者皮肤情况及效果评价

二、药物罐

药物罐是以中药浸煮的木罐或竹罐吸拔于相应的穴位上达到治疗疾病的效果。具有拔罐和药物治疗的双重效果，既有拔罐疗法的物理治疗效果又有药物渗透治疗的生化效果，取拔罐和药物治疗之长，治疗时可免针药之苦，又无副作用，可达到祛风散寒、活血化瘀、除湿通络、柔筋缓急的临床作用（图4-2-4、图4-2-5）。

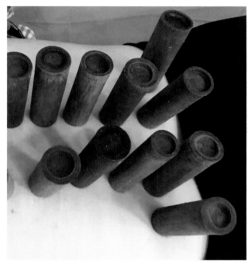

图4-2-4　药物罐治疗腰腿痛　　　　　图4-2-5　药物罐治疗"网球肘"

（一）适应范围

关节炎、落枕、颈椎病、肩周炎、梨状肌综合征、坐骨神经炎、腰椎疾病、腰肌劳损、疲劳综合征、网球肘、关节炎、软组织损伤等。

（二）评估与告知

1.评估

病室环境及温度；主要症状、既往史、药物及过敏史，是否妊娠；拔罐部位皮肤情况；对热和疼痛的耐受力。

2.告知

拔罐的作用、操作方法，留罐时间一般为8～10分钟。应考虑个体差异，儿童酌情递减。由于罐内空气负压吸引的作用，局部皮肤会出现与罐口相当大小的紫红色瘀斑，此为正常表现，数日方可消除。治疗当中如果出现不适，及时通知护士。拔罐过程中如出现小水疱不必处理，可自行吸收，如水疱较大，护士会做相应处理。拔罐后可饮一杯温开水，夏季拔罐部位忌风扇或空调直吹。

（三）用物准备

治疗盘、竹罐、镊子、湿冷毛巾、张氏经典方中药制剂（用纱布包好）、煎药锅。

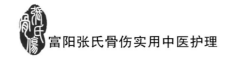

（四）基本操作方法

置中药包于煎药锅内，加水煮沸，将竹罐数个投入锅中与药水同煮5~10分钟。用镊子夹罐底端取出竹罐（罐口朝下），在折叠的毛巾上敲打8~10下甩出罐中水珠（降低温度，以免烫伤）。用毛巾紧扪罐口，乘热急速将罐叩在应拔部位上。留罐8~10分钟后起罐，一次可拔10余罐。

（五）注意事项

拔罐时应采取适当的体位，选择肌肉较厚的部位。骨骼凹凸和毛发较多处不宜拔罐。根据拔罐部位选用大小合适的竹罐，并仔细检查罐口边沿是否光滑，有无裂痕，以防损伤皮肤或漏气。拔罐动作要做到稳、准、快，留罐过程中，要随时检查罐子吸着情况。嘱患者保持体位相对固定；保证罐口光滑无破损；拔罐前甩干竹罐防止竹罐内水滴留于罐口及罐内，以免烫伤皮肤。

凡高热抽搐、出血性疾病、皮肤有溃疡、水肿及大血管处、孕妇的腹部和腰骶部不宜拔罐。如拔罐局部出现较大水疱，消毒后用无菌注射器抽出疱内液体，再涂以湿润烫伤膏，必要时用无菌纱布覆盖，防止感染。

附：药物罐技术操作流程

核对医嘱 → 患者基本信息、诊断、临床症状、既往史及操作部位

主要症状、病史；对疼痛的耐受程度；患者体质及实施拔罐部位的皮肤情况；病室环境；对拔罐操作的接受程度；凝血机制况 ← 评估

告知 → 拔罐的作用、简单的操作方法、局部感觉及可能出现的意外及处理措施取得患者合作

用物：张氏经典方中药制剂、治疗盘、竹罐数个、大号镊子1把，小毛巾1块，治疗巾2块，女患者备一次性浴帽；必要时备屏风、毛毯。
环境：清洁、安静、必要时遮挡、关门窗 ← 用物环境准备

患者准备 → 取合理、舒适体位，暴露拔罐部位

按拔罐操作方法、手法要求进行操作 ← 拔罐

观察及询问 → 观察竹罐吸附情况和皮肤颜色，询问患者有无不适，发现异常立即停止操作，通知医生

皮肤会出现与罐口相当大小的紫红色瘀斑，为正常表现，数日方可消除，拔火罐的过程中如出现小水疱不必处理，可自行吸收，如水疱较大，护士会做相应处理。拔罐后可饮1杯温开水，夏季拔罐部位忌风扇 ← 宣教

起罐 → 左手轻按罐具，向左倾斜，右手食指或拇指按住罐口右侧皮肤，使罐口与皮肤之间形成空隙，空气进入罐内，顺势将竹罐取下

协助患者整理衣着，取舒适卧位，整理床单位；竹罐消毒液浸泡消毒后晾干备用 ← 整理

记录 → 拔罐部位、数量、留置时间、患者皮肤情况及效果评价

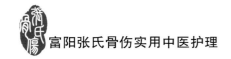

三、平衡火罐

平衡火罐是拔罐疗法的一种，是平衡针灸学的重要组成部分，以阴阳学说为基础，以神经传导学说为途径，以自身平衡为核心，运用不同的拔罐手法作用于人体的一种非药物治疗的自然平衡疗法（图4-2-6）。

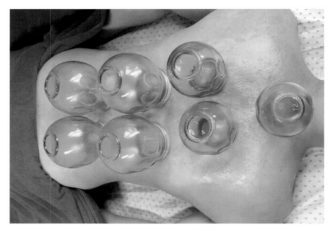

图4-2-6　平衡罐

（一）适用范围

适应于颈项、腰背酸痛、肩周炎、中暑、感冒、失眠、肥胖症、脾胃不和、乳腺增生、考前综合征、慢性疲劳综合征、痤疮等皮肤问题、湿热体质的健康人。

（二）评估与告知

1.评估

病室环境及温度；主要症状、既往史、凝血机制、是否妊娠或月经期；患者体质及对疼痛的耐受程度；拔罐部位的皮肤情况；对拔罐后罐印等的接受程度。

2.告知

拔罐的作用、操作方法，留罐时间一般为5～10分钟。应考虑个体差异，儿童酌情递减。由于罐内空气负压吸引的作用，局部皮肤会出现与罐口相当大小的紫红色瘀斑，此为正常表现，数日方可消除。治疗当中如果出现不适，及时通知护士。拔罐过程中如出现小水疱不必处理，可自行吸收，如水疱较大，护士会做相应处理。拔罐后可饮一杯温开水，夏季拔罐部位忌风扇或空调直吹。

（三）用物准备

治疗盘、罐数个（包括玻璃罐、陶罐、抽气罐等）、润滑剂、止血钳、95%乙醇棉球、打火机、广口瓶、清洁纱布或自备毛巾，必要时备屏风、毛毯。

（四）基本操作方法

核对医嘱，根据拔罐部位选择火罐的大小及数量，检查罐口周围是否光滑，有无缺损裂痕。排空大小便，做好解释。备齐用物，携至床旁。协助患者取合理、舒适体位。充分暴露拔罐部位，注意保护隐私及保暖。以玻璃罐为例：使用闪火法将罐体吸附在选定部位上。平衡罐具体操作步骤：

1. 闪罐

闪罐指将罐吸拔在应拔部位后随即用腕力取下，反复操作至皮肤潮红时为止的拔罐方法。在背部两侧膀胱经分别闪罐3个来回，一个从上而下，一个从下而上。

闪罐操作手法娴熟，动作轻、快、准；至少选择3个口径相同的火罐轮换使用，以免罐口烧热烫伤皮肤。

2. 揉罐

闪罐至火罐温热时，将火罐沿督脉及膀胱经走向揉背部3次（图4-2-7）。

3. 走罐

走罐又称推罐，先在罐口或吸拔部位上涂一层润滑剂，将罐吸拔于皮肤上，再以手握住罐底，稍倾斜罐体，前后推拉，沿督脉及膀胱经走向推罐3个来回，推罐吸力适中（根据病情需要和患者对疼痛的耐受度调整吸附力），顺序：先中间、后两边，以皮肤起红晕为度。

走罐选用口径较大、罐壁较厚且光滑的玻璃罐；施术部位应面积宽大、肌肉丰厚，如胸背、腰部、腹部、大腿等。

4. 抖罐

沿背部两侧膀胱经分别抖罐3个来回（图4-2-8）。

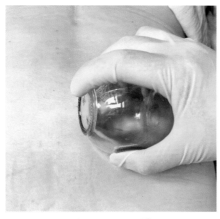

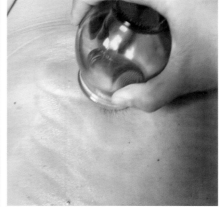

图4-2-7 揉罐　　　　　　　　　　　图4-2-8 抖罐

5. 留罐

留罐又称坐罐，所有手法完成，将润滑油擦干净，留罐5～10分钟，检查吸附力。

儿童和体弱者拔罐力量不宜过大，时间不宜过长；在肌肉薄弱处或吸拔力较强时，则留罐

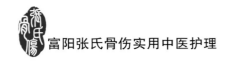

时间不宜过长。

观察罐体吸附情况和皮肤颜色，询问有无不适感。起罐时，左手轻按罐具，向左倾斜，右手食指或拇指按住罐口右侧皮肤，使罐口与皮肤之间形成空隙，空气进入罐内，顺势将罐取下。不可硬行上提或旋转提拔。操作完毕，协助患者整理衣着，安置舒适体位，整理床单位

（五）注意事项

凝血机制障碍、呼吸衰竭、重度心脏病、严重消瘦及严重水肿等患者不宜拔罐。拔罐时根据病情需要和患者对疼痛的耐受度调整吸附力，留罐时从上到下先小罐后大罐。儿童、年老体弱者拔罐的吸附力不宜过大，留罐时间不宜过长。要根据患者体质选择大小适宜的罐，拔罐前检查罐口周围是否光滑，罐体有无裂痕。嘱患者保持体位相对固定，操作中切记挤干棉球，勿将点燃的棉球置于患者身体上方，防止乙醇下滴烫伤患者皮肤。点燃乙醇棉球后，切勿较长时间停留于罐口及罐内，以免将火罐烧热烫伤皮肤。拔罐过程中注意防火，避开床帘、窗帘等易燃物质。

拔罐和留罐中要注意观察患者的反应，患者如有不适感，应立即起罐；严重不适者立即让其平卧，头部垫高，保暖，并饮热水或糖水，还可揉内关、合谷、太阳、足三里等穴。

起罐后，皮肤会出现与罐口相当大小的紫红色瘀斑，为正常表现，数日方可消除，如出现小水疱不必处理，可自行吸收，如水疱较大，消毒局部皮肤后，用注射器吸出疱内液体，用艾条温和灸至创面干洁，必要时覆盖消毒敷料。

附：平衡火罐技术操作流程

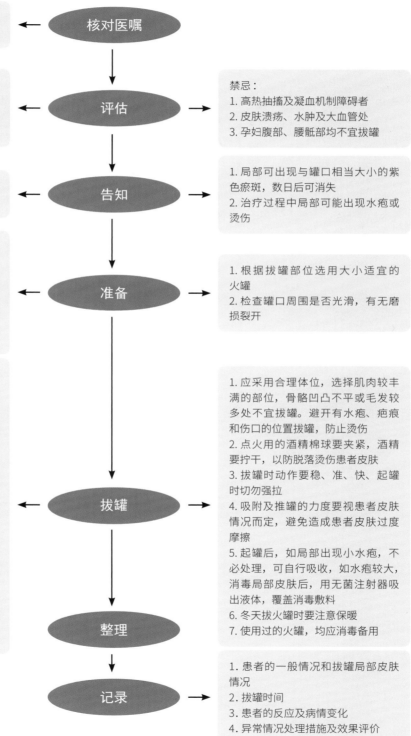

患者基本信息、诊断、拔罐方法及部位 ← **核对医嘱**

1. 患者病情、既往史、意识、活动能力、有无感觉迟钝／障碍
2. 患者体质及实施拔罐处的皮肤情况
3. 患者的心理状况及疼痛的耐受程度
← **评估** →
禁忌：
1. 高热抽搐及凝血机制障碍者
2. 皮肤溃疡、水肿及大血管处
3. 孕妇腹部、腰骶部均不宜拔罐

操作目的及过程，可能出现的并发症及注意事项 ← **告知** →
1. 局部可出现与罐口相当大小的紫色瘀斑，数日后可消失
2. 治疗过程中局部可能出现水疱或烫伤

1. 操作者：洗手，戴口罩
2. 环境：无易燃物品、温度适宜
3. 物品：玻璃罐、95% 酒精棉球、血管钳、点火器、灭火筒、润滑油、大毛巾、屏风
4. 患者：取合理体位，松开衣着，暴露拔罐部位
← **准备** →
1. 根据拔罐部位选用大小适宜的火罐
2. 检查罐口周围是否光滑，有无磨损裂开

1. 闪罐：在背部两侧膀胱经分别闪罐3个来回，一个从上而下，一个从下而上
2. 揉罐：闪罐至罐体温热时，将罐体沿督脉及膀胱经走向揉背部3次
3. 走罐：涂少量润滑油于背部，沿督脉及膀胱经走向推罐3个来回，推罐吸力适中，顺序：先中间、后两边，以皮肤起红晕为度
4. 抖罐：沿背部两侧膀胱经分别抖罐3个来回
5. 留罐：抹净背部，根据不同的病种在大椎穴及背部留罐5～10分钟，可取穴：心俞、肝俞、脾俞、肾俞、肺俞等
6. 随时检查罐口的吸附情况，局部皮肤紫红色为度，患者感觉疼痛、过紧，应及时起罐
← **拔罐** →
1. 应采用合理体位，选择肌肉较丰满的部位，骨骼凹凸不平或毛发较多处不宜拔罐。避开有水疱、疤痕和伤口的位置拔罐，防止烫伤
2. 点火用的酒精棉球要夹紧，酒精要拧干，以防脱落烫伤患者皮肤
3. 拔罐时动作要稳、准、快、起罐时切勿强拉
4. 吸附及推罐的力度要视患者皮肤情况而定，避免造成患者皮肤过度摩擦
5. 起罐后，如局部出现小水疱，不必处理，可自行吸收，如水疱较大，消毒局部皮肤后，用无菌注射器吸出液体，覆盖消毒敷料
6. 冬天拔火罐时要注意保暖
7. 使用过的火罐，均应消毒备用

整理

记录 →
1. 患者的一般情况和拔罐局部皮肤情况
2. 拔罐时间
3. 患者的反应及病情变化
4. 异常情况处理措施及效果评价

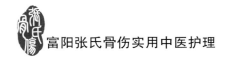

四、刺络拔罐

针刺拔罐疗法是运用皮肤针叩刺患处，再在局部拔上火罐，以防治疾病的一种方法。针刺拔罐疗法是现代在刺络法和拔罐法结合而成的基础上发展的。刺络法早在《黄帝内经》中即有记载，"毛刺""浮刺"等即为刺络法的雏形（图4-2-9）。

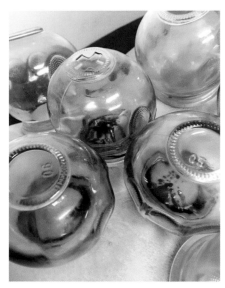

图4-2-9　刺络拔罐

（一）适用范围

1.适应证

适应于腰背痛、颈肩痛、肌肉痛、关节痛、荨麻疹、带状疱疹、神经性皮炎等患者；疮疡、毒蛇咬伤的急救排毒等；对于风湿、类风湿所引起的关节疼痛、麻木，效果都非常显著。

2.禁忌证

虚证、孕妇、血液病患者不宜。局部皮肤有创伤及溃疡者，不宜使用本疗法。

（二）评估与告知

1.评估

病室环境及温度。主要症状、既往史、凝血机制、是否妊娠或月经期。患者体质及对疼痛的耐受程度。评估针刺放血部位的皮肤情况，严禁感染部位附近针刺。评估是否有晕血史、晕针史。

2.告知

告知放血疗法的作用、简单的操作方法及局部感觉。针刺的时候会引起轻微疼痛，同时要吸出少许血液，请患者不必紧张。如出现头晕等不适及时告知护士。保持针刺部位的干燥整洁、避免感染。拔罐的作用、操作方法，留罐时间一般为10分钟。由于罐内空气负压吸引的作用，局部皮肤会出现与罐口相当大小的紫红色瘀斑，此为正常表现，数日可消除。治疗当中如果出现不适，及时告知护士。拔罐后可饮一杯温开水，夏季拔罐部位忌风扇或空调直吹。

（三）用物准备

治疗盘、罐数个、采血笔或一次性采血针或七星针、无菌干棉签、PVP碘棉签、一次性手套、污物杯、利器盒、止血钳、95％乙醇棉球、打火机、广口瓶、清洁纱布或自备毛巾，必要时备屏风、毛毯。

（四）基本操作方法

核对医嘱、评估患者，做好解释、协助患者排空大小便。备齐用物，携至床旁并核对。协助患者取舒适体位，暴露针刺部位皮肤，注意保暖。在针刺部位的上下用手指向针刺点处推按（按摩），使血液积聚于针刺都位。常规消毒皮肤、再次核对医嘱。右手握七星针或采血笔快速点刺病变部位数次（图4-2-10），然后迅速在点刺部位拔罐，5～10分钟后起罐（图4-2-11）。用棉签按压针孔片刻并消毒。观察放血后患者症状改善情况，安置舒适体位。整理用物，洗手，做好记录并签字。规范处理医疗垃圾。

常用操作方法：

1.分类

（1）局部叩刺拔罐。在病变局部，由外围向中心叩刺，再在被叩部位拔罐。

（2）穴位叩刺拔罐。在选定的某些穴位上叩刺后拔罐。

（3）循经叩刺拔罐。取疾病与脏腑络属相关的经络或循行经过病处的经络为主进行叩刺拔罐。叩刺及拔罐的顺序应同经脉的循行路线相一致。

（4）整体叩刺拔罐。根据病情需要，合理选择上述2～3种方法结合进行治疗。

2.叩刺方法

皮肤常规消毒，右手握七星针针柄，以无名指、小指将针柄末端固定于小鱼际处，以拇指、中指夹持针柄，食指置于针柄中段上面，快速叩刺病变部位；或以右手持采血笔快速点刺病变部位。叩刺完毕，即在被叩刺部位拔罐。

3.刺激强度

叩刺分轻刺、重刺和中刺法三种，不论轻刺、重刺都应注意运用腕部弹力，使针尖刺到皮肤后，由于反作用力而使针弹起，可减轻叩刺时的疼痛。

（1）轻刺。用力较小，针尖接触皮肤的时间愈短愈好。临床常以患者无疼痛感，仅皮肤略

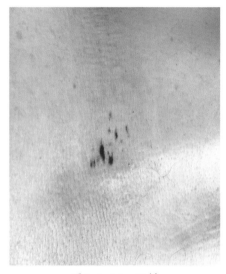

图4-2-10 叩刺

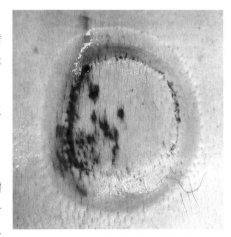

图4-2-11 刺络拔罐起罐后罐印

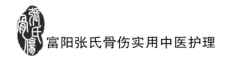

有潮红为度。

（2）重刺。用力稍大，针尖接触皮肤的时间可稍长。患者稍觉疼痛，皮肤潮红，但无渗血为度。

（3）中刺。介于轻重刺之间。

（4）采血笔点刺。以右手握住采血笔，拇指快速按压采血笔笔帽，均匀而有节奏在病变部位上下左右弹刺数下或十数下，快进快出。此法疼痛轻于七星针叩刺法。

（四）刺激速度

速度要均匀，防止快慢不一、用力不均地乱刺。针尖起落要呈垂直方向，即将针垂直地刺下，垂直地提起，如此反复操作。不可将针尖斜着刺入和向后拖拉起针，这样会增加患者的疼痛。

（五）注意事项

严格无菌操作，放血针具必须严格灭菌，以防感染。注意检查针尖有无钩毛或缺损，针锋参差不齐时要及时更换。操作手法要稳、狠、准，一针见血。不宜过猛，进针不宜过深，创口不宜过大，以免损伤其他组织。患有血小板减少症、血友病等有出血倾向疾病的患者，以及晕血者、血管瘤患者、贫血、低血压、孕期和过饥过饱、醉酒、过度疲劳者禁止用本疗法。

点刺穴位可每日或隔日一次，放血量大者，每周不超过2次，1~3次为一个疗程。体位须适当，局部皮肉如有皱纹、松弛、疤痕凸凹不平及体位移动等，火罐易脱落。根据不同的部位，选用大小合适的罐，应用闪火法时，棉花球的酒精不要太多，以免酒精滴下烧伤皮肤。针刺部位皮肤的出血面积要等于或略小于火罐的口径，出血量须适当，以每次不超过10毫升为宜。晕针晕罐患者应立即让其平卧休息，一般数分钟内即可恢复，严重者立即解开衣领，吸氧，点压内关、极泉穴，注意血压变化，一般数分钟之内可以恢复。局部血肿时，针刺部位肿胀疼痛，皮肤青紫。局部小块青紫时，一般不必处理，可自行消退。若局部肿胀疼痛加剧，青紫面积大且影响活动，先冷敷，24小时后局部轻轻按揉，以促进瘀血消散。

附: 刺 络 拔 罐 技 术 操 作 流 程

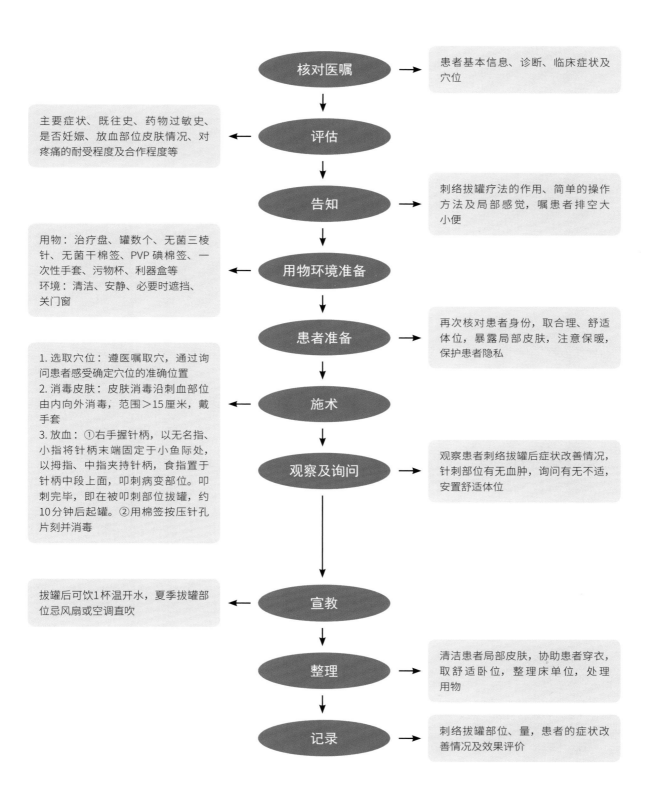

核对医嘱 → 患者基本信息、诊断、临床症状及穴位

主要症状、既往史、药物过敏史、是否妊娠、放血部位皮肤情况、对疼痛的耐受程度及合作程度等 ← **评估**

告知 → 刺络拔罐疗法的作用、简单的操作方法及局部感觉，嘱患者排空大小便

用物：治疗盘、罐数个、无菌三棱针、无菌干棉签、PVP碘棉签、一次性手套、污物杯、利器盒等
环境：清洁、安静、必要时遮挡、关门窗 ← **用物环境准备**

患者准备 → 再次核对患者身份，取合理、舒适体位，暴露局部皮肤，注意保暖，保护患者隐私

1. 选取穴位：遵医嘱取穴，通过询问患者感受确定穴位的准确位置
2. 消毒皮肤：皮肤消毒沿刺血部位由内向外消毒，范围＞15厘米，戴手套
3. 放血：①右手握针柄，以无名指、小指将针柄末端固定于小鱼际处，以拇指、中指夹持针柄，食指置于针柄中段上面，叩刺病变部位。叩刺完毕，即在被叩刺部位拔罐，约10分钟后起罐。②用棉签按压针孔片刻并消毒 ← **施术**

观察及询问 → 观察患者刺络拔罐后症状改善情况，针刺部位有无血肿，询问有无不适，安置舒适体位

拔罐后可饮1杯温开水，夏季拔罐部位忌风扇或空调直吹 ← **宣教**

整理 → 清洁患者局部皮肤，协助患者穿衣，取舒适卧位，整理床单位，处理用物

记录 → 刺络拔罐部位、量，患者的症状改善情况及效果评价

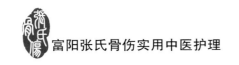

第三节　灸法

灸法是指用某些燃烧材料熏灼或温熨体表的一定部位，借灸火的热力和药物的作用，通过刺激经络腧穴达到温经通络、活血行气、散寒祛湿、消肿散结、回阳救逆及预防保健的作用。施灸的材料很多，但以艾叶制成的艾绒为主。艾灸包括艾炷灸、艾条灸、温针灸、温针器灸等。艾炷灸又分直接灸和间接灸，艾条灸分为悬灸和实按灸。临床根据患者实际情况及灸疗作用选择合适的艾灸方法。

一、悬灸

悬灸是采用点燃的艾条悬于选定的穴位或病痛部位之上，通过艾的温热和药力作用刺激穴位或病痛部位，达到温经散寒、扶阳固脱、消瘀散结、防治疾病的一种操作方法，属于艾灸技术范畴。

（一）适用范围

主要适用于各种慢性虚寒型疾病及寒湿所致的疼痛，如胃脘痛、颈腰椎病、肩周炎、肌筋膜炎、宫寒痛经、四肢凉痛、头痛等；中气不足所致的急性腹痛、吐泻、四肢不温、乏力、内脏下垂等，失眠、便秘、皮肤病，以及亚健康调理等。

（二）评估与告知

1.评估

病室环境及温湿度；主要症状、既往史及是否妊娠；有无出血病史或出血倾向、哮喘病史或艾绒过敏史；对热、气味的耐受程度；施灸部位皮肤情况。

2.告知

施灸过程中出现头昏、眼花、恶心、颜面苍白、心慌出汗等不适现象，及时告知护士。个别患者在治疗过程中艾灸部位可能出现水疱。灸后可饮温热淡盐水以引火下行，注意保暖，饮食宜清淡。

（三）用物准备

清艾条或张氏消瘀通络薰条、治疗盘、打火机、弯盘、广口瓶、纱布、必要时备浴巾、屏风、计时器。

（四）基本操作方法

核对医嘱，评估患者，做好解释。备齐用物，携用物至床旁。协助患者取合理、舒适体位。遵照医嘱确定施灸部位，充分暴露施灸部位，注意保护隐私及保暖。点燃艾条，进行施灸。常用施灸方法：

1.温和灸

将点燃的艾条对准施灸部位，距离皮肤约2～3厘米，使患者局部有温热感为宜，每处灸10～15分钟，至皮肤出现红晕为度（图4-3-1）。

2.雀啄灸

将点燃的艾条对准施灸部位约2～3厘米，一上一下进行施灸，如此反复，一般每穴灸10～15分钟，至皮肤出现红晕为度（图4-3-2）。

3.回旋灸

将点燃的艾条悬于施灸部位上方约2厘米处，反复旋转移动范围约3厘米，每处灸10～15分钟，至皮肤出现红晕为度（图4-3-3）。

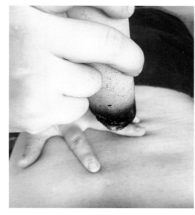
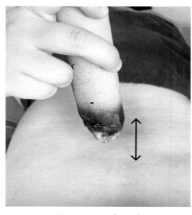
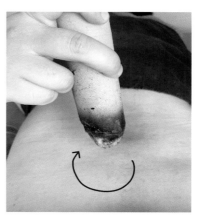

图4-3-1　温和灸　　　　　图4-3-2　雀啄灸　　　　　图4-3-3　回旋灸

及时将艾灰弹入弯盘，防止灼伤皮肤。施灸结束，立即将艾条插入广口瓶，熄灭艾火。施灸过程中询问患者有无不适，观察患者皮肤情况，施毕如有艾灰，用纱布清洁，协助患者穿衣，取舒适卧位。酌情开窗通风，注意保暖，避免吹对流风。

（五）注意事项

大血管处、孕妇腹部和腰骶部、皮肤感染、溃疡、瘢痕处，有出血倾向者不宜施灸。空腹或餐后一小时左右不宜施灸。一般情况下，施灸顺序自上而下，先头身，后四肢。施灸时防止艾灰脱落烧伤皮肤或衣物。注意观察皮肤情况，对糖尿病、肢体麻木及感觉迟钝的患者，尤应注意防止烫伤。关节部位注意施灸距离和温度，严防烫伤形成疤痕导致影响关节活动。如局部出现小水疱，无需处理，可自行吸收；水疱较大，可用无菌注射器抽吸疱液，外涂湿润烫伤膏，用无菌纱布覆盖。

附：悬灸技术操作流程

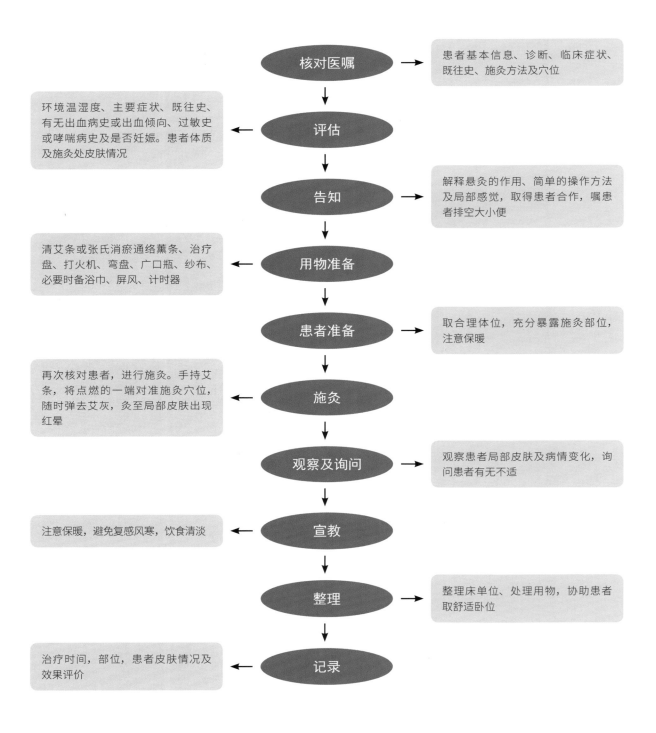

核对医嘱 → 患者基本信息、诊断、临床症状、既往史、施灸方法及穴位

环境温湿度、主要症状、既往史、有无出血病史或出血倾向、过敏史或哮喘病史及是否妊娠。患者体质及施灸处皮肤情况 ← 评估

告知 → 解释悬灸的作用、简单的操作方法及局部感觉，取得患者合作，嘱患者排空大小便

清艾条或张氏消瘀通络薰条、治疗盘、打火机、弯盘、广口瓶、纱布、必要时备浴巾、屏风、计时器 ← 用物准备

患者准备 → 取合理体位，充分暴露施灸部位，注意保暖

再次核对患者，进行施灸。手持艾条，将点燃的一端对准施灸穴位，随时弹去艾灰，灸至局部皮肤出现红晕 ← 施灸

观察及询问 → 观察患者局部皮肤及病情变化，询问患者有无不适

注意保暖，避免复感风寒，饮食清淡 ← 宣教

整理 → 整理床单位、处理用物，协助患者取舒适卧位

治疗时间，部位，患者皮肤情况及效果评价 ← 记录

二、艾箱灸

艾箱灸用艾条（或艾绒）或张氏消瘀通络中药艾绒，放入特制小木箱中点燃，在人体表面或相应穴位上熏烤的一种疗法（图4-3-4）。

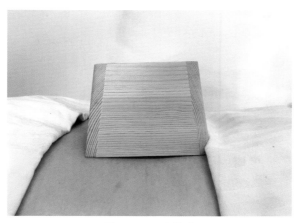

图4-3-4　艾箱灸

（一）适用范围

适用于各种慢性虚寒型疾病及寒湿所致的疼痛，如胃脘痛、肩颈痛、腰背酸痛、四肢凉痛、宫寒痛经、不孕不育等；中气不足所致的急性腹痛、吐泻、四肢不温、乏力、内脏下垂等病症，以及急性尿潴留、便秘、荨麻疹、肥胖等。

（二）评估与告知

1.评估

病室环境及温湿度。主要症状、既往史及是否妊娠。有无出血病史或出血倾向、哮喘病史或艾绒过敏史。对热、气味的耐受程度。施灸部位皮肤情况。

2.告知

施灸过程中出现头昏、眼花、恶心、颜面苍白、心慌出汗等不适现象，及时告知护士。个别患者在治疗过程中艾灸部位可能出现水疱。灸后注意保暖，饮食宜清淡。

（三）用物准备

艾条（或艾绒）/张氏消瘀通络中药艾绒、灸盒、治疗盘、打火机、弯盘、广口瓶、纱布、必要时备浴巾、屏风、计时器。

（四）基本操作方法

核对医嘱，评估患者，做好解释。备齐用物，携用物至床旁。协助患者取合理、舒适体位。遵照医嘱确定施灸部位，充分暴露施灸部位，注意保护隐私及保暖。将艾条或艾绒放置于灸盒后点燃进行施灸（图4-3-5、图4-3-6）。艾灸约7分钟后达热度高峰，治疗后7分钟左右必须巡视、观察患者局部皮肤情况，询问有无不适感。操作完毕，协助患者着衣，安排舒适体位，整理床单位，指导饮温开水100~200毫升。开窗通风，注意保暖，避免对流风。

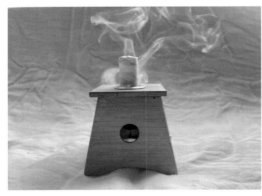

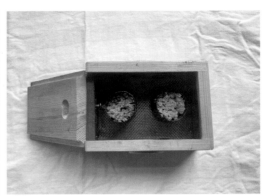

图4-3-5　艾箱灸－艾条　　　　　　　　　图4-3-6　艾箱灸－艾绒

（五）注意事项

大血管处、孕妇腹部和腰骶部、皮肤感染、溃疡、瘢痕处，有出血倾向者不宜施灸。空腹或餐后一小时左右不宜施灸。艾灸约7分钟后达热度高峰，此时必须巡视、询问患者感受。一般情况下，施灸顺序自上而下，先头身，后四肢。注意观察皮肤情况，对糖尿病、肢体麻木及感觉迟钝的患者，以及关节部位尤应注意防止烫伤。如局部出现小水疱，无需处理，自行吸收；水疱较大，可用无菌注射器抽吸疱液，用艾条温和灸至创面干洁，必要时用无菌纱布覆盖。熄灭后的艾条，应装入密封瓶内，以防复燃，发生火灾。

附：艾箱灸技术操作流程

核对医嘱 → 患者基本信息、诊断、临床症状、既往史、艾灸部位

主要症状、艾灸部位的皮肤情况、大小便情况、有无感觉障碍、对热的敏感和耐受程度 ← **评估**

物品环境准备 → 物品：艾条（或艾绒）/张氏消瘀通络中药艾绒，艾箱盒、无菌纱布、打火机、治疗巾、弯盘、小口瓶，必要时备浴巾
环境：室温适宜，无易燃物品

将艾箱携至床边，做好告知解释工作，患者取合理体位，暴露施灸部位 ← **患者准备**

确定穴位 → 再次核对，确定施灸部位及施灸方法

垫一块治疗巾或无菌纱布后将艾箱放置穴位上方。一般艾灸时间为15～20分钟，艾灸约7分钟后达热度高峰，必须巡视、询问患者感受 ← **施灸**

观察及询问 → 观察局部皮肤及病情变化，询问患者有无不适，防止艾灰脱落，造成烧伤或毁坏衣物；如局部皮肤产生烧灼、热烫的感觉，应立即停止治疗

1. 施灸部位，宜先上后下，先灸头、胸背，后灸腹部、四肢
2. 施灸后皮肤出现微红灼热，属正常现象，如局部出现小水疱，无需处理，可自行吸收。如水疱较大，消毒局部皮肤后，用无菌注射器吸出液体，必要时覆盖无菌敷料，防止感染 ← **注意事项**

灸毕 → 将艾条放进小口瓶内彻底熄灭，清洁局部皮肤

整理 → 安排舒适体位，整理床单位，处理艾条，清洁艾箱盒，整理用物，洗手

再次核对，记录患者一般情况，施灸局部皮肤情况、施灸时间、效果评价，签名 ← **记录**

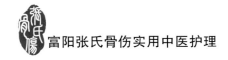

三、隔物灸

隔物灸也称间接灸、间隔灸，是利用药物等材料将艾炷和穴位皮肤间隔开，借间隔物的药力和艾炷的特性发挥协同作用，达到治疗虚寒性疾病的一种操作方法，属于艾灸技术范畴（图4-3-7）。

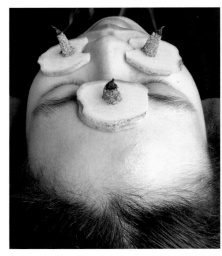

图4-3-7　隔姜灸治疗鼻炎

（一）适用范围

1.隔姜灸

隔姜灸适用于缓解因寒凉所致的关节疼痛、肢体麻木酸痛、痿软无力、感冒、鼻炎、呕吐、呃逆、腹泻、腹痛、宫寒等病症。

2.隔蒜灸

隔蒜灸适用于缓解急性化脓性疾病所致肌肤浅表部位的红、肿、热、痛，如：疖、痈、疱疹，以及类风湿性关节炎、鼻炎、咽炎、慢性湿疹等病症。

3.隔盐灸

隔盐灸适用于缓解急性虚寒性腹痛、腰酸、四肢厥冷、消化不良、吐泻、小便不利、二便失禁、中风脱证等。

4.隔附子饼灸

隔附子饼灸适用于缓解各种虚寒性疾病所致的颈腰椎病、肩周炎、关节炎、强直性脊柱炎、指端麻木、风寒感冒、咳嗽、哮喘、鼻炎、阴寒水肿、虚寒性胃脘痛、下腹疼痛、宫寒不孕及疮疡久溃不敛等。

（二）评估与告知

1.评估

病室环境及温度；主要症状、既往史及是否妊娠；有无出血病史或出血倾向、哮喘病史或艾绒过敏史；对热、气味的耐受程度；施灸部位皮肤情况。

2.告知

施灸过程中出现头昏、眼花、恶心、颜面苍白、心慌出汗等不适现象，及时告知护士。施灸后如出现轻微咽喉干燥、大便秘结、失眠等现象，无需特殊处理。个别患者艾灸后局部皮肤可能出现小水疱，无需处理，可自行吸收。如水疱较大，遵医嘱处理。灸后注意保暖，饮食宜清淡。

（三）用物准备

清艾绒或张氏消瘀通络中药艾绒、治疗盘、间隔物、打火机、镊子、弯盘（广口瓶）、纱布、必要时准备浴巾、屏风。

（四）基本操作方法

核对医嘱，评估患者，排空二便，做好解释。将艾绒捏成大小适宜的艾炷若干，备齐用物，携至床旁。协助患者取合理、舒适体位。遵照医嘱确定施灸部位，充分暴露施灸部位，注意保护隐私及保暖。在施灸部位放置间隔物点燃艾炷，进行施灸。常用施灸方法：

1.隔姜灸

将直径约2～3厘米，厚约0.2～0.3厘米的姜片，在其上用牙签点刺小孔若干，放在施灸的部位，将艾炷放置在姜片上，从顶端点燃艾炷，待燃尽（或患者感觉灼热难耐）时接续一个艾炷，一般灸3～9壮（图4-3-8）。

2.隔蒜灸

用厚度约0.2～0.3厘米的蒜片，在其上用牙签点刺小孔若干，将艾炷放置在蒜片上，从顶端点燃艾炷，待燃尽（或患者感觉灼热难耐）时接续一个艾炷，一般灸5～7壮（图4-3-9）。

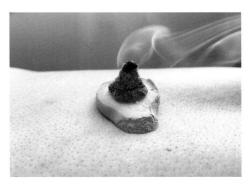

图4-3-8　隔姜灸

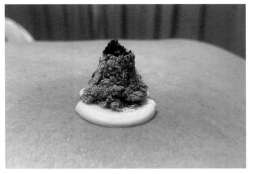

图4-3-9　隔蒜灸

3.隔盐灸

用于神阙穴灸，用干燥的食盐填平肚脐，上放艾炷，从顶端点燃艾炷，待即将燃尽时（避免食盐因高温爆开）接续一个艾炷，一般灸3～9壮（图4-3-10）。

4.隔附子饼灸

用底面直径约2厘米、厚度约0.2~0.5厘米的附子饼，用针刺小孔若干，将艾炷放置在药饼上，从顶端点燃艾炷，待燃尽（或患者感觉灼热难耐）时接续一个艾炷，一般灸5~7壮（图4-3-11）。

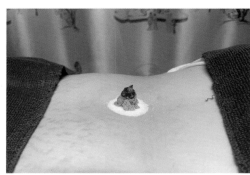 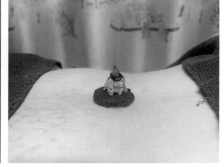

图4-3-10　隔盐灸　　　　　　　　图4-3-11　隔附子饼灸

施灸过程中询问患者有无不适。治疗结束后，观察皮肤情况，如有艾灰，用纱布清洁局部皮肤，协助患者着衣，取舒适卧位。开窗通风，注意保暖，避免对流风。

（五）注意事项

大血管处、孕妇腹部和腰骶部、有出血倾向者不宜施灸。一般情况下，施灸顺序自上而下，先头身，后四肢。施灸时防止艾灰脱落烧伤皮肤或衣物。注意皮肤情况，对糖尿病、肢体感觉障碍的患者，以及关节部位需谨慎控制施灸强度，防止烫伤。灸后可饮温热淡盐水引火下行，4小时后可洗热水澡。施灸后，局部出现小水疱，无需处理，可自行吸收。如水疱较大，遵医嘱处理。

附：隔物灸技术操作流程

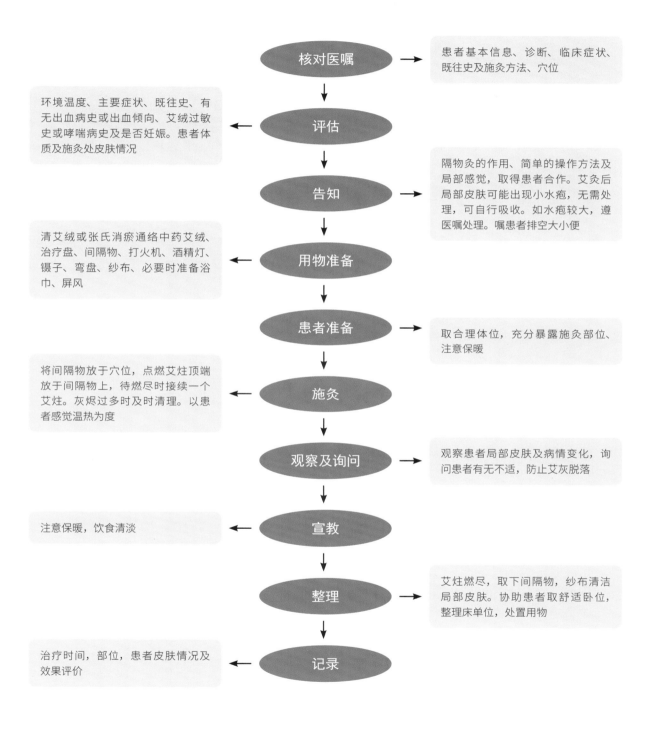

核对医嘱 → 患者基本信息、诊断、临床症状、既往史及施灸方法、穴位

环境温度、主要症状、既往史、有无出血病史或出血倾向、艾绒过敏史或哮喘病史及是否妊娠。患者体质及施灸处皮肤情况 ← 评估

告知 → 隔物灸的作用、简单的操作方法及局部感觉，取得患者合作。艾灸后局部皮肤可能出现小水疱，无需处理，可自行吸收。如水疱较大，遵医嘱处理。嘱患者排空大小便

清艾绒或张氏消瘀通络中药艾绒、治疗盘、间隔物、打火机、酒精灯、镊子、弯盘、纱布、必要时准备浴巾、屏风 ← 用物准备

患者准备 → 取合理体位，充分暴露施灸部位、注意保暖

将间隔物放于穴位，点燃艾炷顶端放于间隔物上，待燃尽时接续一个艾炷。灰烬过多时及时清理。以患者感觉温热为度 ← 施灸

观察及询问 → 观察患者局部皮肤及病情变化，询问患者有无不适，防止艾灰脱落

注意保暖，饮食清淡 ← 宣教

整理 → 艾炷燃尽，取下间隔物，纱布清洁局部皮肤。协助患者取舒适卧位，整理床单位，处置用物

治疗时间，部位，患者皮肤情况及效果评价 ← 记录

四、麦粒灸

麦粒灸是将艾绒搓成如麦粒样大小，直接置于穴位上施灸，通过其温经散寒、扶助阳气、消瘀散结作用，达到防治疾病、改善症状的一种操作方法，属于艾灸技术范畴（图4-3-12）。

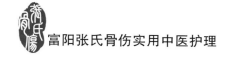

图4-3-12　麦粒灸

（一）适用范围

适用于治疗各种慢性虚寒性疾病引起的症状，如风湿和类风湿性关节炎、颈腰椎病、肩周炎、落枕、失眠、头痛、痛经、月经不调、咳嗽、胃脘痛、胃下垂、慢性腹泻等。

（二）评估与告知

1.评估

病室环境及温度；主要症状、既往史及是否妊娠；有无出血病史或出血倾向、哮喘病史或艾绒过敏史；对热、气味的耐受程度；施灸部位皮肤情况。

2.告知

施灸过程中出现头昏、眼花、恶心、颜面苍白、心慌出汗等不适现象，及时告知护士。施灸过程中不宜随便改变体位以免烫伤。治疗过程中局部皮肤可能出现水疱，遵医嘱处理。灸后注意保暖，饮食宜清淡。

（三）用物准备

艾粒、油膏或凡士林、弯盘、消毒棉球、无菌敷料、镊子、胶布、线香、打火机或火柴、小口瓶，必要时备浴巾、一次性垫布、屏风。

（四）基本操作方法

核对医嘱，评估患者，做好解释。备齐用物，携至床旁。关闭门窗，用隔帘或屏风遮挡。遵照医嘱确定施灸部位，充分暴露施灸部位。选择油膏或凡士林涂于施灸部位。

非化脓灸的施灸方法：将艾粒置于施灸部位，用线香点燃艾粒顶端，使其燃烧。当艾粒燃到剩余2/5～1/5左右，即用镊子将艾粒夹去，再进行下一壮操作，一般灸3-7壮。灸后将穴位处残留的灰烬和油膏轻轻擦拭干净。观察患者局部皮肤情况，询问有无不适感。操作完毕，协助患者着衣，安排舒适体位，整理床单位。开窗通风，注意保暖，避免对流风。

（五）注意事项

心前区、大血管处、乳头、腋窝、肚脐、会阴、孕妇腹部和腰骶部不宜施灸。注意皮肤情况，对糖尿病、肢体感觉障碍的患者，需谨慎控制施灸强度，防止烫伤。忌生冷寒凉之物。施灸后如局部出现小水疱，无需处理，可自行吸收；水疱较大，可在无菌操作下用注射器抽出疱内液体，外涂烫伤膏，用无菌纱布覆盖。

附：麦粒灸技术操作流程

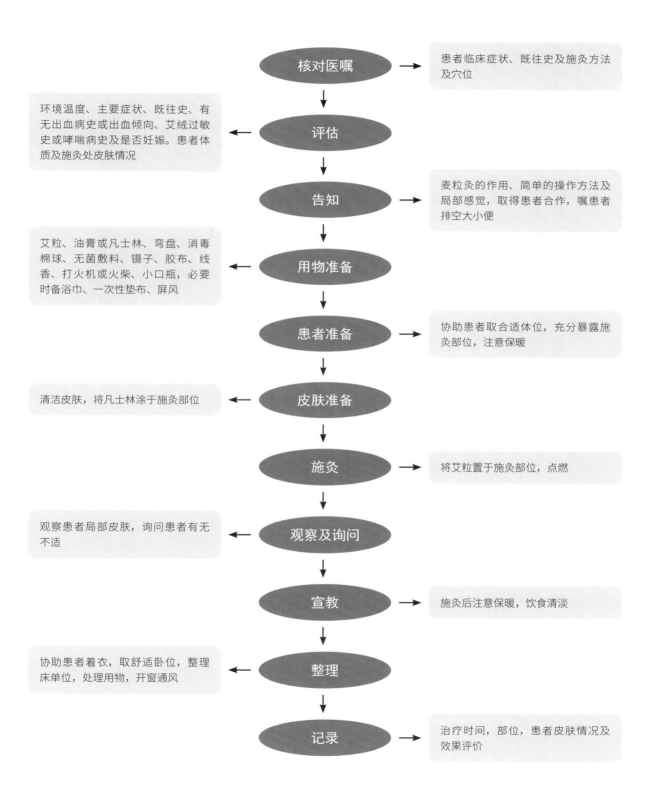

核对医嘱 → 患者临床症状、既往史及施灸方法及穴位

环境温度、主要症状、既往史、有无出血病史或出血倾向、艾绒过敏史或哮喘病史及是否妊娠。患者体质及施灸处皮肤情况 ← 评估

告知 → 麦粒灸的作用、简单的操作方法及局部感觉，取得患者合作，嘱患者排空大小便

艾粒、油膏或凡士林、弯盘、消毒棉球、无菌敷料、镊子、胶布、线香、打火机或火柴、小口瓶，必要时备浴巾、一次性垫布、屏风 ← 用物准备

患者准备 → 协助患者取合适体位，充分暴露施灸部位，注意保暖

清洁皮肤，将凡士林涂于施灸部位 ← 皮肤准备

施灸 → 将艾粒置于施灸部位，点燃

观察患者局部皮肤，询问患者有无不适 ← 观察及询问

宣教 → 施灸后注意保暖，饮食清淡

协助患者着衣，取舒适卧位，整理床单位，处理用物，开窗通风 ← 整理

记录 → 治疗时间，部位，患者皮肤情况及效果评价

五、随身灸

用纯净的艾绒（或加入中药）卷成圆柱形的艾条放在随身灸盒中点燃，随身灸盒放在穴位表面温敷的一种技术操作（图4-3-13、图4-3-14）。

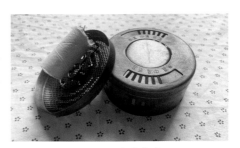

图4-3-13　随身灸盒

（一）适用范围

各种虚寒性病证，术后体虚、气机受阻、肠运失调等患者。

（二）评估与告知

1.评估

当前主要症状、临床表现，既往史及药物过敏史。患者体质及随身灸施灸处的皮肤情况。对灸法的接受程度，心理状况。病室环境，温度适宜。

2.告知

施灸过程中出现头昏、眼花、恶心、颜面苍白、心慌出汗等不适现象，及时告知护士。施灸后如出现轻微咽喉

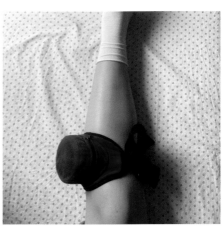

图4-3-14　足三里穴随身灸调理脾胃

干燥、大便秘结、失眠等现象，无需特殊处理。个别患者艾灸后局部皮肤可能出现小水疱，无需处理，可自行吸收。如水疱较大，遵医嘱处理。灸后注意保暖，忌寒凉生冷之物。

（三）用物准备

治疗盘、灸盒、艾条、点火枪、酒精棉球、弯盘、可密封的小口瓶、血管钳、小毛巾。

（四）基本操作方法

用血管钳将艾条置于随身灸盒内，将艾条点燃，调节热量大小，套上布套。备齐用物，携至床旁，做好解释，核对医嘱，取合理体位，暴露艾灸部位，注意保暖和保护隐私。施灸部位准确取穴，垫小毛巾，再放置随身灸盒，灸20~30分钟。

施灸过程中，随时询问患者有无灼痛感，调整随身灸盒，防止烫伤。观察病情变化及有无不适。施灸完毕，取下随身灸盒，观察局部皮肤有无发红、水疱等。协助患者衣着，安置舒适卧位，酌情开窗通风。清理用物，做好记录并签名。规范处理医疗垃圾。

（五）注意事项

告知治疗过程中局部皮肤可能出现烫伤等情况，艾绒点燃后可出现较淡的中药燃烧气味。局部皮肤产生烧灼、热烫的感觉，应立即散热，调整灸盒。

施灸后局部皮肤出现微红灼热，属于正常现象。如灸后出现小水疱时，无需处理，可自行吸收。如水疱较大时，遵医嘱处理。

附：随身灸技术操作流程

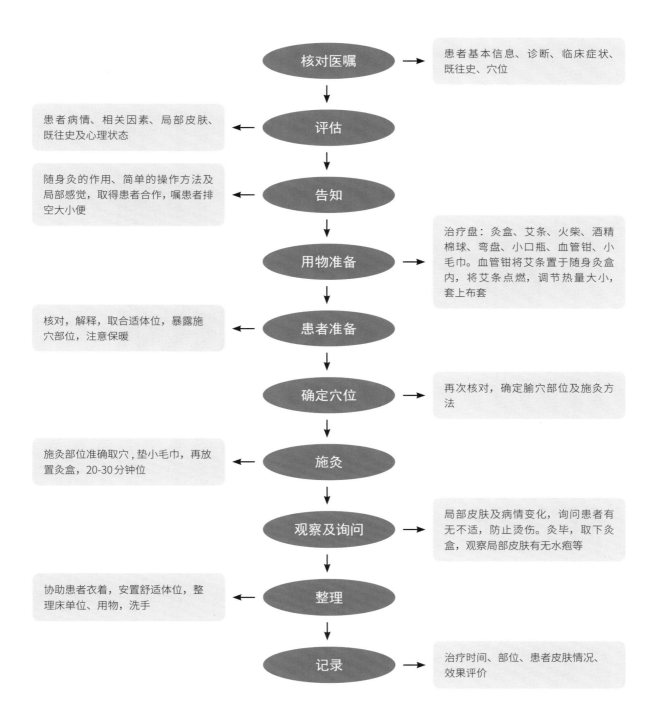

核对医嘱 → 患者基本信息、诊断、临床症状、既往史、穴位

患者病情、相关因素、局部皮肤、既往史及心理状态 ← **评估**

随身灸的作用、简单的操作方法及局部感觉，取得患者合作，嘱患者排空大小便 ← **告知**

用物准备 → 治疗盘：灸盒、艾条、火柴、酒精棉球、弯盘、小口瓶、血管钳、小毛巾。血管钳将艾条置于随身灸盒内，将艾条点燃，调节热量大小，套上布套

核对，解释，取合适体位，暴露施穴部位，注意保暖 ← **患者准备**

确定穴位 → 再次核对，确定腧穴部位及施灸方法

施灸部位准确取穴，垫小毛巾，再放置灸盒，20-30分钟位 ← **施灸**

观察及询问 → 局部皮肤及病情变化，询问患者有无不适，防止烫伤。灸毕，取下灸盒，观察局部皮肤有无水疱等

协助患者衣着，安置舒适体位，整理床单位、用物，洗手 ← **整理**

记录 → 治疗时间、部位、患者皮肤情况、效果评价

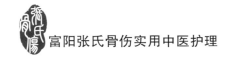

六、火龙灸

火龙灸是针灸特色的疗法之一，张氏经典方和火龙灸联合应用，通过其面积大而深透的温热作用，热力与药力同时从患者体表渗透到血脉和经络，不仅激发和温补督脉膀胱经之阳气，还能促进人体对温阳活血药物的吸收，共奏经络、穴位、经方、灸疗之效，可使事半功倍，达到强壮真元、调和阴阳、温通气血、通络开痹、活血化瘀、引邪外出的效用。根据患者不同证型，选择合适的张氏经典方中药制剂（图4-3-15）。

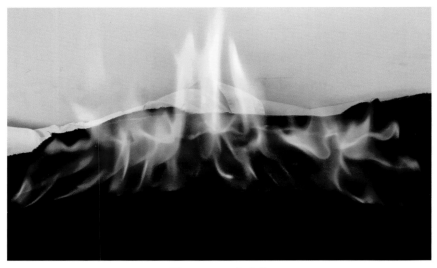

图4-3-15　火龙灸

（一）适用范围

1.适应证

火龙灸法治疗的适应证广，对于颈腰椎病、肩周炎、腰背肌筋膜炎、关节炎，慢性腰肌劳损、风寒感冒、脾胃功能失调、男女生殖系统疾病、系统性红斑狼疮、脾虚湿困型肥胖等疾病有良好效果，对于其他表现为阳虚的疾病，如哮喘病、产后病、体弱易感、宫寒痛经等也有很好的疗效。

2.禁忌证

极度疲劳，过饥、过饱、酒醉、大汗淋漓、情绪不稳忌灸。某些传染病、高热、昏迷、抽搐期间，或身体极度衰竭，形瘦骨立等忌灸。皮肤发炎、脓肿溃烂或对乙醇、药物等过敏者禁灸。大血管处、心脏部、颜面部禁灸。糖尿病患者或皮肤感觉迟钝者忌灸。

（二）评估与告知

1.评估

病室环境及温度；主要症状、既往史及是否妊娠，有无出血性疾病及出血倾向，有无精神异常；有酒精、药物过敏史；对热、气味的耐受程度，以及对长时间俯卧位的耐受程度；施灸部位皮肤情况。

2.告知

施灸过程中出现头昏、眼花、恶心、脸色苍白、心慌出汗等不适现象，及时告知护士。施灸后如出现轻微咽喉干燥、大便秘结、失眠等现象，无需特殊处理。个别患者灸后局部皮肤可能出现皮肤发红甚至水疱，小水疱无需处理，可自行吸收。如水疱较大，遵医嘱处理。灸后注意保暖，饮温热淡盐水引火下行，禁寒凉生冷之物，4～6小时后洗澡。

（三）用物准备

治疗盘、搅拌棒、张氏经典方中药制剂、生姜汁、勺子、纱布、模具1个（制作药饼）、点火枪、50毫升注射器、95%乙醇、干毛巾、湿毛巾、脸盆。

（四）基本操作方法

核对医嘱，评估患者，排空大小便，做好解释。

药饼制作：200克药粉，10毫升生姜汁，加入适量开水用搅拌棒搅拌成糊状，倒入铺上纱布的模具，铺成2～3毫米厚的药饼。备齐用物，携至床旁。

遵照医嘱确定施灸部位，协助患者取治疗体位，充分暴露施灸部位，清洁皮肤，将药饼置于治疗部位，第一层用干毛巾铺于药饼四周，第二层湿毛巾与干毛巾重叠铺置，注意药饼与毛巾间不留缝隙，避免烫伤，注意保护隐私。将温热的湿毛巾铺于药饼上，再用注射器抽取95%乙醇30～50毫升"Z"形滴洒于药饼上方的湿毛巾上，点燃，随时询问患者感受，待患者诉治疗部位灼热时，立刻用备好的湿毛巾扑灭火焰，待患者感觉局部温热时，再次打湿毛巾覆盖于药饼上方，均匀撒上乙醇后点燃，循环操作4次。

施灸结束后观察并清洁局部皮肤，协助患者着衣，取舒适卧位。开窗通风，注意保暖，避免对流风，指导饮适量温开水。整理用物，洗手，记录。

（五）注意事项

铺药饼时做到厚薄均匀以防受热不均影响治疗效果，或引起烫伤。治疗过程中必须有专人守护，不时询问患者感受，了解受热情况，尤其对第一次接受治疗的患者务必详细耐心讲解相关事项，确保安全而有效的治疗。对糖尿病、肢体感觉障碍者，慎灸。灸后嘱患者饮温热淡盐水，咸味入肾，可引火下行。避风，防寒，忌寒凉饮食，使寒湿停留于体内，影响效果。4～6小时后可洗热水浴。施灸后，局部若出现皮肤发红或小水疱，可予清洁皮肤后涂烫伤膏。如水疱较大，遵医嘱处理。

附：火龙灸技术操作流程

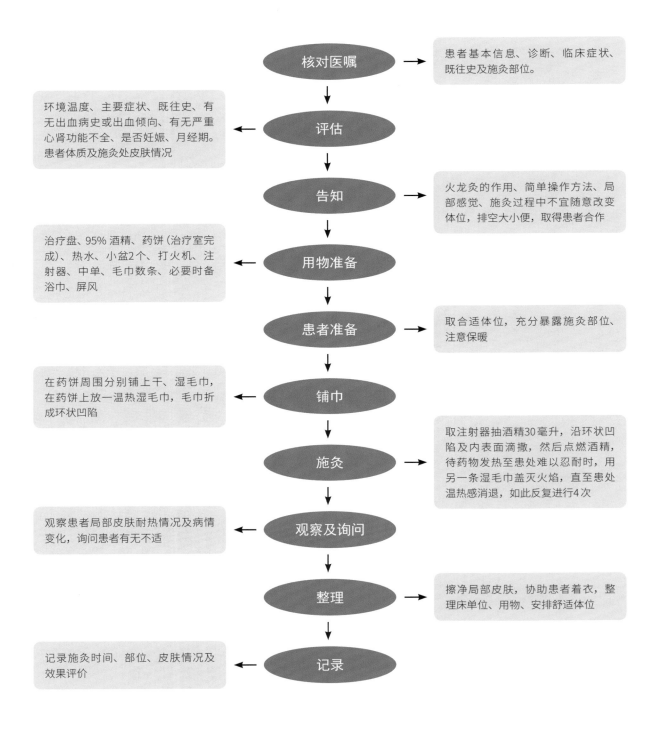

核对医嘱 → 患者基本信息、诊断、临床症状、既往史及施灸部位。

环境温度、主要症状、既往史、有无出血病史或出血倾向、有无严重心肾功能不全、是否妊娠、月经期。患者体质及施灸处皮肤情况 ← **评估**

告知 → 火龙灸的作用、简单操作方法、局部感觉、施灸过程中不宜随意改变体位，排空大小便，取得患者合作

治疗盘、95%酒精、药饼（治疗室完成）、热水、小盆2个、打火机、注射器、中单、毛巾数条、必要时备浴巾、屏风 ← **用物准备**

患者准备 → 取合适体位，充分暴露施灸部位、注意保暖

在药饼周围分别铺上干、湿毛巾，在药饼上放一温热湿毛巾，毛巾折成环状凹陷 ← **铺巾**

施灸 → 取注射器抽酒精30毫升，沿环状凹陷及内表面滴撒，然后点燃酒精，待药物发热至患处难以忍耐时，用另一条湿毛巾盖灭火焰，直至患处温热感消退，如此反复进行4次

观察患者局部皮肤耐热情况及病情变化，询问患者有无不适 ← **观察及询问**

整理 → 擦净局部皮肤，协助患者着衣，整理床单位、用物、安排舒适体位

记录施灸时间、部位、皮肤情况及效果评价 ← **记录**

七、竹圈姜灸

竹圈姜灸是利用特制的工具（竹圈）将姜末和艾绒置于其内，用生姜将艾炷和腧穴部位皮肤间隔开，点燃艾炷后，产生的艾热结合生姜的特性，共同刺激体表穴位和经络，通过激发经气的活动，以达到温经通络、祛湿散寒、活血化瘀、行气止痛作用的一种操作方法。也称间接灸、间隔灸，是隔姜灸的改良。属于艾灸技术范畴（图4-3-16）。

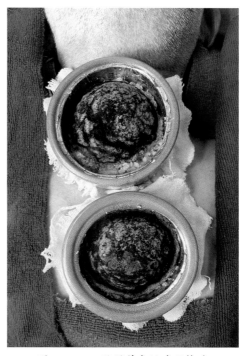

图4-3-16　竹圈姜灸治疗颈椎病

（一）适用范围

1.隔姜灸

隔姜灸适用于缓解因寒凉所致的呕吐、腹泻、腹痛、肢体麻木酸痛、痿软无力等症状。

2.隔蒜灸

隔蒜灸适用于缓解急性化脓性疾病所致肌肤浅表部位的红、肿、热、痛，如：疖、痈等症状。

3.隔盐灸

隔盐灸适用于缓解急性虚寒性腹痛、腰酸、吐泻、小便不利等症状。

4.隔附子饼灸

隔附子饼灸适用于缓解各种虚寒性疾病所致的腰膝冷痛、指端麻木、下腹疼痛及疮疡久溃不敛等症状。

（二）评估与告知

1.评估

病室环境及温度。主要症状、既往史及是否妊娠，有无出血性疾病及出血倾向，有无精神异常。有无哮喘病史或艾绒过敏史。对热、气味的耐受程度。施灸部位皮肤情况。

2.告知

施灸过程中出现头昏、眼花、恶心、颜面苍白、心慌出汗等不适现象，及时告知护士。施灸后如出现轻微咽喉干燥、大便秘结、失眠等现象，无需特殊处理。个别患者艾灸后局部皮肤可能出现小水疱，无需处理，可自行吸收。如水疱较大，遵医嘱处理。灸后注意保暖，饮淡盐水，饮食宜清淡。

（三）用物准备

治疗盘、竹圈、牛皮筋、艾绒或张氏消瘀通络中药艾绒、姜末、点火枪、95%乙醇、镊子、弯盘（广口瓶）、纱布、必要时准备浴巾、屏风。

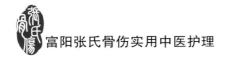

（四）基本操作方法

核对医嘱，评估患者，排空二便，做好解释。

备齐用物，携至床旁。协助患者取合理、舒适体位。遵照医嘱确定施灸部位，充分暴露施灸部位，注意保护隐私及保暖。用皮筋将两层纱布固定在竹圈底部，将200～300克温热的姜末铺在竹圈底部的纱布上，用手压实，再将塔形艾炷放置在姜末上。

施灸方法：从顶端点燃艾炷预热。选取穴位，将竹圈放置在穴位上温和灸。待患者感觉灼热时，在治疗部位皮肤上涂上艾草精油，然后手持竹圈沿督脉、膀胱经进行循经往返熨推，在主要穴位进行回旋熨推。熨推力量均匀，开始时用力要轻，速度可稍快，随着姜末温度的降低，力量可增大，同时速度减慢。待艾炷即将燃尽时，及时取出艾灰后添加新艾炷，一般灸3壮。治疗时间50分钟左右，熨推时间约15～20分钟（图4-3-17、图4-3-18）。

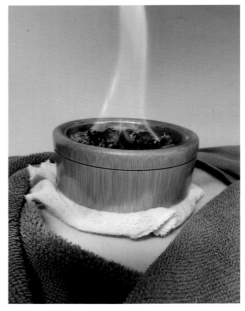

图4-3-17　竹圈姜灸－定法

施灸过程中询问患者有无不适。观察皮肤情况，如有艾灰，用纱布清洁局部皮肤，协助患者着衣，取舒适卧位。开窗通风，注意保暖，避免对流风。

（五）注意事项

大血管处、孕妇腹部和腰骶部、有精神不稳定者不宜施灸。一般情况下，施灸顺序自上而下，先左后右。防止艾灰脱落烧伤皮肤或衣物。注意皮肤情况，对糖尿病、肢体感觉障碍的患者，需谨慎控制施灸强度，防止烫伤。

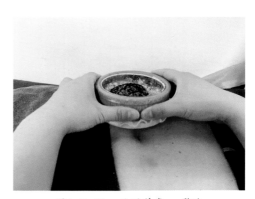

图4-3-18　竹圈姜灸－熨法

灸后饮温热淡盐水，注意保暖。施灸后，局部出现小水疱，无需处理，自行吸收。如水疱较大，用无菌注射器抽出疱液，并以无菌纱布覆盖。

附：竹圈姜灸技术操作流程

核对医嘱 → 患者基本信息、诊断、临床症状、既往史及施灸方法、穴位

环境温度、主要症状、既往史、有无出血病史或出血倾向、有无精神异常、艾绒过敏史或哮喘病史及是否妊娠。患者体质及施灸处皮肤情况 ← **评估**

告知 → 隔物灸的作用、简单的操作方法及局部感觉，取得患者合作。艾灸后局部皮肤可能出现小水疱，无需处理，可自行吸收。如水疱较大，遵医嘱处理。嘱患者排空大小便

用物：治疗盘、艾绒或张氏消瘀通络中药艾绒、姜末、艾草精油、竹圈、纱布、皮筋、点火枪、镊子、弯盘、必要时准备浴巾毯
环境：清洁、安静、必要时遮挡、关门窗 ← **用物环境准备**

患者准备 → 取合理、舒适体位，充分暴露施灸部位、注意保暖

将内置姜末饼和艾炷的竹圈放于穴位上，点燃艾炷施灸，待艾炷将燃尽时去除艾灰添加新艾炷。感觉灼热时在皮肤上涂抹艾草精油，手持竹圈沿督脉膀胱经进行循经往返熨推，在主要穴位行回旋熨推 ← **施灸**

观察及询问 → 观察患者局部皮肤及病情变化，询问患者有无不适，防止艾灰脱落

注意保暖，灸后饮温热淡盐水，饮食清淡 ← **宣教**

整理 → 姜末微温时取下竹圈，纱布清洁局部皮肤。协助患者取舒适卧位，整理床单位。处置用物

治疗时间，部位，患者皮肤情况及感受，效果评价 ← **记录**

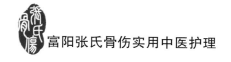

八、督脉灸

督脉铺灸又称长蛇灸，源于隔物灸，在施灸时沿督脉大椎穴至腰俞穴穴区铺敷中药粉、姜末、艾绒等，形如长蛇。督脉为"阳脉之海"，总督一身之阳，其铺灸面广，刺激部位为督脉、足太阳膀胱经等经脉循行所过，是将多经多穴组合应用，且艾炷多、火力足、温通力强，非一般灸法所及，能温经通络、行气止痛、平衡阴阳、调整脏腑功能（图4-3-19）。

（一）适用范围

适用于督脉诸证和慢性、虚寒性疾病，如颈腰椎病、慢性腰肌劳损、肌筋膜炎、类风湿性关节炎、风湿性关节炎、强直性脊柱炎、慢性支气管炎、支气管哮喘、萎缩性胃炎、慢性肠炎、慢性腹泻、痛经、体虚乏力、亚健康调理等。

（二）评估与告知

1.评估

病室环境及温度。主要症状、既往史及是否妊娠，有无出血性疾病及出血倾向，有无精神异常。有无哮喘病史、艾绒或药物过敏史。对热、气味的耐受程度，以及对长时间俯卧位的耐受程度。施灸部位皮肤情况。

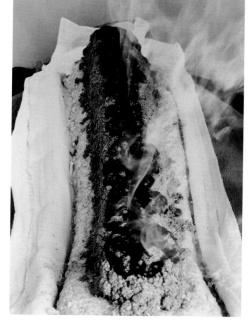

图4-3-19　督脉灸

2.告知

施灸过程中出现头昏、眼花、恶心、面色苍白、心慌出汗等不适现象，及时告知护士。施灸后如出现轻微咽喉干燥、大便秘结、失眠等现象，无需特殊处理。个别患者艾灸后局部皮肤可能出现小水疱，无需处理，可自行吸收。如水疱较大，遵医嘱处理。灸后注意保暖，饮温热淡盐水，饮食宜清淡，禁生冷之物，6小时后可热水淋浴。

（三）用物准备

治疗盘、模具2个（制作姜饼和艾炷）、托盘、打碎机、生姜、清艾绒或张氏消瘀通络方中药艾绒、督灸粉（张氏经典方中药粉）、勺子、点火枪、注射器、95%乙醇、镊子、纱布、浴巾、一次性筷子或压舌板（非金属）。

（四）基本操作方法

核对医嘱，评估患者，排空大小便，做好解释。

姜泥和艾炷的制作：生姜2500克，将生姜打碎成姜末。用电热炉预热姜泥和姜汁，在铝合金模具上铺一块棉布或纱布，用模具将姜末压实。艾炷的制作方法：将清艾绒或药艾200克放进铝合金模具压实，做成一条整齐的艾炷，倒置于姜末上。

备齐用物，携至床旁。遵照医嘱确定施灸部位，协助患者俯卧，充分暴露施灸部位，用浴巾铺在脊柱两侧，避免受凉，保护隐私。

将姜汁涂擦在脊柱及其两侧，撒上督灸粉（张氏经典方中药粉），铺上纱布巾，其上再铺姜泥和艾炷。施灸方法：用注射器抽取95%乙醇均匀滴洒到艾炷的头部、体部和尾部，逐一点燃。待艾炷燃尽，清理艾灰后更换新艾炷，一般患者可以灸治3壮，寒湿重者可以灸5壮。施灸过程中专人守护，经常询问患者有无不适。若患者感觉灼热时可用压舌板自纱布底侧插入灼热部位，也可垫入纱布块隔热，以免烫伤局部皮肤。

施灸结束后用纱布清洁局部皮肤，协助患者着衣，取舒适卧位。开窗通风，注意保暖，避免对流风。观察皮肤情况，如有皮肤灼伤应及时处理，并做好解释工作以取得患者理解。

（五）注意事项

一定要有专人在患者旁边守护，避免温度过高烫伤患者，或因患者躁动打翻艾炷导致烫伤或火灾。对糖尿病、肢体感觉障碍者，慎灸。灸后嘱患者饮温热淡盐水，咸味入肾，可引火下行。避免进寒凉饮食，使寒湿停留于体内，影响督脉灸效果。患者督脉灸后全身毛孔开放，应避风，防寒，预防感冒，6小时后可短时热水淋浴。施灸后，若局部皮肤出现小水疱，则清洁皮肤后涂抹湿润烫伤膏，并做好解释工作，一般可自行吸收。如水疱较大，遵医嘱处理。

附：督脉灸技术操作流程

核对医嘱 → 患者基本信息、诊断、临床症状、既往史及施灸方法、穴位

环境温度、主要症状、既往史、有无出血病史或出血倾向、有无精神异常、药物及艾绒过敏史或哮喘病史及是否妊娠。患者体质及施灸处皮肤情况 ← **评估**

告知 → 督脉灸的作用、简单的操作方法及局部感觉，取得患者合作。艾灸后局部皮肤可能出现小水疱，无需处理，可自行吸收。如水疱较大，遵医嘱处理。嘱患者排空大小便

用物：治疗盘、模具2个、托盘、打碎机、生姜、清艾绒或张氏消瘀通络方艾绒、督灸粉、勺子、点火枪、注射器、95%乙醇、镊子、纱布、浴巾、一次性筷子或压舌板(非金属)
环境：清洁、安静、必要时遮挡、关门窗 ← **用物环境准备**

患者准备 → 取合理、舒适体位，充分暴露施灸部位、注意保暖

将姜汁涂擦在脊柱及其两侧膀胱经，铺督灸粉、铺巾，用模具制成姜饼，铺在督脉上，用模具做好艾炷，铺于姜饼上。艾炷顶端撒上95%乙醇后点燃。感觉灼热时及时垫入纱布。燃尽后更换艾炷，同样方法灸3壮 ← **施灸**

观察及询问 → 观察患者局部皮肤及病情变化，询问患者有无不适，防止烫伤

灸后饮温热淡盐水，避风避寒，注意保暖，饮食清淡 ← **宣教**

整理 → 感觉微温时取下姜末和艾灰，纱布清洁局部皮肤。协助患者取舒适卧位，整理床单位，处置用物

治疗时间，部位，患者皮肤情况及感受，效果评价 ← **记录**

第四节　穴位敷贴技术

穴位敷贴技术是将药物制成一定剂型，敷贴到人体穴位，通过刺激穴位，激发经气，达到通经活络、清热解毒、活血化瘀、消肿止痛、行气消痞、扶正强身作用的一种操作方法（图4-4-1、图4-4-2）。

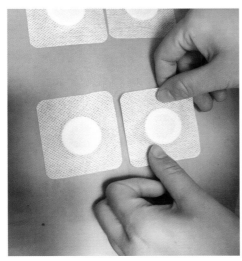
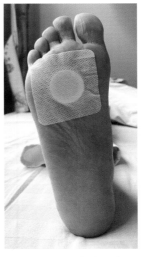

图4-4-1　三伏贴定喘穴、肺俞穴治疗　　图4-4-2　吴茱萸涌泉穴
慢性支气管炎、哮喘等呼吸系统疾病　　穴位敷贴治疗失眠

一、适用范围

适用于冬病夏治、冬病冬治、跌打损伤、关节肿痛等疾病；消化系统疾病引起的腹胀、腹泻、便秘、消化不良等；呼吸系统疾病引起的咳喘、鼻炎、咽炎等；其他如失眠、盗汗、口腔溃疡等。

二、评估与告知

（一）评估

病室环境，温度适宜。主要症状、既往史、药物及敷料过敏史，是否妊娠。敷药部位的皮肤情况。

（二）告知

出现皮肤微红为正常现象，若出现皮肤瘙痒、丘疹、水疱等，应立即告知护士。穴位敷贴时间一般为4~6小时。可根据病情、年龄、药物、季节等因素调整时间，小儿贴敷时间酌减。若出现敷料松动或脱落及时告知护士。局部贴药后可出现药物着色、油渍等污染衣物。

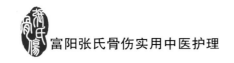

三、用物准备

治疗盘，棉纸或薄胶纸，遵医嘱配制的药物，压舌板，无菌棉垫或纱布，胶布或绷带，0.9%生理盐水棉球；必要时备屏风、毛毯。

四、基本操作方法

核对医嘱，评估患者，做好解释，注意保暖。把药粉用水、醋、蜂蜜、蛋清等介质调成糊状搓成丸子。备齐用物，携至床旁。根据敷药部位，协助患者取适宜的体位，充分暴露患处，必要时屏风遮挡患者（图4-4-3）。

将药丸敷贴于穴位上，用一次性空白穴位贴或敷贴做好固定。为避免药物受热溢出污染衣物，可加敷料或棉垫覆盖。以胶布或绷带固定，松紧适宜。温度以患者耐受为宜。观察患者局部皮肤，询问有无不适感。

操作完毕后擦净局部皮肤，协助患者着衣，安排舒适体位。规范处理医疗垃圾。

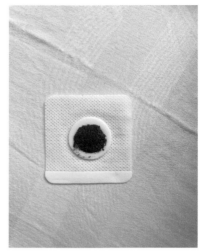

图4-4-3　穴位敷贴药剂

五、注意事项

孕妇的脐部、腹部、腰骶部及某些敏感穴位，如合谷、三阴交等处都不宜敷贴，以免局部刺激引起流产。敷贴部位应交替使用，不宜单个部位连续敷贴。患处有红肿及溃烂时不宜敷贴药物，以免发生化脓性感染。对于残留在皮肤上的药物不宜采用肥皂或刺激性物品擦洗。使用敷药后，如出现红疹、瘙痒、水疱等过敏现象，应暂停使用，报告医师，配合处理。

附：穴位敷贴技术操作流程

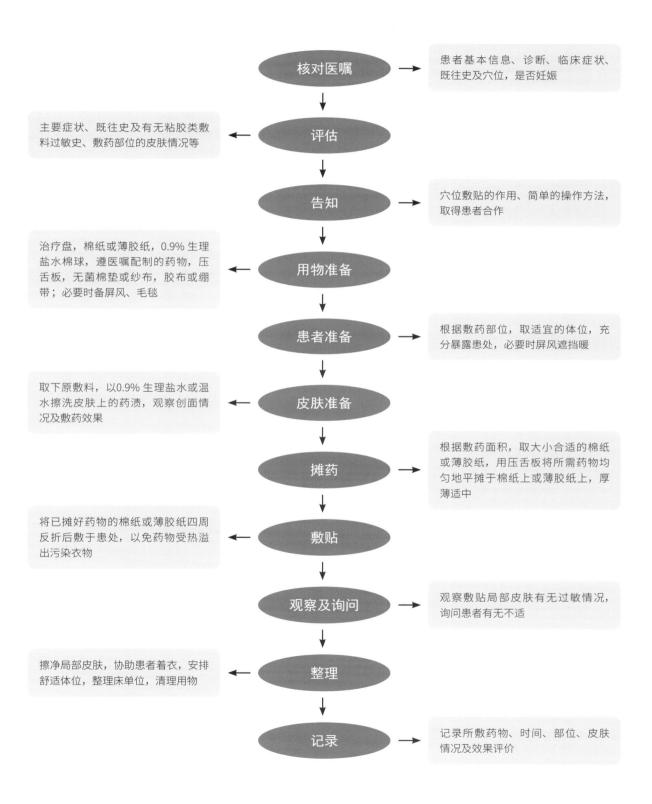

核对医嘱 → 患者基本信息、诊断、临床症状、既往史及穴位，是否妊娠

主要症状、既往史及有无粘胶类敷料过敏史、敷药部位的皮肤情况等 ← 评估

告知 → 穴位敷贴的作用、简单的操作方法，取得患者合作

治疗盘，棉纸或薄胶纸，0.9%生理盐水棉球，遵医嘱配制的药物，压舌板，无菌棉垫或纱布，胶布或绷带；必要时备屏风、毛毯 ← 用物准备

患者准备 → 根据敷药部位，取适宜的体位，充分暴露患处，必要时屏风遮挡暖

取下原敷料，以0.9%生理盐水或温水擦洗皮肤上的药渍，观察创面情况及敷药效果 ← 皮肤准备

摊药 → 根据敷药面积，取大小合适的棉纸或薄胶纸，用压舌板将所需药物均匀地平摊于棉纸上或薄胶纸上，厚薄适中

将已摊好药物的棉纸或薄胶纸四周反折后敷于患处，以免药物受热溢出污染衣物 ← 敷贴

观察及询问 → 观察敷贴局部皮肤有无过敏情况，询问患者有无不适

擦净局部皮肤，协助患者着衣，安排舒适体位，整理床单位，清理用物 ← 整理

记录 → 记录所敷药物、时间、部位、皮肤情况及效果评价

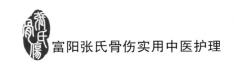

第五节　穴位按摩技术

穴位按摩是以中医学理论为指导，以经络腧穴学说为基础，运用各种按摩手法刺激人体特定的穴位，激发机体的经络之气，以达到疏通经络、行气活血、滑利关节、调整脏腑功能、平衡阴阳、扶正祛邪为目的的一项技术操作。

一、适用范围

适用于各种急慢性疾病所致的痛症，如头痛、肩颈痛、腰腿痛、痛经以及失眠、便秘、感冒等病症。

二、评估与告知

（一）评估

病室环境，保护患者隐私安全。主要症状、既往史、是否妊娠或月经期。按摩部位皮肤情况。对疼痛的耐受程度。

（二）告知

向患者解释技术操作的目的，取得配合。按摩过程中局部有酸痛的感觉，按摩后局部皮肤有发红等情况，如有不适及时告知护士。治疗后注意保暖，饮100～200毫升温开水。

三、用物准备

治疗巾，必要时备纱布块、介质、屏风。

四、基本操作方法

核对医嘱，评估患者，做好解释，调节室温。腰腹部按摩时嘱患者排空大小便。备齐用物，携至床旁。协助患者取合理、舒适体位。

遵医嘱确定腧穴部位、选用适宜的按摩手法及强度。按摩时间一般宜在饭后1～2小时进行。每个穴位施术1～2分钟，以局部穴位透热为度。操作过程中询问患者的感受。若有不适，应及时调整手法或停止操作，以防发生意外。

（一）常用手法

1.推法

推法是用指、掌或肘部着力于一定的部位上进行单方向的直线移动。用指称指推法、用掌称掌推法，用肘称肘推法。此法适用于全身各部（图4-5-1）。

2.点法

用指端或屈曲的指间关节部着力于施术部位，持续地进行点压，称为点法（图4-5-2）。此法包括拇指端点法、屈拇指点法和屈食指点法等，临床以拇指端点法常用。

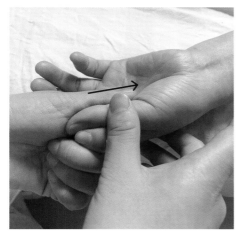
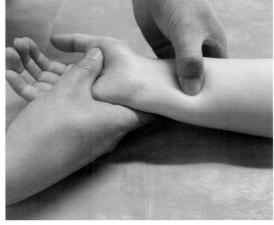

图4-5-1　推法　　　　　　　　　　　图4-5-2　点法

（1）拇指端点法。手握空拳，拇指伸直并紧靠于食指中节，以拇指端着力于施术部位或穴位上。前臂与拇指主动发力、进行持续点压。亦可采用拇指按法的手法形态、用拇指端进行持续点压。

（2）屈拇指点法。屈拇指，以拇指指间关节桡侧着力于施术部位或穴位，拇指端抵于食指中节桡侧缘以助力。前臂与拇指主动施力，进行持续点压。

（3）屈食指点法。屈食指，其他手指相握，以食指第一指间关节突起部着力于施术部位或穴位上，拇指末节尺侧缘紧压食指指甲部以助力。前臂与食指主动施力，进行持续点压。

3.揉法

以一定力按压在施术部位，带动皮下组织做环形运动的手法。

（1）拇指揉法。以拇指螺纹面着力按压在施术部位，带动皮下组织做环形运动的手法。以拇指螺纹面置于施术部位上，余四指置于其相对或合适的位置以助力，腕关节微屈或伸直，拇指主动做环形运动，带动皮肤和皮下组织，每分钟操作120～160次。

（2）中指揉法。以中指螺纹面着力按压在施术部位，带动皮下组织做环形运动的手法。中指指间关节伸直，掌指关节微屈，以中指螺纹面着力于施术部位上，前臂做主动运动，通过腕关节使中指螺纹面在施术部位上做轻柔灵活的小幅度的环形运动，带动皮肤和皮下组织，每分钟操作120～160次。为加强揉动的力量，可以食指螺纹面搭于中指远侧指间关节背侧进行操作，也可用无名指螺纹面搭于中指远侧指尖关节背侧进行操作。

（3）掌根揉法。以手掌掌面掌根部位着力按压在施术部位，带动皮下组织做环形运动的手法。肘关节微屈，腕关节放松并略背伸，手指自然弯曲，以掌根部附着于施术部位上，前臂做主动运动，带动腕掌做小幅度的环形运动，使掌根部在施术部位上环形运动，带动皮肤和皮下组织，每分钟操作120～160次（图4-5-3）。

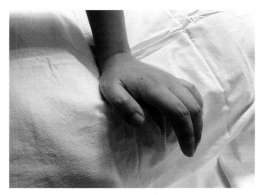

图4-5-3　揉法（掌根揉法）

4.摩法

摩法是用单手或双手拇指螺纹面紧贴皮肤，作上下或左右往返移动。此法适用于头面及颈项部。

（1）指摩法。指摩法是用食、中、无名等三指腹在穴位或一定部位上作连续的回旋抚摩。

（2）掌摩法。用掌心在穴位或一定部位上作回旋抚摩（图4-5-4）。

（3）旋摩法。用双手全掌指面着力，自患者下腹部开始沿升结肠、横结肠、降结肠的解剖方向，两手一前一后作交替旋转运摩。

5.滚法

用小鱼际侧掌背部以一定压力附着在患者体表的一定部位上，通过腕关节屈曲的连续往返摆动（连同前臂的旋转）。滚动的频率一般为每分钟140次左右。适用于颈、腰、背、臂、四肢部（图4-5-5）。

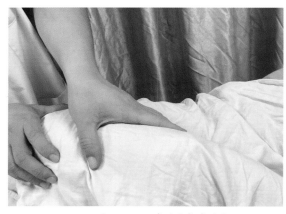

图4-5-4　摩法（掌摩法）

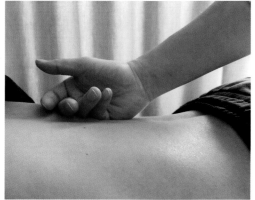

图4-5-5　滚法

6.搓法

是用双手掌面挟住一定的部位，相对用力做快速搓揉，同时作上下往返移动。此法适用于腰背胁肋及四肢部，以上肢部最为常用（图4-5-6）。

7.捻法

用拇指、食指面，捏住一定部位，作对称的用力捻动，称为捻法（图4-5-7）。

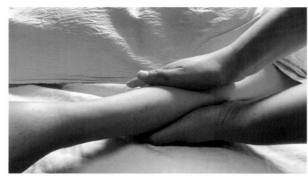
图4-5-6　搓法

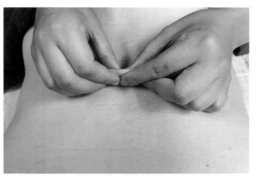
图4-5-7　捻法（捏脊）

8.抖法

用双手握住患者的上肢或下肢的远端，微用力做连续的小幅度的上下颤动，使关节有松动感。适用于四肢部，以上肢部为常见（图4-5-8）。在临床治疗的实际运用中，上述这些基本操作方法可以单独或复合运用，也可以选用属于经穴推拿技术的其他手法，比如按法、点法、揉法、拿法、搯法等，视具体情况而定。

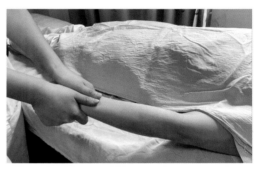
图4-5-8　抖法

操作结束协助患者着衣，安置舒适卧位，整理床单位。规范处理医疗垃圾，洗手，记录。

五、注意事项

操作前修剪指甲，以防损伤患者皮肤。注意观察患者的表情及感受。力度由轻到重，幅度由小到大，均匀、柔和、有渗透力。

附：穴位按摩技术操作流程

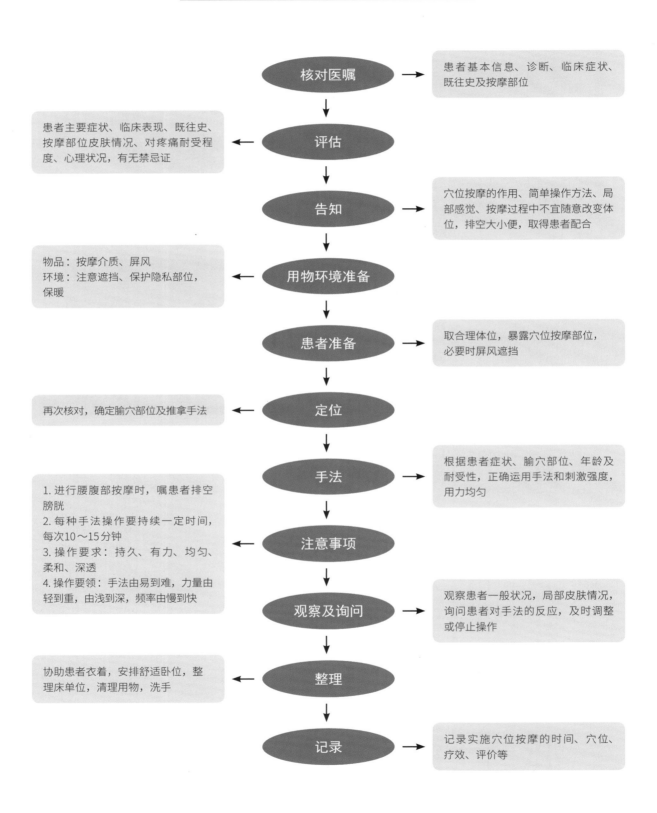

核对医嘱 → 患者基本信息、诊断、临床症状、既往史及按摩部位

患者主要症状、临床表现、既往史、按摩部位皮肤情况、对疼痛耐受程度、心理状况，有无禁忌证 ← 评估

告知 → 穴位按摩的作用、简单操作方法、局部感觉、按摩过程中不宜随意改变体位，排空大小便，取得患者配合

物品：按摩介质、屏风
环境：注意遮挡、保护隐私部位，保暖 ← 用物环境准备

患者准备 → 取合理体位，暴露穴位按摩部位，必要时屏风遮挡

再次核对，确定腧穴部位及推拿手法 ← 定位

手法 → 根据患者症状、腧穴部位、年龄及耐受性，正确运用手法和刺激强度，用力均匀

1. 进行腰腹部按摩时，嘱患者排空膀胱
2. 每种手法操作要持续一定时间，每次10～15分钟
3. 操作要求：持久、有力、均匀、柔和、深透
4. 操作要领：手法由易到难，力量由轻到重，由浅到深，频率由慢到快 ← 注意事项

观察及询问 → 观察患者一般状况，局部皮肤情况，询问患者对手法的反应，及时调整或停止操作

协助患者衣着，安排舒适卧位，整理床单位，清理用物，洗手 ← 整理

记录 → 记录实施穴位按摩的时间、穴位、疗效、评价等

第六节　蜡疗技术

蜡疗技术是将加热熔解的蜡制成蜡块、蜡垫、蜡束等形状敷贴于患处，或将患部浸入熔解后的蜡液中，利用加热熔解的蜡作为热导体，使患处局部组织受热，从而达到活血化瘀、温通经络、祛湿除寒的一种操作方法（图4-6-1）。张氏骨伤特色蜡疗技术在蜡疗的基本技术上，增加张氏中药制剂，从而增强蜡疗的疗效。

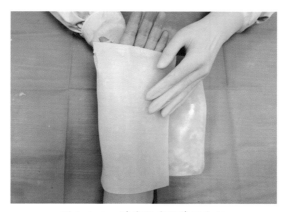

图4-6-1　蜡疗治疗腕管综合征

一、适用范围

适用于各种急慢性疾病引起的疼痛症状；创伤后期治疗，如软组织挫伤范围较大者、关节扭伤、骨折复位后等；非感染性炎症所致的关节功能障碍，如关节强直、挛缩等症状。

二、评估与告知

（一）评估

病室环境及室温。主要症状、既往史及过敏史。对热的耐受程度。体质及局部皮肤情况。

（二）告知

基本原理、作用及简单操作方法。衣着宽松。局部有灼热感或出现红肿、丘疹等情况，应及时告知护士。操作时间一般为30～60分钟。

三、用物准备

张氏经典方中药制剂、凡士林、治疗盘、备好的蜡、纱布、搪瓷盘或铝盘、塑料布、棉垫、绷带或胶布、测温装置，必要时备屏风、毛毯、小铲刀、排笔、毛巾等。

四、基本操作方法

核对医嘱，评估患者，做好解释，确定蜡疗部位。嘱患者排空大小便，调节室温。备齐用

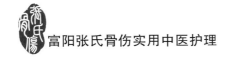

物，将中药药粉用凡士林、热水调成适宜的药饼，携至床旁，协助患者取舒适卧位，充分暴露蜡疗部位皮肤，注意保暖及隐私保护。

清洁局部皮肤，若采取手足浸蜡法，则协助患者清洗手足。根据患处情况，选择合适的蜡疗方法。常用蜡疗方法：

（一）蜡饼法

将药饼置于两层纱布之间，铺于治疗部位，将加热后完全熔化的蜡液倒入搪瓷盘或铝盘，厚度约2～3厘米，冷却至初步凝结成块时（表面温度45～50℃），用小铲刀将蜡饼取出，敷贴于药饼上。初始时，让患者感受温度是否适宜，5～10分钟能耐受后用绷带或胶布固定，外包塑料布与棉垫保温，30～60分钟后取下。

（二）刷蜡法

熔化的蜡液冷却至55～60℃时，用排笔蘸取蜡液快速、均匀地涂于治疗部位皮肤上，使蜡液在皮肤表面冷却凝成一层蜡膜；如此反复涂刷，使在治疗部位形成厚度0.5～1厘米的蜡膜，外面再覆盖一块蜡饼，或者用塑料布及棉垫包裹保温。

（三）浸蜡法

常用于手足部位。熔化的蜡液冷却至55～60℃时，在手足部位先涂薄层蜡液，待冷却形成保护膜；再将手足反复迅速浸蘸蜡液，直至蜡膜厚达0.5～1厘米成为手套或袜套样；然后将手足持续浸于蜡液中，10分钟左右取下蜡膜。

（四）蜡袋法

将药饼置于两层纱布之间，铺于治疗部位。将熔化后的蜡液装入耐热的塑料袋内，排出空气封口，待蜡液处于半融化状态，以患者能耐受的温度为宜（一般表面温度45～50℃），敷于药饼上，30～60分钟后取下。

观察患者局部皮肤情况，询问有无不适感。注意防止蜡液流出。操作结束后，协助患者清洁局部皮肤，整理衣着，安置舒适体位。

五、注意事项

局部皮肤有创面或溃疡者、体质衰弱和高热患者、急性化脓性炎症、肿瘤、结核、脑动脉硬化、心肾功能衰竭、有出血倾向及出血性疾病、有温热感觉障碍以及婴幼儿童禁用蜡疗技术。

准确掌握蜡温，涂布均匀，不能用力挤压。待蜡充分凝固后方可敷上。蜡疗部位每次不超过3个，操作时间一般为30～60分钟。当患者皮肤发红或出现过敏现象，应立即报告医生。治疗结束后休息半小时，注意防寒保暖。

附：蜡疗技术操作流程

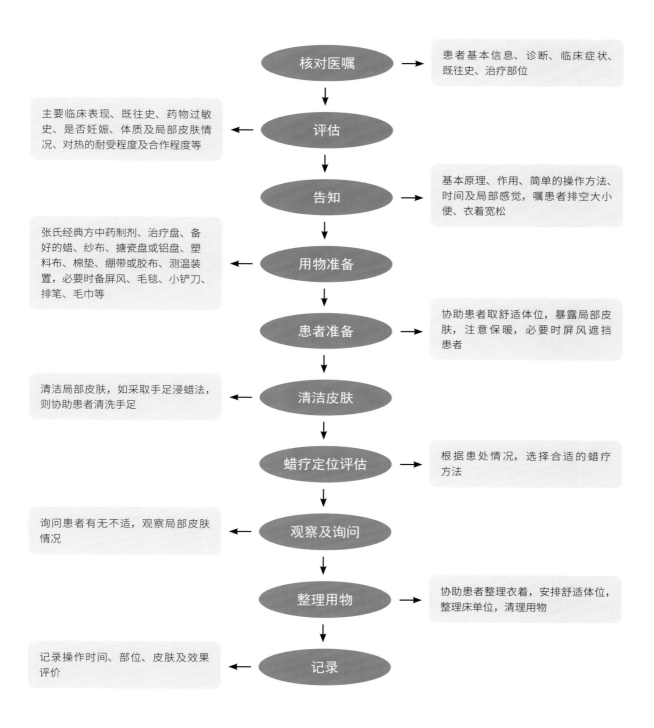

核对医嘱 → 患者基本信息、诊断、临床症状、既往史、治疗部位

↓

主要临床表现、既往史、药物过敏史、是否妊娠、体质及局部皮肤情况、对热的耐受程度及合作程度等 ← **评估**

↓

告知 → 基本原理、作用、简单的操作方法、时间及局部感觉，嘱患者排空大小便、衣着宽松

↓

张氏经典方中药制剂、治疗盘、备好的蜡、纱布、搪瓷盘或铝盘、塑料布、棉垫、绷带或胶布、测温装置，必要时备屏风、毛毯、小铲刀、排笔、毛巾等 ← **用物准备**

↓

患者准备 → 协助患者取舒适体位，暴露局部皮肤，注意保暖，必要时屏风遮挡患者

↓

清洁局部皮肤，如采取手足浸蜡法，则协助患者清洗手足 ← **清洁皮肤**

↓

蜡疗定位评估 → 根据患处情况，选择合适的蜡疗方法

↓

询问患者有无不适，观察局部皮肤情况 ← **观察及询问**

↓

整理用物 → 协助患者整理衣着，安排舒适体位，整理床单位，清理用物

↓

记录操作时间、部位、皮肤及效果评价 ← **记录**

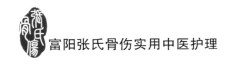

第七节　中药泡洗技术

中药泡洗技术是借助泡洗时洗液的温热之力及药物本身的功效，浸洗全身或局部皮肤，达到活血、消肿、止痛、祛瘀生新等作用的一种操作方法（图4-7-1）。

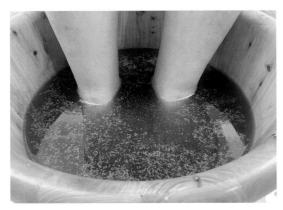

图4-7-1　中药泡洗（足）

一、适用范围

适用于外感发热、失眠、便秘、皮肤感染及中风恢复期的手足肿胀等症状。

二、评估与告知

（一）评估

病室环境，温度适宜。主要症状、既往史、过敏史、是否妊娠或处于月经期。体质、对温度的耐受程度。泡洗部位皮肤情况。

（二）告知

餐前餐后30分钟内不宜进行泡洗。全身泡洗时水位应在膈肌以下，以微微汗出为宜，如出现心慌等不适症状，及时告知护士。中药泡洗时间30分钟为宜。

泡洗过程中，应饮用温开水300~500毫升，小儿及老年人酌减，以补充体液及增加血容量以利于代谢废物的排出。有严重心肺及肝肾疾病患者饮水不宜超过150毫升。

三、用物准备

治疗盘、张氏经典方中药制剂及泡洗装置、一次性药浴袋、水温计、毛巾、病员服。

四、基本操作方法

核对医嘱，评估患者，做好解释，调节室内温度。嘱患者排空大小便。备齐用物，携至床旁。根据泡洗的部位，协助患者取合理、舒适体位，注意保暖。将一次性药浴袋套入泡洗装置内。常用泡洗法：

（一）全身泡洗技术

将药液注入泡洗装置内，药液温度保持40℃左右，水位在患者膈肌以下，全身浸泡30分钟。

（二）局部泡洗技术

将40℃左右的药液注入盛药容器内，将浸洗部位浸泡于药液中，浸泡30分钟。观察患者的反应，若感到不适，应立即停止，协助患者卧床休息。

操作完毕，清洁局部皮肤，协助着衣，安置舒适体位。

五、注意事项

心肺功能障碍，出血性疾病患者禁用。糖尿病、心脑血管病患者慎用，妇女月经期间禁用。防烫伤，糖尿病、足部皲裂患者的泡洗温度适当降低。

泡洗过程中，应关闭门窗，避免患者感受风寒。泡洗过程中护士应加强巡视，注意观察患者的面色、呼吸、汗出等情况，出现头晕、心慌等异常症状，停止泡洗，报告医师。

附：中药泡洗技术操作流程

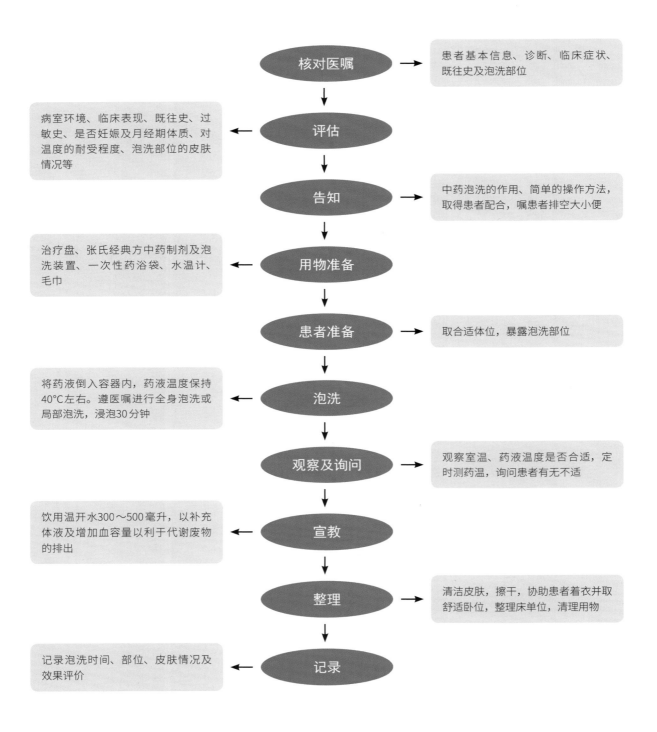

核对医嘱 → 患者基本信息、诊断、临床症状、既往史及泡洗部位

病室环境、临床表现、既往史、过敏史、是否妊娠及月经期体质、对温度的耐受程度、泡洗部位的皮肤情况等 ← 评估

告知 → 中药泡洗的作用、简单的操作方法，取得患者配合，嘱患者排空大小便

治疗盘、张氏经典方中药制剂及泡洗装置、一次性药浴袋、水温计、毛巾 ← 用物准备

患者准备 → 取合适体位，暴露泡洗部位

将药液倒入容器内，药液温度保持40℃左右。遵医嘱进行全身泡洗或局部泡洗，浸泡30分钟 ← 泡洗

观察及询问 → 观察室温、药液温度是否合适，定时测药温，询问患者有无不适

饮用温开水300～500毫升，以补充体液及增加血容量以利于代谢废物的排出 ← 宣教

整理 → 清洁皮肤，擦干，协助患者着衣并取舒适卧位，整理床单位，清理用物

记录泡洗时间、部位、皮肤情况及效果评价 ← 记录

第八节　中药湿热敷技术

中药湿热敷技术是将中药浸泡的温热敷料敷于患处，以疏通气机、调节气血、平衡阴阳，达到疏通腠理、清热解毒、消肿止痛的一种操作方法（图4-8-1）。

一、适用范围

适用于软组织损伤、骨折愈合后肢体功能障碍，肩、颈、腰腿痛，膝关节痛，类风湿性关节炎，强直性脊柱炎等。

二、评估与告知

（一）评估

病室环境，温度适宜。主要症状、既往史及药物过敏史。对热的耐受程度。局部皮肤情况。

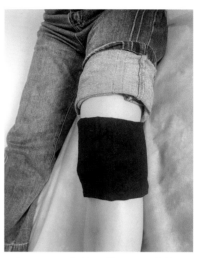

图4-8-1　张氏温肾祛湿方中药湿热敷治疗风湿性膝关节炎

（二）告知

湿热敷时间20~30分钟。湿敷过程中如皮肤感觉不适，过热、瘙痒等，及时告知护士。中药可能致皮肤着色，一般数日后可自行消退。

三、用物准备

治疗盘、张氏经典方中药制剂、敷料、水温计、镊子2把、纱布，必要时备中单、屏风等。

四、基本操作方法

核对医嘱，评估患者，做好解释。备齐用物，携至床旁。协助取合理体位，暴露湿热敷部位。

测试温度（38~43℃），将敷料浸于药液中，取出敷料拧至不滴水即可，敷于患处。及时更换敷料或频淋药液于敷料上，以保持合适的湿度及温度，观察患者皮肤反应，询问患者的感受。

操作完毕，清洁皮肤，协助患者取舒适体位。

五、注意事项

外伤后患处有伤口、皮肤急性传染病等忌用中药湿热敷技术。湿敷液应现配现用，注意药液温度不可过高，防止烫伤。治疗过程中观察局部皮肤反应，如出现水疱、痒痛或破溃等症状时，立即停止治疗，报告医师。注意保护患者隐私并保暖。

附：中药湿热敷技术操作流程

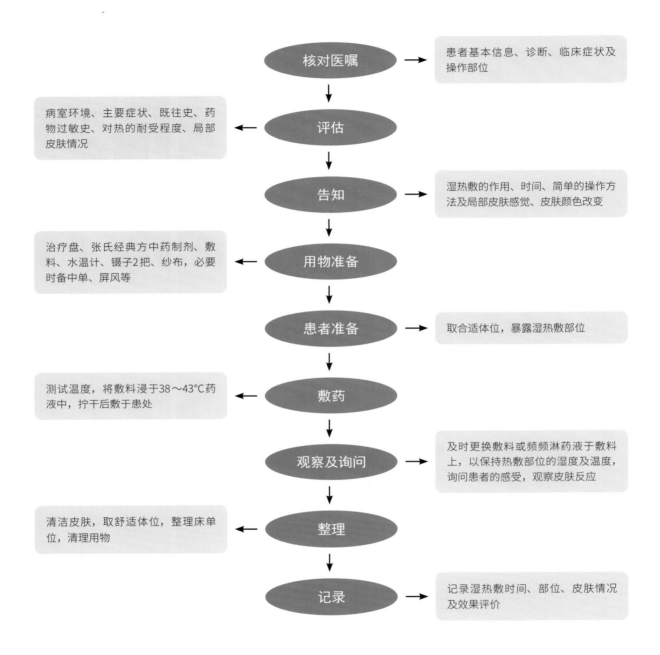

核对医嘱 → 患者基本信息、诊断、临床症状及操作部位

病室环境、主要症状、既往史、药物过敏史、对热的耐受程度、局部皮肤情况 ← 评估

告知 → 湿热敷的作用、时间、简单的操作方法及局部皮肤感觉、皮肤颜色改变

治疗盘、张氏经典方中药制剂、敷料、水温计、镊子2把、纱布，必要时备中单、屏风等 ← 用物准备

患者准备 → 取合适体位，暴露湿热敷部位

测试温度，将敷料浸于38～43℃药液中，拧干后敷于患处 ← 敷药

观察及询问 → 及时更换敷料或频频淋药液于敷料上，以保持热敷部位的湿度及温度，询问患者的感受，观察皮肤反应

清洁皮肤，取舒适体位，整理床单位，清理用物 ← 整理

记录 → 记录湿热敷时间、部位、皮肤情况及效果评价

第九节　中药涂药技术

中药涂药技术是将中药制成水剂、酊剂、油剂、膏剂等剂型，涂抹于患处或涂抹于纱布外敷于患处，达到祛风除湿、解毒消肿、止痒镇痛功效的一种操作方法（图4-9-1）。

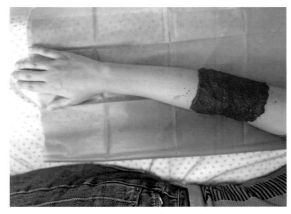

图4-9-1　张氏舒筋通络方中药涂药治疗"网球肘"

一、适用范围

适用于跌打损伤、烫伤、烧伤、疖痈、静脉炎等。

二、评估与告知

（一）评估

病室环境，温度适宜。主要症状、既往史、药物过敏史、是否妊娠。对疼痛的耐受程度。涂药部位的皮肤情况。

（二）告知

涂药后如出现痛、痒、红肿等不适，应及时告知护士，勿擅自触碰或抓挠局部皮肤。涂药后若敷料脱落或包扎过松过紧，应及时告知护士。涂药后可能出现药汁、油渍等污染衣物的情况。中药可致皮肤着色，数日后可自行消退。

三、用物准备

治疗盘、治疗碗、弯盘、涂药板（棉签）、镊子、张氏经典方中药制剂、生理盐水棉球、纱布、胶布或弹力绷带、治疗巾等，必要时备中单、屏风、大毛巾。

四、基本操作方法

核对医嘱，评估患者，做好解释，调节病室温度。备齐用物，携至床旁。根据涂药部位，取合理体位，暴露治疗部位，必要时屏风遮挡。患处铺治疗巾，用生理盐水棉球清洁皮肤并观

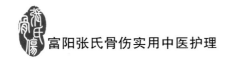

察局部皮肤情况。将中药制剂均匀涂抹于患处或涂抹于纱布上外敷于患处，涂药范围以超出患处1~2厘米为宜。

各类剂型用法：混悬液应先摇匀后再用棉签涂抹。水剂、酊剂类药物用镊子夹棉球蘸取药物涂擦，干湿度适宜，以不滴水为度，涂药厚薄均匀。膏状类药物用棉签或涂药板取药涂擦，涂药时厚薄均匀，以2~3毫米为宜。霜剂应用手掌或手指反复擦抹，使之渗入肌肤。乳痈涂药时，在敷料上剪一缺口，露出乳头，利于乳汁的排空。对初起有脓头或成脓阶段的肿疡，脓头部位不宜涂药。

根据治疗部位、药物的性质，选择适当的敷料覆盖并固定。涂药过程中随时询问患者有无不适。操作完毕，协助患者着衣，安排舒适体位。注意保暖和隐私保护。

五、注意事项

婴幼儿颜面部、过敏体质者及妊娠患者慎用。涂药前需清洁皮肤。涂药不宜过厚以防毛孔堵塞。涂药后，注意观察局部及全身情况，如出现瘙痒、丘疹、水疱或局部红肿等过敏现象，立即停止用药，将药物擦洗干净并报告医生，配合处理。

患处若有敷料，不可强行撕脱，可用生理盐水棉球沾湿敷料后再揭去敷料，并擦净药渍。

附：中药涂药技术操作流程

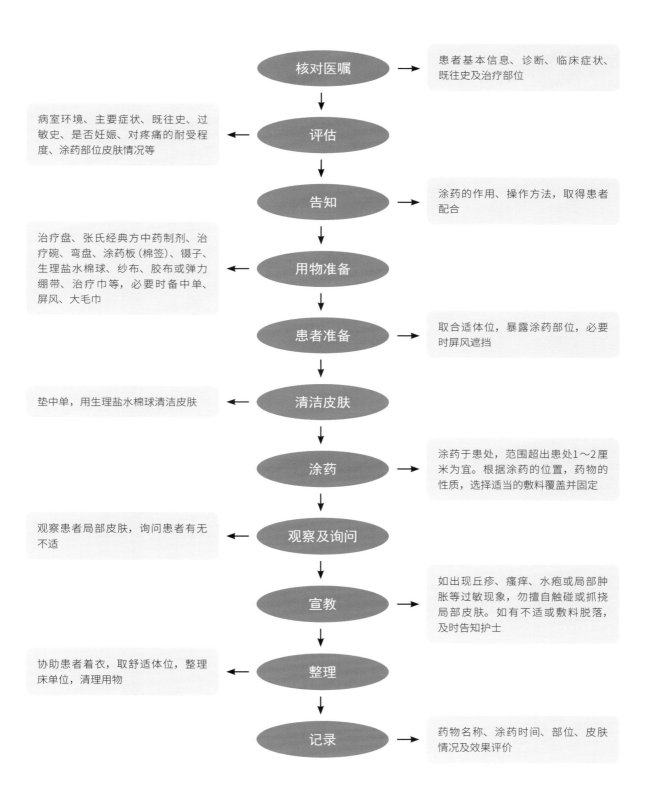

核对医嘱 → 患者基本信息、诊断、临床症状、既往史及治疗部位

病室环境、主要症状、既往史、过敏史、是否妊娠、对疼痛的耐受程度、涂药部位皮肤情况等 ← 评估

告知 → 涂药的作用、操作方法，取得患者配合

治疗盘、张氏经典方中药制剂、治疗碗、弯盘、涂药板（棉签）、镊子、生理盐水棉球、纱布、胶布或弹力绷带、治疗巾等，必要时备中单、屏风、大毛巾 ← 用物准备

患者准备 → 取合适体位，暴露涂药部位，必要时屏风遮挡

垫中单，用生理盐水棉球清洁皮肤 ← 清洁皮肤

涂药 → 涂药于患处，范围超出患处1～2厘米为宜。根据涂药的位置，药物的性质，选择适当的敷料覆盖并固定

观察患者局部皮肤，询问患者有无不适 ← 观察及询问

宣教 → 如出现丘疹、瘙痒、水疱或局部肿胀等过敏现象，勿擅自触碰或抓挠局部皮肤。如有不适或敷料脱落，及时告知护士

协助患者着衣，取舒适体位，整理床单位，清理用物 ← 整理

记录 → 药物名称、涂药时间、部位、皮肤情况及效果评价

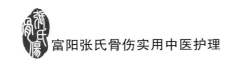
第十节 中药熏蒸技术

中药熏蒸技术是通过数字智能化熏蒸仪将中药煎煮加温为中药蒸汽雾，对治疗部位进行熏蒸，利用中药气雾中的药物离子及热力作用于患处，达到疏通腠理、祛风除湿、温经通络、活血化瘀功效的一种操作方法（图4-10-1）。

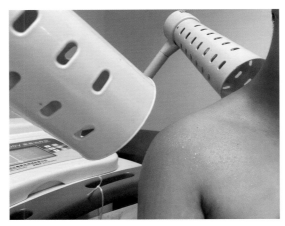

图4-10-1 中药熏蒸治疗颈椎病、肩周炎

一、适用范围

适用于骨伤类疾病、风湿免疫类疾病、妇科、外科、肛肠科及皮肤科等各科疾病引起的疼痛、炎症、水肿、瘙痒等症状，以及美容、减肥、亚健康调理。

二、评估与告知

（一）评估

病室环境，温湿度适宜。主要症状、既往史及过敏史、是否妊娠或经期。患者体质及局部皮肤情况。是否过饥或过饱。对热的耐受度。

（二）告知

熏蒸前饮淡盐水或温开水200毫升，避免出汗过多引起脱水。熏蒸时间约20～30分钟。熏蒸过程中如出现不适及时告知护士。餐前餐后30分钟内，不宜熏蒸。熏蒸完毕，注意保暖，避免直接吹风。

三、用物准备

治疗盘、张氏经典方中药制剂、中单、智能中药熏蒸仪（根据熏蒸部位的不同选用）、治疗巾或浴巾，必要时备屏风。

四、基本操作方法

核对医嘱，评估患者，做好解释，调节室内温度。备齐用物，携至床旁。协助患者取合理、舒适体位，暴露熏蒸部位。注意保暖和隐私保护。将准备好的药液倒入熏蒸机内，蒸汽出口对准熏蒸部位。随时观察患者病情及局部皮肤变化情况，询问患者感受并及时调整喷头距离。治疗结束观察并清洁患者皮肤，协助患者整理着衣，取舒适体位。避免对流风。

五、注意事项

有高热、急性炎症渗出期、急性损伤、心脏病、严重高血压病、妇女妊娠和月经期间禁用。肢体动脉闭塞性疾病、糖尿病足、肢体干性坏疽者，熏蒸时保持喷头距离患处30厘米左右，防止烫伤。熏蒸过程中密切观察患者有无胸闷，心慌等症状，一旦发生立即停止治疗，并报告医生处理。经常询问患者感受，防止烫伤。注意避风，冬季注意保暖，洗毕应及时擦干药液和汗液，暴露部位尽量加盖衣被。包扎部位熏蒸时，应去除敷料。所用物品需清洁消毒，用具一人一份一消毒，避免交叉感染。

附：中药熏蒸技术操作流程

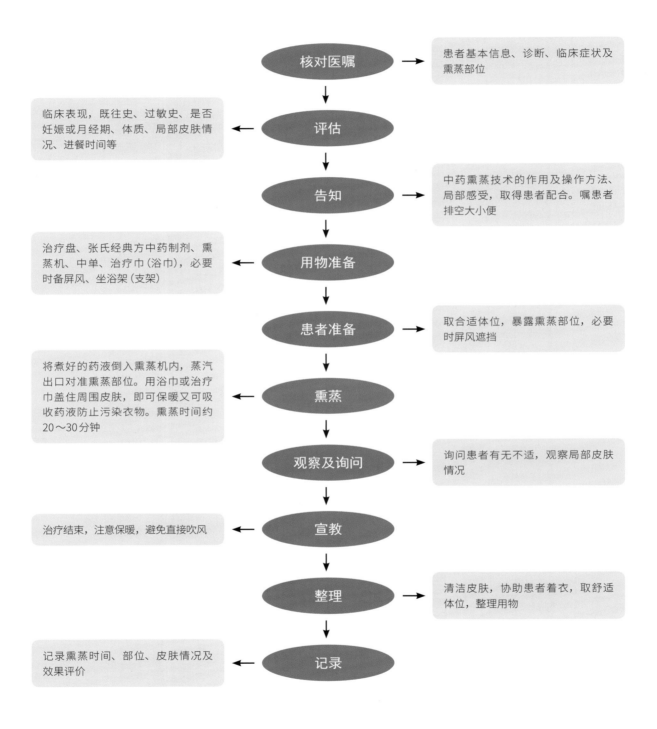

核对医嘱 → 患者基本信息、诊断、临床症状及熏蒸部位

临床表现，既往史、过敏史、是否妊娠或月经期、体质、局部皮肤情况、进餐时间等 ← 评估

告知 → 中药熏蒸技术的作用及操作方法、局部感受，取得患者配合。嘱患者排空大小便

治疗盘、张氏经典方中药制剂、熏蒸机、中单、治疗巾（浴巾），必要时备屏风、坐浴架（支架） ← 用物准备

患者准备 → 取合适体位，暴露熏蒸部位，必要时屏风遮挡

将煮好的药液倒入熏蒸机内，蒸汽出口对准熏蒸部位。用浴巾或治疗巾盖住周围皮肤，即可保暖又可吸收药液防止污染衣物。熏蒸时间约20～30分钟 ← 熏蒸

观察及询问 → 询问患者有无不适，观察局部皮肤情况

治疗结束，注意保暖，避免直接吹风 ← 宣教

整理 → 清洁皮肤，协助患者着衣，取舒适体位，整理用物

记录熏蒸时间、部位、皮肤情况及效果评价 ← 记录

第十一节　中药热熨敷技术

中药热熨敷是将中药（张氏经典方）加热后装入布袋，在人体局部或一定穴位上移动，利用热力使药性通过体表透入经络、血脉，从而达到温经通络、行气活血、散寒止痛、祛瘀消肿等作用的一种操作方法（图4-11-1）。

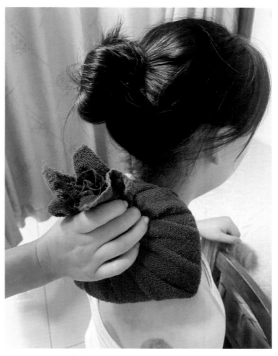

图4-11-1　中药热熨敷治疗气滞血瘀型颈肩综合征

一、适用范围

适用于风湿痹证所致的关节冷痛、酸胀、沉重、麻木；跌打损伤等引起的局部瘀血、肿痛；扭伤引起的腰背疼痛不适、行动不便；痛经等。

二、评估与告知

（一）评估

病室环境，温度适宜。主要症状、既往史、药物过敏史、月经期及是否妊娠。热熨部位的皮肤情况。患者对热和疼痛的耐受程度。

（二）告知

药熨前，排空大小便。感觉局部温度过高或出现红肿、丘疹、瘙痒、水疱等情况，应及时告知护士。操作时间：每次15～30分钟，每日1～2次。

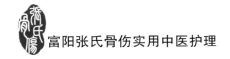

三、用物准备

治疗盘、张氏经典方中药制剂及器具、凡士林、棉签、纱布袋2个、大毛巾、纱布或纸巾，必要时备屏风、毛毯、温度计等。

四、基本操作方法

核对医嘱，评估患者，做好解释。嘱患者排空大小便。调节病室温度。备齐用物，携至床旁。取适宜体位，暴露治疗部位，必要时屏风遮挡患者。根据医嘱，将药物加热至60~70℃，备用。

先用棉签在药熨部位涂一层凡士林，将药包放到患处或相应穴位处用力来回推熨，以患者能耐受为宜。推熨力量要均匀，开始时用力要轻，速度可稍快，随着药包温度的降低，力量可增大，同时速度减慢。药包温度过低时，及时更换药袋或再次加温。药熨操作过程中注意观察局部皮肤的颜色情况，及时询问患者的感受。

操作完毕擦净局部皮肤，协助患者着衣，安排舒适体位。嘱患者避风保暖，多饮温开水。

五、注意事项

孕妇腹部及腰骶部、大血管处、皮肤破损及炎症、局部感觉障碍处禁用。操作过程中应保持药包温度，温度过低则需及时更换或加热。药熨温度适宜，一般保持50℃~60℃，不宜超过70℃，年老、婴幼儿及感觉障碍者，药熨温度不宜超过50℃。操作中注意保暖。药熨过程中应随时听取患者对温度的感受，观察皮肤颜色变化，一旦出现水疱或烫伤时应立即停止，并给予适当处理。

附：中药热熨敷技术操作流程

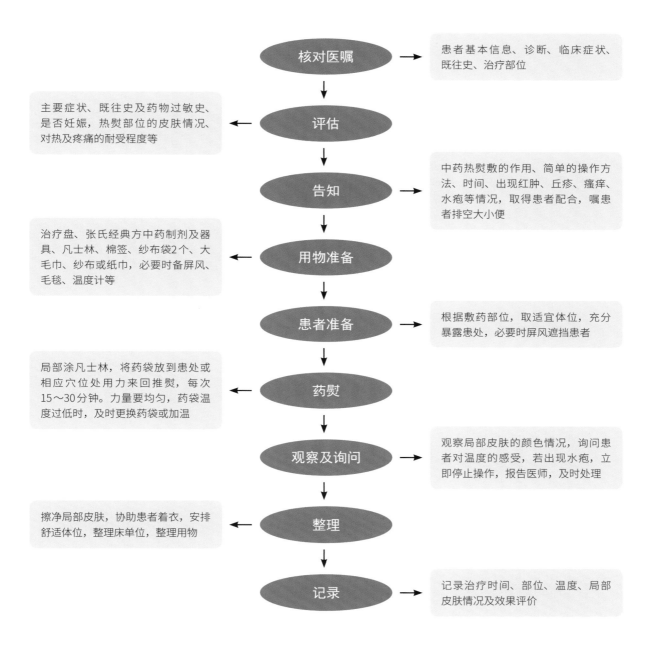

核对医嘱 → 患者基本信息、诊断、临床症状、既往史、治疗部位

主要症状、既往史及药物过敏史、是否妊娠，热熨部位的皮肤情况、对热及疼痛的耐受程度等 ← **评估**

告知 → 中药热熨敷的作用、简单的操作方法、时间、出现红肿、丘疹、瘙痒、水疱等情况，取得患者配合，嘱患者排空大小便

治疗盘、张氏经典方中药制剂及器具、凡士林、棉签、纱布袋2个、大毛巾、纱布或纸巾，必要时备屏风、毛毯、温度计等 ← **用物准备**

患者准备 → 根据敷药部位，取适宜体位，充分暴露患处，必要时屏风遮挡患者

局部涂凡士林，将药袋放到患处或相应穴位处用力来回推熨，每次15～30分钟。力量要均匀，药袋温度过低时，及时更换药袋或加温 ← **药熨**

观察及询问 → 观察局部皮肤的颜色情况，询问患者对温度的感受，若出现水疱，立即停止操作，报告医师，及时处理

擦净局部皮肤，协助患者着衣，安排舒适体位，整理床单位，整理用物 ← **整理**

记录 → 记录治疗时间、部位、温度、局部皮肤情况及效果评价

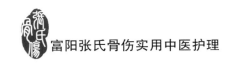

第十二节　中药封包（芒硝）技术

芒硝外敷技术是将芒硝碾成细颗粒状，倒入特制的敷药袋内，均匀摊开，裹敷于局部浮肿处，通过芒硝的高渗透作用，达到清热解毒、收湿敛疮、软坚散结作用的一种操作方法（图4-12-1）。

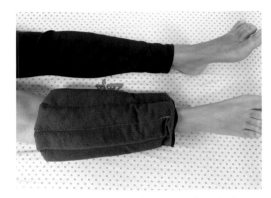

图4-12-1　中药封包（芒硝）治疗肢体肿胀

一、适用范围

适用于各种原因引起的局部水肿症状。

二、评估与告知

（一）评估

病室环境，温度适宜。当前主要症状、既往史及药物过敏史。患者体质及治疗部位皮肤情况、心理状况。

（二）告知

外敷时间一般为8～10小时。局部皮肤出现不适时，及时告知护士。

三、用物准备

治疗盘、芒硝、特制的敷药袋、锤子、皮尺、治疗巾。

四、基本操作方法

核对医嘱，评估患者，做好解释。备齐用物，携至床旁。协助患者取合理体位，暴露外敷部位。用毛巾清洁水肿部位皮肤。

将芒硝敲成均匀的细粉状装入芒硝袋，厚薄以0.5～1.0厘米为宜，敷于水肿部位，绑带固定，松紧度适宜。

8～10小时后，取下芒硝袋，清洁皮肤，观察患者皮肤情况，询问有无不适感。若未到时间芒硝已吸水变硬，应及时更换芒硝袋，以防变硬的芒硝袋与皮肤摩擦引起不适。操作完毕，记录外敷部位，时间，效果。

五、注意事项

操作过程中观察皮肤变化，特别是低蛋白血症，血凝异常的患者，注意观察患肢末梢血运，经常询问患者局部感受。如发现皮肤苍白、红斑、水疱、瘙痒等症状，立即停止治疗。芒硝袋缚扎固定松紧度适宜，并指导其定时进行敷药侧肢体关节、肌肉舒缩活动，避免下肢静脉血栓形成。

操作前向患者做好解释，取得合作。冬季注意保暖，防止受凉。

附：中药封包（芒硝）外敷技术操作流程

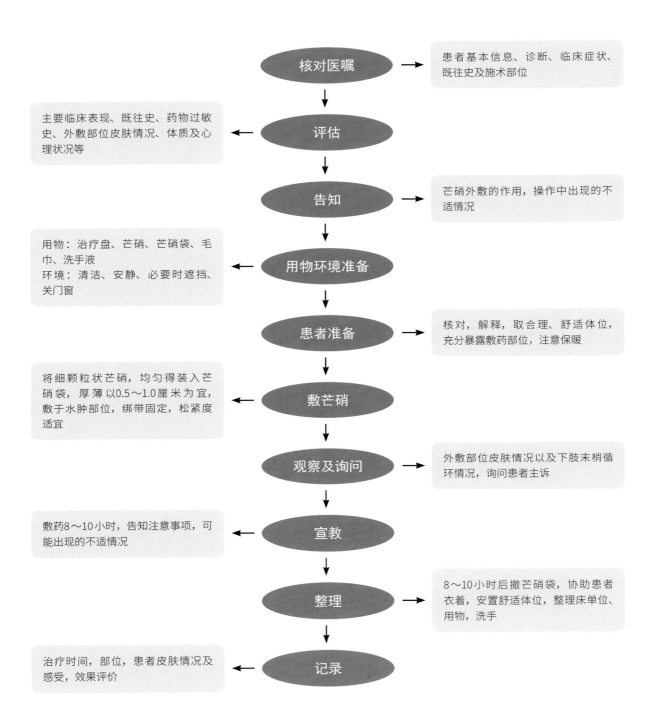

核对医嘱 → 患者基本信息、诊断、临床症状、既往史及施术部位

主要临床表现、既往史、药物过敏史、外敷部位皮肤情况、体质及心理状况等 ← **评估**

告知 → 芒硝外敷的作用，操作中出现的不适情况

用物：治疗盘、芒硝、芒硝袋、毛巾、洗手液
环境：清洁、安静、必要时遮挡、关门窗 ← **用物环境准备**

患者准备 → 核对，解释，取合理、舒适体位，充分暴露敷药部位，注意保暖

将细颗粒状芒硝，均匀得装入芒硝袋，厚薄以0.5～1.0厘米为宜，敷于水肿部位，绑带固定，松紧度适宜 ← **敷芒硝**

观察及询问 → 外敷部位皮肤情况以及下肢末梢循环情况，询问患者主诉

敷药8～10小时，告知注意事项，可能出现的不适情况 ← **宣教**

整理 → 8～10小时后撤芒硝袋，协助患者衣着，安置舒适体位，整理床单位、用物，洗手

治疗时间，部位，患者皮肤情况及感受，效果评价 ← **记录**

第十三节 中药热罨包技术

中药热罨包技术是将加热好的中药药包置于身体的患病部位或身体的某一特定位置（如穴位上），利用温热之力使药性通过体表透入经络、血脉，从而达到温经通络、行气活血、散寒止痛、祛瘀消肿作用的一种治疗方法（图4-13-1）。

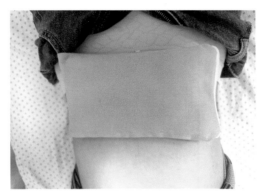

图4-13-1 中药热罨包治疗冷秘

一、适用范围

适用于风寒湿痹证引起的关节冷痛、酸胀、沉重、麻木、活动不利；跌打损伤等引起的局部瘀血、肿痛；扭伤引起的腰背不适、行动不便；脾胃虚寒所致的胃脘疼痛、腹冷泄泻、呕吐等症状。

二、评估与告知

（一）评估

病室环境，温度适宜。主要症状、既往史、药物过敏史、月经期及是否妊娠。对热的耐受程度。治疗部位的皮肤情况。

（二）告知

热敷前，排空大小便。感觉局部温度过高或出现红肿、丘疹、瘙痒、水疱等情况，应及时告知护士。操作时间：每次15～30分钟，每日1～2次。

三、用物准备

治疗盘、遵医嘱准备药物及器具、棉签、纱布袋2个、大毛巾、纱布或纸巾，必要时备屏风、毛毯、温度计等。

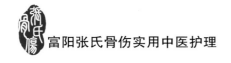

四、基本操作方法

核对医嘱，评估患者，做好解释。嘱患者排空大小便。调节病室温湿度。备齐用物，携至床旁。取适宜体位，暴露治疗部位，必要时屏风遮挡患者。根据医嘱，将药物加热至50～60℃，备用。治疗过程中注意观察局部皮肤的颜色情况，及时询问患者对温度的感受。

操作完毕擦净局部皮肤，协助患者着衣，安排舒适体位。嘱患者避风保暖，多饮温开水。

五、注意事项

孕妇腹部及腰骶部、大血管处、皮肤破损及炎症、局部感觉障碍处忌用；各种实热证或麻醉未清醒者禁用。操作过程中应保持热罨包温度，温度过低则需及时更换或加热。一般保持50℃～55℃，不宜超过55℃，年老、婴幼儿及感觉障碍者，温度不宜超过50℃。操作中注意保暖。药敷过程中应随时听取患者对温度的感受，观察皮肤颜色变化，一旦出现水疱或烫伤时应立即停止，并给予适当处理。

附：中药热罨包技术操作流程

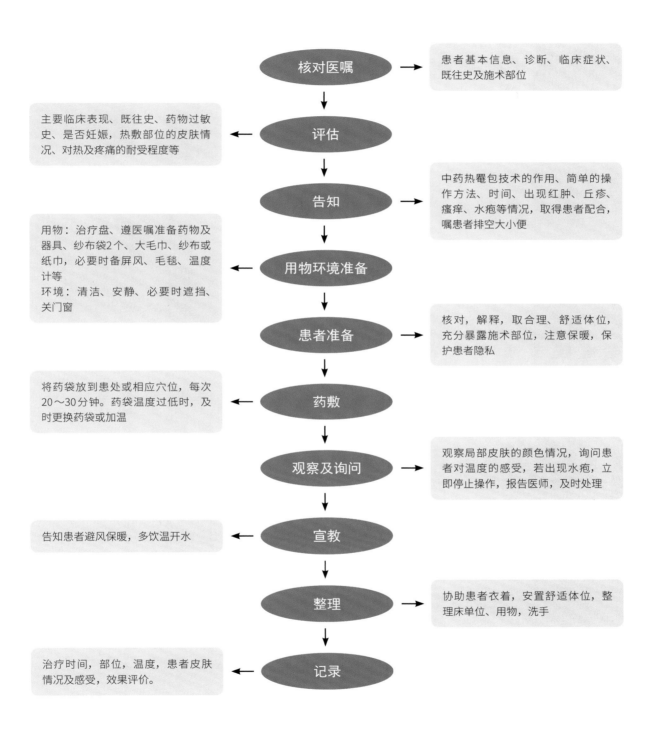

核对医嘱 → 患者基本信息、诊断、临床症状、既往史及施术部位

主要临床表现、既往史、药物过敏史、是否妊娠，热敷部位的皮肤情况、对热及疼痛的耐受程度等 ← 评估

告知 → 中药热罨包技术的作用、简单的操作方法、时间、出现红肿、丘疹、瘙痒、水疱等情况，取得患者配合，嘱患者排空大小便

用物：治疗盘、遵医嘱准备药物及器具、纱布袋2个、大毛巾、纱布或纸巾，必要时备屏风、毛毯、温度计等
环境：清洁、安静、必要时遮挡、关门窗 ← 用物环境准备

患者准备 → 核对，解释，取合理、舒适体位，充分暴露施术部位，注意保暖，保护患者隐私

将药袋放到患处或相应穴位，每次20～30分钟。药袋温度过低时，及时更换药袋或加温 ← 药敷

观察及询问 → 观察局部皮肤的颜色情况，询问患者对温度的感受，若出现水疱，立即停止操作，报告医师，及时处理

告知患者避风保暖，多饮温开水 ← 宣教

整理 → 协助患者衣着，安置舒适体位，整理床单位、用物，洗手

治疗时间，部位，温度，患者皮肤情况及感受，效果评价。 ← 记录

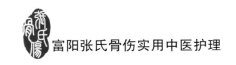

第十四节　耳穴贴压技术

耳穴贴压法是采用磁珠、王不留行籽、莱菔籽等丸状物贴压于耳廓上的穴位或反应点，以疏通经络，调整脏腑气血功能，促进机体的阴阳平衡，达到防治疾病、改善症状的一种操作方法，属于耳针技术范畴（图4-14-1）。

一、适用范围

适用于各类痛症、失眠、焦虑、眩晕、便秘、腹胀、腹泻、咳嗽、结膜炎等200余种疾病及亚健康调理。

二、评估与告知

（一）评估

主要症状、既往史，是否妊娠。对疼痛的耐受程度。有无对酒精、胶布、药物等过敏情况。耳部皮肤情况。

（二）告知

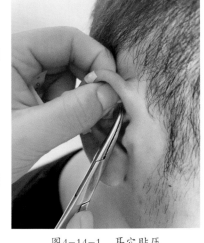

图4-14-1　耳穴贴压

耳穴贴压的局部感觉：热、麻、胀、痛、痒等为穴位得气的感觉，如有耳廓红肿过敏等不适及时通知护士。每日按压3～5次，每次每穴1～2分钟。磁珠无须按压。耳穴贴压脱落后，应通知护士。

三、用物准备

治疗盘、磁疗贴、王不留行籽或莱菔籽等丸状物、胶布、75%酒精、棉签、探棒、止血钳或镊子、弯盘、污物碗。

四、基本操作方法

核对医嘱，评估患者，做好解释。备齐用物，携至床旁。协助患者取合理、舒适体位。

遵照医嘱，探查耳穴敏感点，确定贴压部位。充分按揉耳廓，用75%酒精棉球自上而下、由内到外、从前到后消毒耳部皮肤。选用质硬而光滑的王不留行籽或莱菔籽等丸状物黏附在0.7厘米×0.7厘米大小的胶布中央，或磁疗贴，用止血钳或镊子夹住贴敷于选定的阳性点上，并给予适当按压（揉），使患者有热、麻、胀、痛感觉，即"得气"。

观察患者局部皮肤，询问有无不适感。操作完毕，安排舒适体位，整理床单位。

常用按压手法：

（一）对压法

用食指和拇指的指腹置于患者耳廓的正面和背面，相对按压，至出现热、麻、胀、痛等感觉，食指和拇指可边压边左右移动，或做圆形移动，一旦找到敏感点，则持续对压20～30秒。对头痛、牙痛、内脏痉挛性疼痛、躯体疼痛等有较好的镇痛作用（图4-14-2）。

（二）直压法

用指尖垂直按压耳穴，至局部产生胀痛感，持续按压20～30秒，间隔少许，重复按压，每次按压3～5分钟（图4-14-3）。

（三）点压法

用指尖一压一松地按压耳穴，每次间隔0.5秒。本法以患者感到胀而略沉重刺痛为宜，不宜过度用力。一般每次每穴可按压27下，具体可视病情而定。

五、注意事项

耳廓局部有炎症、冻疮或表面皮肤有溃破者、有习惯性流产史的孕妇禁用。耳穴贴压可每次选择一侧耳穴，双侧耳穴轮流使用。或双侧耳穴贴压3-5天后取下，休息2天后进行下一次贴压。夏季易出汗，留置时间1～3天，冬季留置3～7天。观察患者耳部皮肤情况，留置期间应防止胶布脱落或污染；对普通胶布过敏者改用脱敏胶布。习惯侧卧位休息的患者耳部感觉不适时，可适当调整，尤其是对耳轮体脊线上的穴位如颈、胸、腰椎等穴可贴压在耳背相对应处，以免侧卧时压迫耳豆导致疼痛影响睡眠。

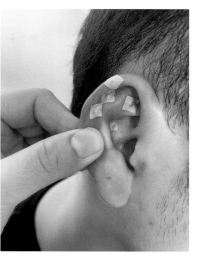

图4-14-2 耳穴贴压对压法

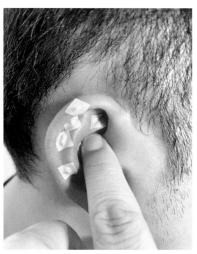

图4-14-3 耳穴贴压直压法、
点压法

附：耳穴贴压技术操作流程

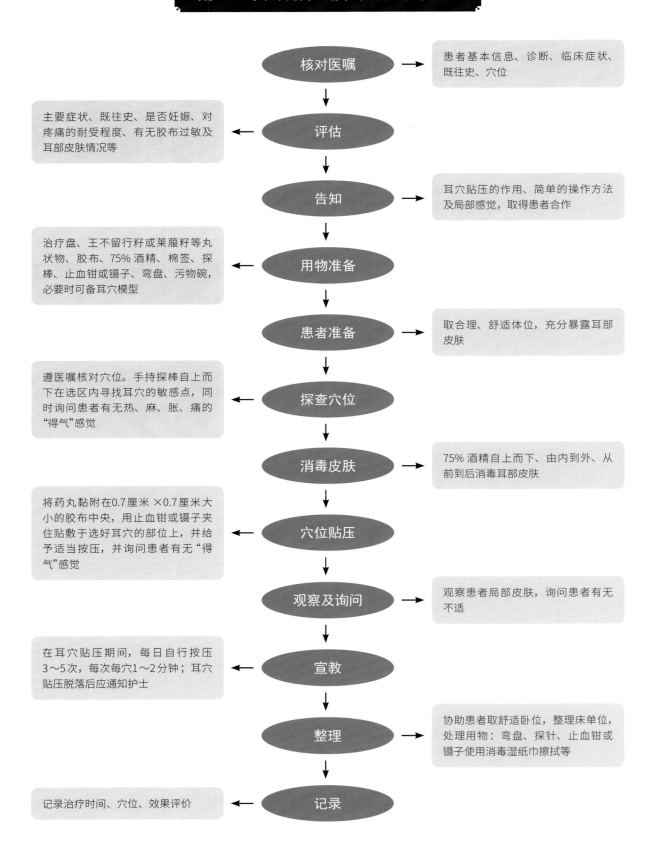

核对医嘱 → 患者基本信息、诊断、临床症状、既往史、穴位

主要症状、既往史、是否妊娠、对疼痛的耐受程度、有无胶布过敏及耳部皮肤情况等 ← **评估**

告知 → 耳穴贴压的作用、简单的操作方法及局部感觉，取得患者合作

治疗盘、王不留行籽或莱菔籽等丸状物、胶布、75%酒精、棉签、探棒、止血钳或镊子、弯盘、污物碗，必要时可备耳穴模型 ← **用物准备**

患者准备 → 取合理、舒适体位，充分暴露耳部皮肤

遵医嘱核对穴位。手持探棒自上而下在选区内寻找耳穴的敏感点，同时询问患者有无热、麻、胀、痛的"得气"感觉 ← **探查穴位**

消毒皮肤 → 75%酒精自上而下、由内到外、从前到后消毒耳部皮肤

将药丸黏附在0.7厘米×0.7厘米大小的胶布中央，用止血钳或镊子夹住贴敷于选好耳穴的部位上，并给予适当按压，并询问患者有无"得气"感觉 ← **穴位贴压**

观察及询问 → 观察患者局部皮肤，询问患者有无不适

在耳穴贴压期间，每日自行按压3～5次，每次每穴1～2分钟；耳穴贴压脱落后应通知护士 ← **宣教**

整理 → 协助患者取舒适卧位，整理床单位，处理用物：弯盘、探针、止血钳或镊子使用消毒湿纸巾擦拭等

记录治疗时间、穴位、效果评价 ← **记录**

第十五节 中医定向透药技术

中医定向透药技术是指在定向药透仪的导引下，将治病或镇痛的药物直接从皮肤定向送到组织伤害病灶部位，使药物中的有效成分更深入、更有效地透过皮肤黏膜快速进入人体，靶向作用患部病灶以达到活血化瘀、软坚散结、抗炎镇痛等作用的一种操作方法（图4-15-1、图4-15-2）。

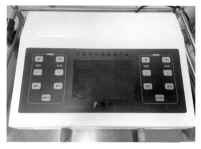

图4-15-1 中医定向透药治疗仪

一、适用范围

适用于各种急、慢性疾病引起的关节疼痛、腰背痛、颈肩痛及软组织挫伤等，以及深静脉血栓预防。

二、评估与告知

（一）评估

主要症状、既往史及过敏史、是否妊娠。感知觉及局部皮肤情况。

（二）告知

治疗时间一般为20~30分钟。治疗期间会产生针刺感和蚁走感，护士可根据患者感受调节电流强度。若局部有烧灼或针刺感患者不能耐受时，立即通知护士。中药可致着色，数日后可自行消退。

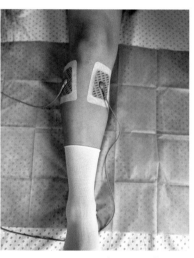

图4-15-2 张氏祛瘀通络方中医定向透药治疗小腿软组织挫伤

三、用物准备

张氏经典方中药制剂、定向透药治疗仪、治疗盘、镊子、棉片、绷带或松紧搭扣、必要时备毛巾、听诊器（图4-15-3）。

四、基本操作方法

核对医嘱，评估患者全身和局部情况，做好解释，调节室温。备齐用物，携至床旁。

协助患者取舒适体位，暴露治疗部位。打开电源开关，将2块棉片，浸透中药液后取出，拧至不滴水为宜。将棉片平置于治疗部位，再将电极片放至棉片上，2个电极片相距2~4厘米，外用绷带或松紧搭扣固定，启动输出，调节电流强度，至患者耐受为宜。必要时用毛巾保暖。具体操作参照仪器说明书

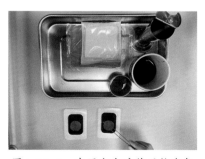

图4-15-3 中医定向透药用物准备

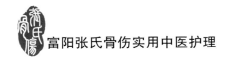

进行。

治疗中经常询问患者感受，调节电流强度。若患者主诉疼痛，立即停止治疗。治疗结束，取下电极片，擦干局部皮肤，并观察皮肤情况。协助患者着衣，安排舒适体位，整理床单位。

五、注意事项

治疗部位有金属异物者、带有心脏起搏器者慎用。同一输出线的两个电极不可分别放置于两侧肢体。注意操作顺序，防止电击患者。治疗时注意遮挡保护隐私，注意保暖。治疗过程中注意观察患者的反应和机器运行情况。治疗部位皮肤若出现红疹、疼痛、水疱等，应立即停止治疗并通知医生，配合处置。

附：中医定向透药技术操作流程

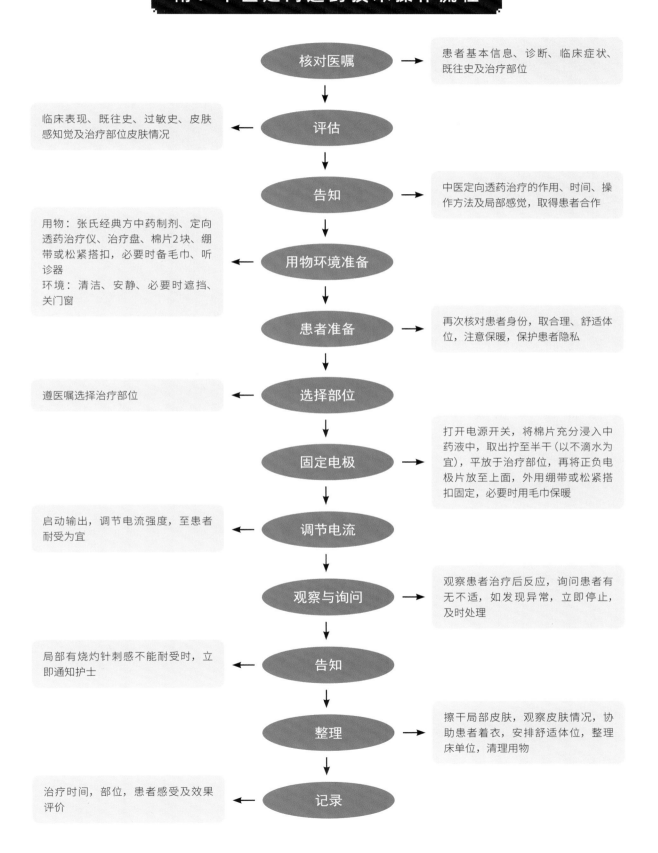

核对医嘱 → 患者基本信息、诊断、临床症状、既往史及治疗部位

临床表现、既往史、过敏史、皮肤感知觉及治疗部位皮肤情况 ← 评估

告知 → 中医定向透药治疗的作用、时间、操作方法及局部感觉，取得患者合作

用物：张氏经典方中药制剂、定向透药治疗仪、治疗盘、棉片2块、绷带或松紧搭扣，必要时备毛巾、听诊器
环境：清洁、安静、必要时遮挡、关门窗 ← 用物环境准备

患者准备 → 再次核对患者身份，取合理、舒适体位，注意保暖，保护患者隐私

遵医嘱选择治疗部位 ← 选择部位

固定电极 → 打开电源开关，将棉片充分浸入中药液中，取出拧至半干（以不滴水为宜），平放于治疗部位，再将正负电极片放至上面，外用绷带或松紧搭扣固定，必要时用毛巾保暖

启动输出，调节电流强度，至患者耐受为宜 ← 调节电流

观察与询问 → 观察患者治疗后反应，询问患者有无不适，如发现异常，立即停止，及时处理

局部有烧灼针刺感不能耐受时，立即通知护士 ← 告知

整理 → 擦干局部皮肤，观察皮肤情况，协助患者着衣，安排舒适体位，整理床单位，清理用物

治疗时间，部位，患者感受及效果评价 ← 记录

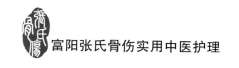
第十六节 放血疗法

放血疗法，又称"刺络放血疗法"，就是指用三棱针、粗毫针或小尖刀刺破穴位浅表脉络，放出少量血液，以泄内蕴之热毒，达到治疗疾病的目的的一种治疗方法，具有消肿止痛、祛风止痒、开窍泄热、镇吐止泻、通经活络之功效。

一、适用范围

适用于治疗各种头痛、高血压、感冒发烧、咽喉肿痛、眼睑炎及一些痔症和痤疮，皮肤病之类的病症。

二、评估与告知

（一）评估

评估环境，温湿度适宜，病室温度控制在 18～22℃，相对湿度50%～60% 为宜，必要时拉上床帘，或予屏风遮挡。评估主要症状、既往史、凝血功能、是否妊娠及月经期。评估患者体质及对疼痛的耐受程度、放血部位的皮肤情况。评估患者心理状况、进食情况。

（二）告知

放血疗法的作用、简单的操作方法及可能出现的局部感觉。针刺的时候会引起轻微疼痛，同时要挤出少许血液，请患者不必紧张。如出现头晕、出冷汗等不适及时告知护士。保持针刺部位的干燥整洁、避免感染。

三、用物准备

治疗盘、无菌三棱针或一次性采血针、无菌干棉签、PVP碘棉签、一次性手套、污物杯、利器盒。

四、基本操作方法

核对医嘱、评估患者，做好解释、协助患者排空大小便。备齐用物，携至床旁。

协助患者取舒适体位，暴露针刺部位皮肤，注意保暖和隐私保护。在针刺部位的上下用手指向针刺点处推按（按摩），使血液积聚于针刺部位。常规消毒皮肤，再次核对医嘱，戴手套。左手拇、食、中三指夹紧被刺部位皮肤，右手持针，用拇、食二指握住针柄，中指指腹紧靠针身下端，针尖露出所需的深度，对准已消毒的穴位或部位快速直刺2～3毫米，随即出针，弃入利器盒内。双手拇指从远端向近端轻轻挤压，使其自然出血，用棉签吸取血滴，放血量根据病情和体质而定，一般为5～10滴，每滴血如米粒大小，放血过程中观察患者有无不适。

用棉签按压针孔片刻。观察放血后患者症状改善情况，安置舒适体位。整理用物，规范处理医疗垃圾，洗手，记录。

常用操作方法：

（一）点刺法

点刺法是指在腧穴部位迅速点刺挤血的一种方法。此法多用于手指或足趾末端穴位，如十宣、十二井或头面的太阳、印堂、攒竹、耳尖等（图4-16-1）。

（二）散刺法

散刺法又称豹纹刺或围刺，是针对病变局部周围进行点刺的一种方法，适用于点刺较宽的面积或循经点刺。根据病变部位大小的不同，可刺10～20针以上，由病变外缘呈环形向中心点刺，以消除瘀血或水肿，达到活血祛瘀、通经活络作用。散刺时速度要快、要浅、出血数滴即可。此法多用于局部淤血、肿痛、顽癣等（图4-16-2）。

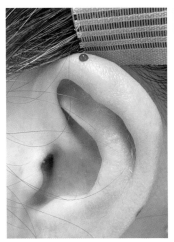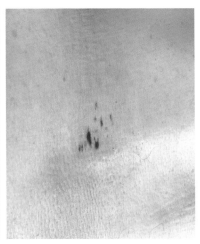

图4-16-1　耳尖点刺法放血　　　图4-16-2　腰部散刺法放血治疗气
治疗头痛　　　　　　　　　　滞血瘀型腰痛

（三）缓刺法

缓刺法是指用一次性放血针缓慢刺入静脉，使之少量出血的一种方法。常规消毒，左手拇指压在被刺部位的下端，上端用橡皮管结扎，充分暴露静脉，右手持针对准被刺部位静脉，缓慢刺入0.5～1厘米，然后出针，使其流出少量血液，出血停止后，以棉签按压针孔。此法常用于肘窝、腋窝、太阳穴等处的浅表静脉，用以治疗中暑、急性腰扭伤、急性淋巴管炎等。

五、注意事项

严格无菌操作，放血针具必须严格灭菌，使用一次性针头，以防感染。操作手法要稳、狠、准，一针见血。动作不宜过猛，进针不宜过深，创口不宜过大，以免损伤其他组织。划血管时，以划破即可，切不可割断血管。应避开动脉血管，若误伤动脉出现血肿，立即按压止血。

患有血小板减少症、血友病等患者禁用，晕血者、血管瘤患者、贫血、低血压患者禁用，

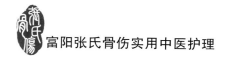

富阳张氏骨伤实用中医护理

妇女孕期、月经期间、过饥过饱、醉酒、过度疲劳者禁用本疗法。点刺穴位可每日或隔日一次，放血量大者，每周不超过2次，1~3次为一个疗程。

晕针：立即让患者平卧休息即可恢复，严重者立即解开衣领，吸氧，注意血压变化，一般数分钟之内可以恢复。局部血肿：针刺部位肿胀疼痛，皮肤青紫。青紫面积小时，一般不必处理，可自行消退。若局部肿胀疼痛加剧，青紫面积大且影响活动，先冷敷，24小后可轻轻按揉局部，以促进瘀血消散。感染：多因操作时消毒不严所致，针刺部位出现红、肿、热、痛等情况。重者可出现发热、畏寒、头痛、疲乏等症。局部可敷贴消炎消肿软膏，必要时遵医嘱应用抗生素。

附：放血疗法操作流程

核对医嘱 → 患者基本信息、诊断、临床症状及施术部位

主要症状、既往史、药物过敏史、凝血功能、是否妊娠、放血部位皮肤情况、对疼痛的耐受程度及合作程度 ← **评估**

告知 → 放血疗法的作用、简单的操作方法及局部感觉，嘱患者排空大小便

用物：治疗盘、药物、一次性无菌针具、无菌棉签、皮肤消毒剂、污物碗、利器盒、手套等。环境：整洁、安静、必要时遮挡、关门窗 ← **用物环境准备**

患者准备 → 再次核对患者身份，取合理、舒适体位，暴露局部皮肤，注意保暖，保护患者隐私

1. 选择穴位：遵医嘱取穴，通过询问患者感受确定穴位的准确位置
2. 皮肤消毒：皮肤消毒剂沿针刺部位由内向外消毒，范围＞5厘米，戴手套
3. 放血：
①左手拇、食、中三指夹紧被刺部位或穴位，右手持针，用拇、食二指握住针柄，中指指腹紧靠针身下端，直刺2～3毫米，随即出针，弃入利器盒内
②拇指从远端向近端轻轻挤压双手，使其自然出血，用棉签吸取血滴，出血量根据病情和体质而定，一般为1～20滴，或血色鲜红为止，放血过程中观察患者有无不适
③用棉签按压针孔片刻

← **施术**

观察与询问 → 观察患者放血后症状改善情况，针刺部位有无血肿，安置舒适体位

告知患者如有不适立即通知护士 ← **宣教**

整理 → 协助患者安排舒适体位，整理床单位，清理用物

记录 → 放血部位、量，患者感受及效果评价

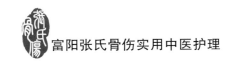

第十七节　药棒按摩技术

药棒穴位按摩是采用特制的梨木木棒浸泡或蘸上特制的中药液，在病变局部和相应穴位进行揉按和／或叩击，以防治疾病和保健的方法（图4-17-1、图4-17-2）。

一、适用范围

适用于各类风寒湿痹症引起的疼痛，如颈肩腰腿痛、头痛、肢体麻木等，以及感冒、眩晕中风后遗症等。

二、评估与告知

（一）评估

病室环境，温湿度适宜。主要症状、既往史，是否有出血性疾病、是否妊娠或月经期。患者体质及对疼痛的耐受程度。按摩部位皮肤情况。

（二）告知

药棒按摩的作用、简单的操作流程。药棒按摩部位的皮肤有轻微疼痛感，按摩过程中如有不适及时告知护士。按摩部位出现红紫色痧点或瘀斑，为正常现象，数日可消除。按摩结束后最好饮用一杯温水，不宜即刻食用生冷食物，出痧后30分钟内不宜洗冷水。冬季应避免感受风寒；夏季避免风扇、空调直吹按摩部位。

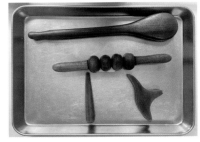

图4-17-1　药棒按摩治疗术后
肩关节僵硬

图4-17-2　药棒按摩不同型号工具

三、用物准备

治疗盘、治疗椅、治疗床、张氏经典方中药制剂、药棒、毛巾、卷纸、必要时备浴巾、屏风等物。

四、基本操作方法

核对医嘱，评估患者，遵照医嘱确定药棒按摩部位，排空大小便，做好解释。检查药棒边缘有无缺损。备齐用物，携至床旁。

协助患者取合理体位，暴露按摩部位，注意保护隐私及保暖。用药棒蘸取适量药液涂抹于按摩部位。术者手握木棒的一端，利用腕关节屈伸和挥臂动作，以不同手法进行揉按和／或叩击。经反复揉按和／或叩击，直至局部皮肤发红或呈橘皮状、患者感觉局部皮肤灼热为度。按摩部位：根据病变部位不同，遵循三条原则，即"以痛为腧，由点到面；局部取穴与远端取穴相结合；经筋结聚处取穴"。叩击频率与治疗时间：一般叩击频率为90～100次／分，每次治疗10～20分钟，每日1次，7次为1疗程，连续治疗2个疗程。观察病情及局部皮肤颜色变化，询问患者有无不适，合适的手法和力度。

按摩完毕，清洁局部皮肤，协助患者穿衣，安置舒适体位，整理床单位，洗手记录。

药棒按摩手法：

（一）拍法

取扁头木棒，术者握紧木棒的末端，以肘腕关节为发力点，棒头为着力点，利用腕关节屈伸动作，轻巧而有弹性地叩击斜方肌、三角肌等肌肉拘急部位，每部位叩击1～3分钟。

（二）点法

取锥形或三角雀点穴棒，术者手握点穴棒，拇指按住点穴棒粗端或细端，利用拇指或掌心带动前臂的力量依次点按肩井、肩髃穴、肩贞穴、肩髎穴、曲池穴、阿是穴等，1～3分钟／穴。

（三）滚法

取滑轮木棒，在肩部和背部敷上双层药液纱布，术者双手握木棒两端，避开骨隆突部位缓慢滚动木棒，每部位滚动1～3分钟。以局部皮肤发红发热为度，以患者舒适为度。

五、注意事项

操作前嘱患者排空大小便。注意保持中药液的温度，治疗前向患者做好解释工作。叩击时用力宜均匀、禁用暴力。头面部禁用叩击法。叩击腹部时宜轻叩，对初次接受治疗的患者手法可适当轻些。操作过程中注意询问中药液温度是否适宜、叩击部位疼痛是否可以耐受；同时密切观察病情及局部皮肤情况，如患者出现头晕、恶心、自汗等不适或局部皮肤出现破损起疱，立即停止操作，并报告医生做好必要的处理和记录。

少数患者接受一次治疗后可能出现局部皮肤青紫、疼痛、肌肉酸痛乏力等表现，此为正常的反应，一般可用轻手法继续治疗，若症状严重应停止操作，待局部情况好转后再继续进行治疗。

附：药棒按摩技术操作流程

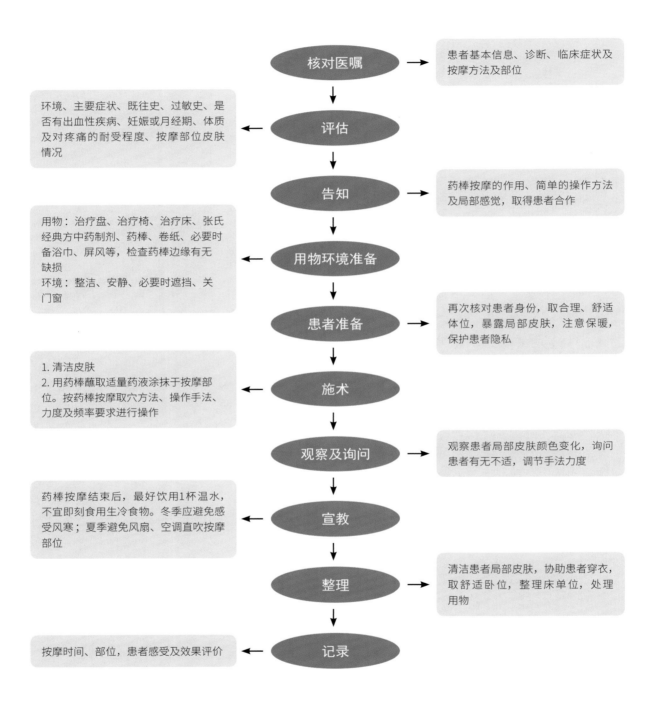

核对医嘱 → 患者基本信息、诊断、临床症状及按摩方法及部位

环境、主要症状、既往史、过敏史、是否有出血性疾病、妊娠或月经期、体质及对疼痛的耐受程度、按摩部位皮肤情况 ← **评估**

告知 → 药棒按摩的作用、简单的操作方法及局部感觉，取得患者合作

用物：治疗盘、治疗椅、治疗床、张氏经典方中药制剂、药棒、卷纸、必要时备浴巾、屏风等，检查药棒边缘有无缺损
环境：整洁、安静、必要时遮挡、关门窗 ← **用物环境准备**

患者准备 → 再次核对患者身份，取合理、舒适体位，暴露局部皮肤，注意保暖，保护患者隐私

1. 清洁皮肤
2. 用药棒蘸取适量药液涂抹于按摩部位。按药棒按摩取穴方法、操作手法、力度及频率要求进行操作 ← **施术**

观察及询问 → 观察患者局部皮肤颜色变化，询问患者有无不适，调节手法力度

药棒按摩结束后，最好饮用1杯温水，不宜即刻食用生冷食物。冬季应避免感受风寒；夏季避免风扇、空调直吹按摩部位 ← **宣教**

整理 → 清洁患者局部皮肤，协助患者穿衣，取舒适卧位，整理床单位，处理用物

按摩时间、部位，患者感受及效果评价 ← **记录**

参考文献

[1] 王人彦,张玉柱. 张氏骨伤正骨复位与外固定技术[M]. 北京：中国科学技术出版社.
    2014. 09.

[2] 孙秋华,陈利军. 中医护理学基础[M]. 北京：人民卫生出版社，2016. 08.

[3] 孙秋华. 中医护理学[M]. 北京：人民卫生出版社，2012. 07.

[4] 魏睦新,杜立阳. 中医护理学[M]. 南京：东南大学出版社. 2013. 07.

[5] 王俊杰,高静. 中医护理学基础[M]. 北京：人民卫生出版社，2022. 07.

[6] 陈佩仪. 中医护理学基础[M]. 北京：人民卫生出版社，2017. 06.

[7] 徐桂华，胡慧.中医护理学基础[M]. 北京：中国中医药出版社，2021. 06.

[8] 中华中医药学会. 中医骨伤科常见病治疗指南[M]. 北京：中国中医药出版社，2012. 07

[9] 洪靖,刘永尚,王鹏等. 中医药治疗肩周炎临床研究进展[J]. 辽宁中医药大学学报，2018，20
    (03)：88-92.

[10] 尹航,董博,杨锋等. 针刀治疗神经根型颈椎病的研究进展[J]. 辽宁中医药大学学报：2022，
    24(10)：216-220.

[11] 高瑶娟,蔡敏,周红蔚等. 基于子午流注纳子法的耳穴贴压对腰椎间盘突出症的疗效观察[J].
    上海护理，2022，22(07)：10-14.

[12] 魏国俊,汤昊,王志勇等. 膝骨性关节炎早、中期的中医辨证论治研究[J]. 西部中医药，
    2021，34(01)：137-140.

[13] 黄艺轩,陈浩,薛鹏等. 组织工程治疗股骨头坏死软骨下分离的适用技术[J]. 中国组织工程
    研究，2024，28(21)：3385-3392.

[14] 高瑛,乔璐璐. 优质护理结合功能训练对股骨头坏死患者术后髋关节功能恢复的促进作用
    [J]. 临床医学研究与实践，2022,7(02)：145-147.

[15] 安德鲁·格林，罗曼·海达，安德鲁·C.赫特. AAOS骨科术后康复[M]. 王雪强，王于领，译.
    北京：北京科学技术出版社，2021. 01.

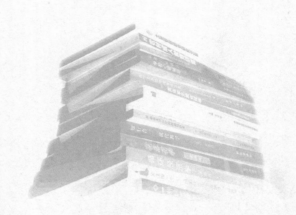

技术策划：冯智慧　鲍迪富　　**出版统筹：**杭州科达书社